Lamar Lowery

FUNCTIONAL FITNESS

THAT'S IT!

LAMARS BESTE WORKOUTS UND TRAININGSPLÄNE

Meyer & Meyer Verlag

Functional Fitness – That's it!
Lamars beste Workouts und Trainingspläne

Bibliografische Information der Deutschen Nationalbibliothek
Die Deutsche Nationalbibliothek verzeichnet diese Publikation in der Deutschen Nationalbibliografie;
detaillierte bibliografische Details sind im Internet über <http://dnb.d-nb.de> abrufbar.

© 2015 by Meyer & Meyer Verlag, Aachen

Auckland, Beirut, Dubai, Hägendorf, Hongkong, Indianapolis, Kairo, Kapstadt, Manila, Maidenhead,
Neu-Delhi, Singapur, Sydney, Teheran, Wien

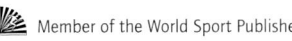 Member of the World Sport Publishers' Association (WSPA)

Gesamtherstellung: Print Consult GmbH, München

ISBN 978-3-89899-992-2
E-Mail: verlag@m-m-sports.com
www.dersportverlag.de

Functional Fitness
That's it!

Weitere Informationen sowie Videos zum Download findest du unter:
www.functional-fitness-buch.de

INHALT

1 EINLEITUNG – WER IST LAMAR LOWERY? 10

2 FUNCTIONAL TRAINING 16

2.1 Definition 18

2.2 Die Philosophie hinter dem
kompletten Training – Grundlagen für deine Functional Fitness 21

2.2.1 Die Muskulatur..23

2.2.2 Das Skelettsystem...28

2.2.3 Das zentrale Nervensystem 32

2.2.4 Das Nervensystem 32

2.3 Was kann durch Functional Training erreicht werden? 34

2.4 Was macht den Functional Personal Trainer aus? 36

2.5 Voraussetzungen für ein erfolgreiches Personal Training Business....................41

3 TRAININGSINHALTE...46

3.1 Die vier Säulen der menschlichen Bewegung.....................................46

3.2 Die drei Ebenen der menschlichen Bewegung 49

3.3 Das Umfeld..54

3.3.1 Schwerkraft oder Gewichtskraft...54

3.3.2 Masse, Trägheit und Beschleunigung (Impuls).................................55

3.3.3 Hebelarm und Drehmoment..57

3.4 Kraft und Rumpfstabilität – geeignete Übungen und Tests.................60

3.4.1 Aufbau (Übungsbeispiele)...61

3.4.2 Unterkörperkraft..67

3.4.3 Unterkörperkraft plus Leistung...68

3.4.4 Der gesamte Körper 69

3.4.5 Oberkörperkraft...69

3.5 Ausdauer 70

3.5.1 Ausdauer und Funktionalität..70

3.6 Gelenkstabilisierung, Gleichgewicht und posturale Kontrolle............71

3.7 Propriozeption 75

3.8 Kleingeräte 77

3.8.1 Elastische Widerstände..78

3.8.2 (Medizin-)Bälle und Gewichte...79

4 AUFBAU...84

4.1 Der Weg zu funktionaler Leistungsfähigkeit.............................85

4.2 Schritte und Richtlinien der Trainingsanpassung.......................90

5 PRAXIS..94

5.1 Die Basics..102

5.2 Komplexität mit System – Säulen und Ebenen..........................202

5.2.1 Band-und-Pulley-Training I+II...202

5.2.2 Fitnessball-Training I+II..209

5.2.3 Stroops & Stik...219

5.2.4 Schlingentraining..225

5.2.5 Core-Trainer..229

5.2.6 Große Schlaufen...245

5.2.7 Fighter Sack..247

5.2.8 Core-Ball und Elastisches Band...251

5.2.9 Core-Bar und Elastisches Band..256

5.2.10 Ropes...260

5.2.11 Gewichtsball und Hütchen..264

5.3 Trainingszirkel/Workouts..267

Literaturnachweis...282

Danksagung..284

Bildnachweis...285

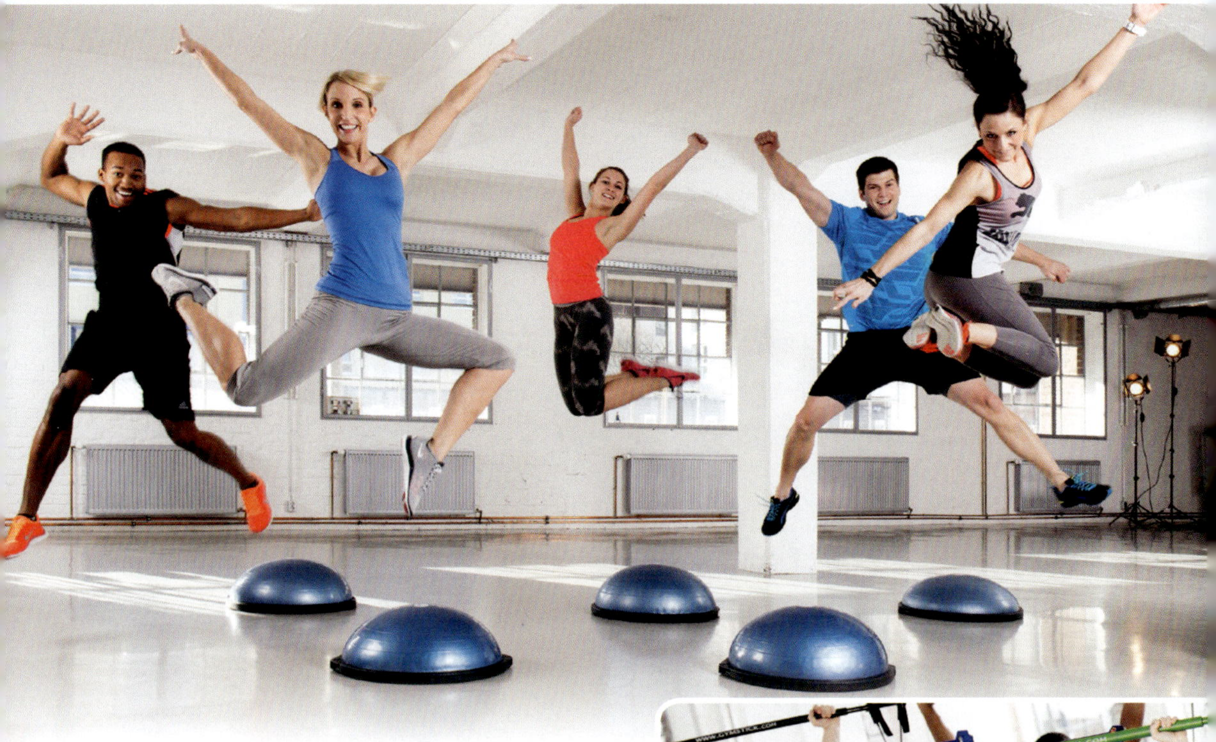

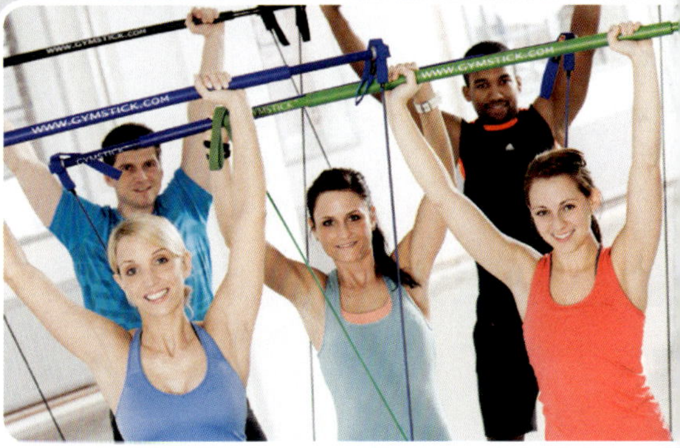

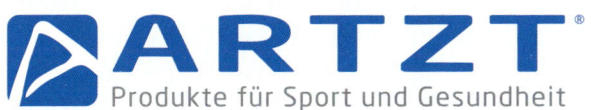

KAPITEL 1

EINLEITUNG – WER IST LAMAR LOWERY?

1

EINLEITUNG –
WER IST LAMAR LOWERY?

Wenn man mich, Lamar Lowery, erblickt, denkt man unweigerlich an eine lebendig gewordene Actionfigur. Als über 2 m großer Modellathlet aus den USA, mit Besitz der deutschen und amerikanischen Staatsbürgerschaft, bin ich ein ständiger Pendler zwischen der Alten und Neuen Welt. Mein Berufsbild Personal Trainer.

Seit 38 Jahren bringe ich, Lamar Lowery, 1966 in Manhattan geboren, mit neuartigen Trainingsmethoden rund um Functional Fitness, Sportler, Manager und viele andere Personengruppen in Schwung. Von Anfang an war ich überzeugt, dass man mit strukturiertem Vorgehen – übrigens eine eher deutsche Mentalität – starkem Willen und regelmäßiger Weiterbildung bzw. Information in den Bereichen Training, Taktik und Forschung große Erfolge im Gesundheits- und Wellnessmarkt erreichen kann. Diese Grundeinstellung habe ich von Anfang an in meiner eigenen Ausbildung berücksichtigt:

KARRIERE

> 1984 Highschoolabschluss
> Benedict College 1984-1988/Bachelor/Sport Sciences
> Columbia Junior College/Midlands
> Technical College/Athletic Scholarships

- 1986-1989 South Carolina Department of Lexington County Mental Health Hospital, Columbia, South Carolina
- Mental Health Specialist as Male Nursing Assistant
- 1989-1994 Dienst in der U.S. ARMY
- Army Physical Fitness Master
- Instructor and Master Instructor
- Fitness Institute International, Inc / Exercise Science Foundations Course
- Fitness Testing Specialist Course
- Functional Training Specialist Course
- Nutrition Education & Weight Management Specialist Course
- Special Populations / Post-Rehabilitation Specialist Course
- Strength & Conditioning Specialist Course
- CPTS
- Faszienschulung Stufe 1
- Faszienschulung Stufe 2

TÄTIGKEIT ALS TRAINER

1995-2000 World Sport West End, Wetzlar
Maritim Hotel / Frankfurt am Main
Hilton Hotel / Frankfurt am Main

PERSONAL TRAINER

2000-2003 Part-Time Coaching
2003-2005 Personal Training Company, Palm Beach / Florida

HARMONY TRAINING MIT LAMAR

2005-2007 MS – Sales Representative Consulting & Training GmbH, Wetzlar

PERSONAL TRAINER

2007 Foundation of Lamar Functional Training Academy

Ich habe schon immer von einer eigenen Trainingseinrichtung geträumt. Als Personal Trainer bin ich seit 15 Jahren erfolgreich in Deutschland tätig, habe mit Führungskräften großer Firmen und vielen Prominenten gearbeitet und Beiträge für Fachzeitschriften verfasst. Vor acht Jahren gründete ich die „Lamar Functional Training Academy". „Mein" Functional Training umfasst individuelle Übungen, die direkt auf die jeweiligen Aktivitäten des Kunden abgestimmt werden. Zu meinem Kundenkreis gehört der vielbeschäftigte Manager aus Frankfurt ebenso wie die erfolgreiche Geschäftsfrau aus Gießen oder der Ruheständler, der sein Golfhandicap verbessern möchte.

Für mich, als Gesundheitsprofi, sind eine gute Ausbildung, ein geschultes Auge und viel Erfahrung die wichtigsten Voraussetzungen für den Erfolg von Kunden und Trainer. Dank dieser Grundlagen kann ich auch Genesungs- und Erholungssuchenden nach einer Operation oder Verletzung helfen, ihre Schmerzen loszuwerden. Viele, von Rückenschmerzen geplagte Menschen fühlen sich nach einem spezifischen Training mit mir wieder fit, gesund und belastbar. Ich lebe meine Überzeugung: „Zielgerichtetes Functional Training ist das beste Training für dein tägliches Leben."

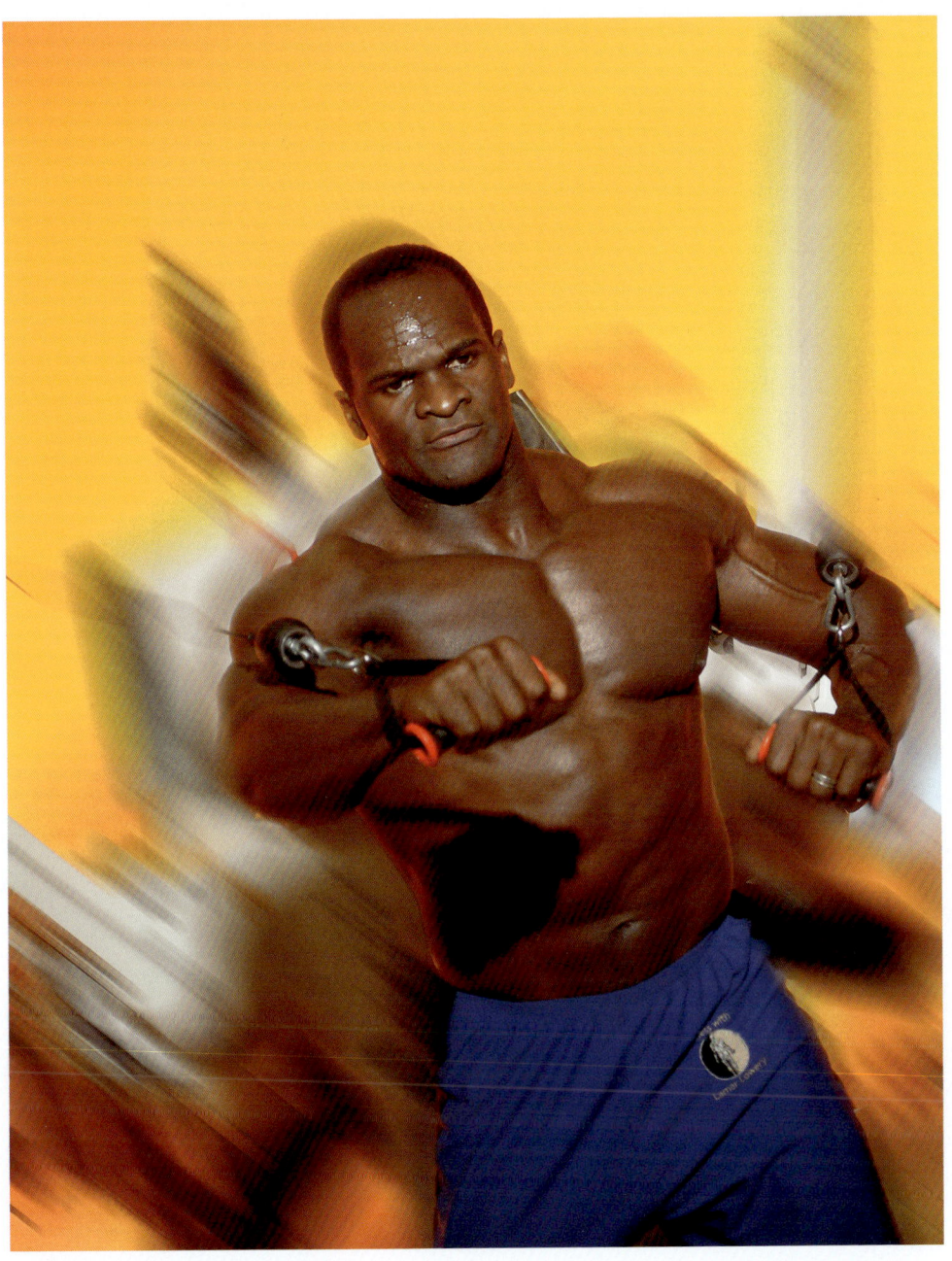

KAPITEL 2

FUNCTIONAL TRAINING

2.1   Definition 18

2.2   Die Philosophie hinter dem
       kompletten Training –
       Grundlagen für deine Functional Fitness 21

2.3   Was kann durch
       Functional Training erreicht werden? 34

2.4   Was macht den
       Functional Personal Trainer aus? 36

2.5   Voraussetzungen für ein
       erfolgreiches Personal Training Business 41

2

FUNCTIONAL TRAINING

Functional Training ist nicht neu, sondern begegnet uns schon seit einigen Jahren und ist zurzeit wahrscheinlich einer der *Overused Terms* im Trainingsmarkt. Ganze 23.600.000 Ergebnisse erhält man bei der Internetsuche nach Functional Training.

Es gibt im Fitnessmarkt das Phänomen, bei dem das Trendpendel sehr extrem in eine bestimmte Richtung des Angebotsspektrums ausschlägt. Momentan trifft dies den Bereich des Functional Trainings! Es gab eine Zeit, in der viele Trainer die – wie ich sie nennen möchte – „Cirque de Soleil"-Trainingsmethode genutzt haben. Die Philosophie hinter dieser Methode verurteilte jede Trainingsübung unterhalb der Komplexität eines einarmigen Schulterdrückens mit Kurzhantel bei gleichzeitigem Einbeinstand auf einem BOSU®-Balance-Trainer als nicht funktional und nicht alltagstauglich. Das Problem dieser Philosophie ist ein Doppeltes. Zum einen ist die Wahrscheinlichkeit, ein einarmiges Schulterdrücken mit Gewicht durchzuführen, bei dem man auch noch einbeinig auf einem labilen Untergrund steht, im Alltag relativ gering, und zum anderen, je mehr Instabilität wir einer Übung hinzufügen, desto weniger Belastung können wir verkraften.

Dieser Trainingstyp erlaubt es uns, das zentrale Nervensystem zu überlasten, ermöglicht aber kaum einen „Overload" unserer Muskulatur, um die notwendigen Trainingsreize zu setzen. Ein Beispiel für ein Konzept, welches einen gewissen Wert haben könnte, aber zu extrem ausgelebt wurde. Die Gegenreaktion auf diese extreme Philosophie war ein starker Schwung des Pendels in die andere Richtung. Ab sofort stand ein Training mit Swiss Bällen, Balance Boards etc. in einem etwas negativen Licht und sinnvolle

Hilfsmittel wurden von einigen Trainern und Therapeuten komplett aus ihrem Wirkungs-kreis verbannt.

Während viele Menschen dazu neigen, zu glauben, dass es nur eine einzige überlegene Trainingsform gibt und alles andere, was nicht in diese Philosophie passt, wertlos ist, bin ich der Meinung, dass es viele verschiedene, effektive Trainingsformen gibt und auch ge-ben sollte. Was auch immer zur Erreichung von Zielen beiträgt, wird genutzt. Wenn ich von Functional Fitness spreche, spreche ich von der Fähigkeit, die tägliche „Funktionalität" zu verbessern und zwar durch Bewegungsmuster, die wir Menschen jeden Tag nutzen. Einfa-che, effektive Workouts ohne „Netz und doppelten Boden".

Die einseitigen Tätigkeiten in Beruf und Freizeit führen häufig zu einem allgemeinen Bewegungsmangel mit Haltungsschwächen, die Fitness nimmt ab und damit auch die Lebensqualität. Der aktuelle Trend ist „back to the roots", weg vom Extremsport und über-triebenem Abnehmwahnsinn hin zum ausgewogenen Sport, bei dem die Steigerung des Wohlbefindens und die Prävention von Krankheiten im Mittelpunkt steht.

Mein Functional Training greift auf altbewährte Trainingsprinzipien zurück und verbindet diese effizient miteinander. Es übernimmt die natürlichen Aufgaben des Körpers, seine Bewegungen und Funktionen und trainiert die Bewegungsmuster aus dem täglichen Le-ben, um die Einheit von Körper, Geist und Seele ins Gleichgewicht zu bringen und dieses langfristig zu erhalten.

Das Ziel des Functional Trainings besteht darin, den Körper „aufzuwecken" und beweglich für das Leben zu machen. Dies geschieht durch:

- gezielte Bewegung möglichst aller Muskeln und Gelenke des Körpers,
- gezielte Bewegung und Aktivierung der Wirbelsäule,
- Aktivierung des neurologischen Systems,
- Aktivierung des Nervensystems,
- Aktivierung des Muskelsystems.

Die Übungen meines Functional-Training-Programms machen Menschen stärker, kraftvol-ler und sind von vielen Trainingsphilosophien beeinflusst. Meine langjährigen, internatio-nalen Erfahrungen im Trainingsbereich und der ständige Austausch mit Personal Trainern in den USA machen mein Konzept zu einem einzigartigen Angebot. Dieses Buch soll dir einen Einblick in meine Welt des Functional Trainings geben.

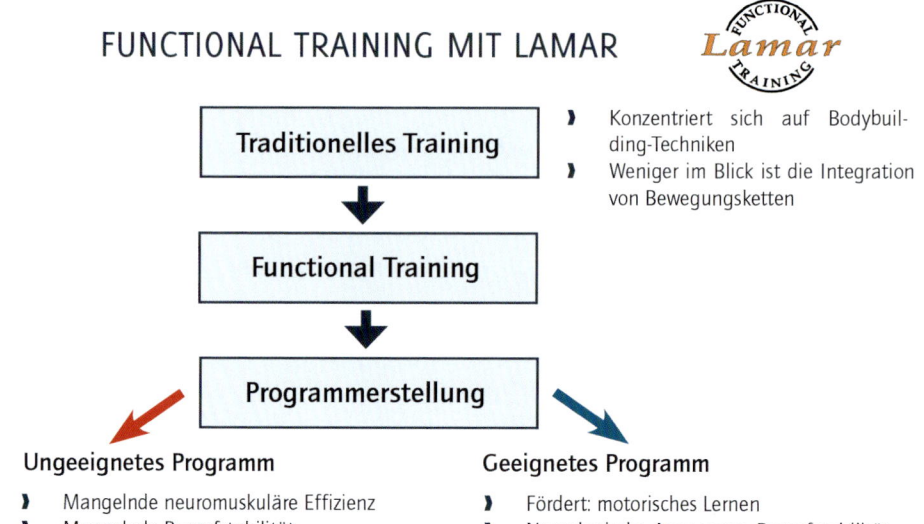

Abb. 1: Functional Training mit Lamar

2.1 DEFINITION

Functional Training ist eine revolutionäre Trainingsmethode aus den USA, die auf uralten Wurzeln basiert. Functional Training kann man als aktuellen Hype oder als In-Wort der Sportszene bezeichnen. Dabei werden die Inhalte dieser Trainingsform nach wie vor kontrovers diskutiert. Am besten gelingt eine Definition dieser Trainingsform, wenn man sich die ursprüngliche Bedeutung der einzelnen Wörter einmal genauer anschaut.

Funktion kann definiert werden als das **Ausführen einer Handlung**, für die eine Person besonders ausgestattet oder für die sie bestimmt ist. Das heißt, eine Funktion hat einen bestimmten Zweck.

Training hingegen bezeichnet einen komplexen Handlungsprozess, der eine veränderte Entwicklung durch die Verarbeitung von Reizen hervorruft. Zusammenfassend könnte man also sagen, dass Functional Training Bewegungen entwickelt oder trainiert, für die der Körper geschaffen wurde, mit dem Ziel, ein verändertes – im Idealfall gesteigertes – Wohlbefinden zu erreichen. Ein zweckmäßiges Training also. Zweckmäßig ist aber relativ, da es immer von der individuellen Situation abhängt. So können wir einen Maurer dahin gehend trainieren, dass er seine Tätigkeiten des schweren Hebens, Bückens und Streckens, diagonalen Reichens besonders effektiv ausführen kann, die alte Dame benötigt hingegen die notwendige Beinkraft und Koordination, um ihre Wohnung im dritten Stock über die Treppe zu erreichen und der Leistungsfußballer braucht, neben Schnelligkeit, Kraft und Ausdauer, vor allem auch eine gute Reaktionsfähigkeit und Ballkoordination. Dabei können alle diese Faktoren nicht isoliert betrachtet werden.

Der menschliche Körper stellt ein Gesamtkunstwerk von äußerster Komplexität dar. Verschiedene Körpersysteme und deren Einzelteile ermöglichen durch ihr ständiges Zusammenspiel die Funktionen, die unser Leben bestimmen. In seiner heutigen, dem jeweiligen Lebensraum angepassten „Bauweise" ist der Mensch das Ergebnis eines langen evolutionären Prozesses.

Daher müssen wir auch dem funktionalen Training einen individuellen Spielraum einräumen. Einen Spielraum, den Personal Trainer wie ich zugunsten des Kunden nutzen und damit bestmögliche Erfolge erzielen.

Halten wir noch einmal fest, Functional Training hat folgende Merkmale:
) alltags- und/oder sportartspezifisch,
) individuell, aber doch spezifisch,
) vielseitig und abwechslungsreich,
) progressiv.

Dabei verfolgt es fünf globale Prinzipien:
1. Integrieren, nicht isolieren. Training von komplexen Bewegungsabläufen, d. h., es werden nicht nur einzelne Muskeln isoliert, sondern gesamte Muskelketten trainiert, so wie sie auch im Alltag ihren Einsatz finden.
2. Mehrdimensionale Bandbreite. Es werden Bewegungsmuster aus dem täglichen Leben (Alltag, Beruf, Sport etc.) trainiert, die mehrere Gelenke auf verschiedenen Ebenen beanspruchen.
3. Qualität vor Quantität.
4. Nutzung körpereigener Stabilisatoren, vor allem der Rumpfstabilität anstelle von externen Stabilisatoren, wie Stühlen, Bänken etc.
5. Eingehen auf korrigierbare Kompensationen und Dysfunktionen.

Bei allen diesen Prinzipien sind Körperwahrnehmung und Koordination wesentliche Bestandteile des Trainings. Ebenso wird ein Fokus auf Muskel- und Gelenkmobilität gelegt, Bereiche, die in einigen Trainingsformen leider immer noch wenig Beachtung finden, die aber für eine gute Lebensqualität und für die Verletzungsprävention im Sport sehr wichtig sind.

2.2 DIE PHILOSOPHIE HINTER DEM KOMPLETTEN TRAINING – GRUNDLAGEN FÜR DEINE FUNCTIONAL FITNESS

Sprechen wir über die drei (vier) Systeme, die die Funktionen des menschlichen Körpers maßgeblich in unserem täglichen Leben bestimmen: **das zentrale Nervensystem, das Nervensystem** und **die Muskulatur**. Ein weiteres System, **das Skelettsystem**, sollte auch Berücksichtigung finden.

Diese Systeme bilden eine Art Symbiose oder Interessengemeinschaft. Aus dem technischen Leben könnten wir sie mit einem Automobil vergleichen, bei dem ein wesentlicher Bestandteil nicht ohne einen anderen funktioniert. So kann beispielsweise der Motor nicht ohne die Kraftstoffversorgung und die Zündanlage arbeiten, diese wiederum nicht ohne die Elektrik und ganz entscheidenden Einfluss hat auch das Kühlsystem. Danach geht es weiter mit dem Getriebe, dem Fahrwerk, den Rädern und Reifen. Aber auch Karosserie und Fenster sowie der komplette Innenraum machen ohne die bisher genannten Systeme keinen Sinn und machen das Auto erst zum Auto, mit all seinen von uns Menschen erwarteten Funktionen. Würden wir die komplette Technik und deren Vernetzung entfernen, bliebe nur der „nackte Körper" des Autos, die Karosserie. Also müssen wir verstehen, wie wichtig es ist, dass JEDES einzelne System funktioniert, denn jedes System wird zum Problem des Ganzen, wenn es nicht richtig funktioniert.

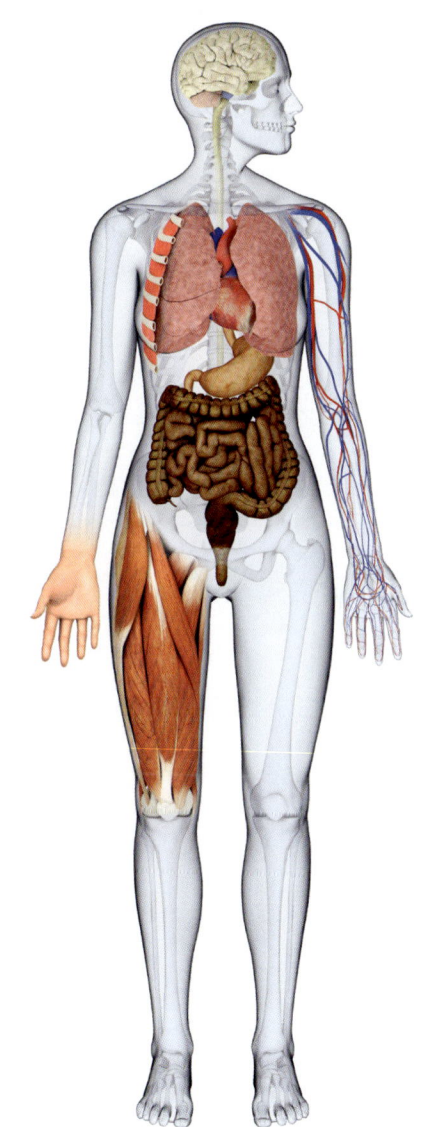

Abb. 2: Das zentrale Nervensystem, das Nervensystem und die Muskulatur als zentrale Systeme des menschlichen Körpers

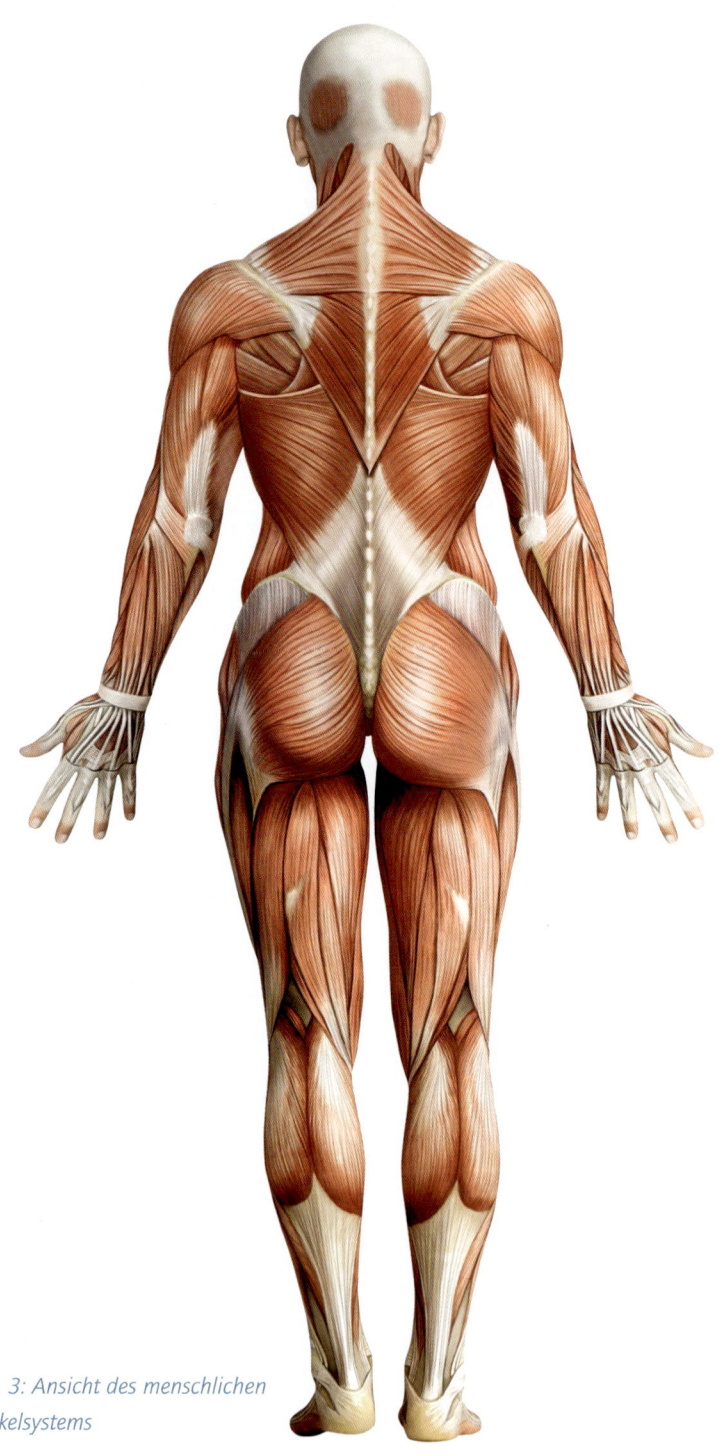

*Abb. 3: Ansicht des menschlichen
Muskelsystems*

Damit dieses Zusammenspiel intakt ist, müssen im menschlichen Körper die einzelnen Organe – ähnlich wie alle Drähte und Bauteile eines Autos – direkt oder indirekt miteinander verbunden sein. Das Skelett, das dem Körper Halt und Form gibt, ermöglicht solche Verbindungen. Über ein Gerüst aus Knorpeln und Knochen, aber auch über das übergreifende Netzwerk an Faszien, haben nahezu alle Organe Kontakt zueinander und werden gleichzeitig geschützt. Lebenswichtige Stoffe, wie rote Blutkörperchen zum Sauerstofftransport und Mineralsalze, haben wir ebenfalls unseren Knochen zu verdanken. Vielfältige Rezeptoren in den Faszien sorgen darüber hinaus für einen umfangreichen Informationsaustausch.

2.2.1   DIE MUSKULATUR

Hier könnte jetzt ein mehr oder weniger umfangreiches Kapitel zur Anatomie, den einzelnen Muskelsystemen und deren Funktionen folgen. Da dieses Buch aber den Schwerpunkt auf die Trainingsinhalte legt, verweise ich auf die vorhandene Literatur, die sich ausgiebig rein diesem Thema gewidmet hat und möchte hier nur kurz auf die mir wichtigen und für das praktische Training relevanten Bereiche eingehen.

Beim erwachsenen Menschen setzt sich das Skelett aus etwa 206 Einzelknochen zusammen, die über echte oder unechte Gelenke miteinander in Verbindung stehen. Unser Körper besitzt etwa 650 Muskeln, ohne deren Existenz der Mensch zu Bewegungen nicht in der Lage wäre.

Bei dem „intelligenten" System Mensch ist es unwahrscheinlich, dass eine so hohe Anzahl an Muskeln nur für Inaktivität und Ruhe ausgebildet wurde! Im Gegenteil, der Mensch ist genetisch für Bewegung und Dauerbelastung konstruiert. Unsere Muskulatur wiegt mehr als unser Knochengerüst (= Skelett). Während die Muskulatur etwa 40 % unseres Körpergewichts ausmacht, liegt der Anteil des Skeletts lediglich bei etwa 14 %. Das Zusammenspiel von Muskel-, Skelett- und Nervensystem ermöglicht die menschliche Bewegung.

Jede unserer Bewegungen oder Haltungen erfordert eine Aktivität gewisser Muskeln. Muskelbewegungen können nur in Verbindung mit dem Nervensystem und dem Gehirn stattfinden. Durch unsere Sinnesorgane nehmen wir Reize und Empfindungen wahr, die über das Nervensystem an das Gehirn geleitet werden. Dieses reagiert mit entsprechenden „Befehlen", die wiederum durch das Nervensystem an die Muskeln weitergeleitet werden. Jeder dieser Muskeln ist ein separates Organ, das aus Skelettmuskelgewebe, Blutgefäßen, Sehnen und Nerven besteht. Muskelgewebe findet man auch im Herzen, in den Verdauungsorganen und Blutgefäßen. In diesen Organen sind Muskeln für den Transport von Substanzen durch den Körper zuständig. Sie sind unentwegt in Aktion. Man kann sie nicht bewusst steuern. Ein Beispiel hierfür ist die Lungenmuskulatur, wir können sie nicht bewusst von der Aktion entbinden. Festgehalten werden muss daher, dass es drei Arten von Muskelgewebe gibt:

> viszerale oder unwillkürliche (= glatte) Muskulatur,
> Skelett- oder willkürliche (= quer gestreifte) Muskulatur,
> Herzmuskulatur (spezielle, quer gestreifte Muskulatur).

VISZERALE MUSKULATUR

Viszerale Muskulatur findet man in Organen, z. B. im Magen, im Darm und in den Blutgefäßen. Sie ist das schwächste Muskelgewebe und sorgt dafür, dass Organe sich für den Transport von Substanzen kontrahieren. Da viszerale Muskulatur nicht bewusst gesteuert werden kann, wird sie auch als **unwillkürliche Muskulatur** bezeichnet. Außerdem wird sie aufgrund ihrer glatten, gleichförmigen Erscheinung im mikroskopischen Bild auch **glatte Muskulatur** genannt. Im Gegensatz dazu sind die Herz- und die Skelettmuskulatur quer gestreift.

HERZMUSKULATUR

Die **Herzmuskulatur** sorgt dafür, dass Blut durch den Körper gepumpt wird. Sie kann nicht bewusst gesteuert werden und ist daher ein unwillkürlicher Muskel. Die Herzmuskulatur erregt sich selbst und kontrahiert sich dadurch. Hormone und Hirnsignale regulieren jedoch die Kontraktionsfrequenz. Der natürliche Herzschrittmacher besteht aus Herzmuskelgewebe, das andere Herzmuskelzellen erregt, damit diese sich kontrahieren. Aufgrund dieser Eigenerregung sagt man, dass die Herzmuskulatur autorhythmisch funktioniert bzw. intrinsisch gesteuert wird.

Die Zellen der Herzmuskulatur sind **gestreift** – unter einem Lichtmikroskop betrachtet, scheint es, als besäßen sie helle und dunkle Streifen. Diese hellen und dunklen Streifen entstehen durch die Anordnung von Proteinfasern in den Zellen. Die Querstreifung zeigt an, dass eine Muskelzelle, im Gegensatz zur viszeralen Muskulatur, sehr stark ist.

SKELETTMUSKULATUR

Die **Skelettmuskulatur** ist die einzige willkürliche Muskulatur im menschlichen Körper – sie wird bewusst gesteuert. Jede körperliche Aktivität, die ein Individuum bewusst durchführt (z. B. Sprechen, Laufen oder Schreiben), erfordert Skelettmuskulatur. Ein Skelettmuskel kontrahiert sich, um Körperteile näher zu dem Knochen zu bringen, an dem er befestigt ist. Die meisten Skelettmuskeln sind über ein Gelenk hinweg an zwei Knochen befestigt, sodass der Muskel dazu dient, Teile dieser Knochen näher zusammenzubringen. Skelettmuskelzellen bilden sich dadurch, dass sich viele kleinere Vorläuferzellen zu langen, geraden, mehrkernigen Fasern bündeln.

Wie die Herzmuskulatur ist die Skelettmuskulatur quer gestreift und die Skelettmuskelfasern sind sehr stark. Die Bezeichnung der Skelettmuskulatur rührt daher, dass diese Muskeln an mindestens einer Stelle mit dem Skelett verbunden sind.

DER BEZUG ZUM TRAINING – WAS IST WICHTIG?

Wenn man sich das anatomische Muskelsystem genauer ansieht, fällt schnell auf, dass die meisten Muskeln diagonal oder horizontal verlaufen. Der Großteil der Rumpfmuskulatur (zwischen den Sitzbeinhöckern und dem oberen Teil des Brustbeins), genauer gesagt, 87,5 %, verläuft **diagonal** oder **horizontal**. Rotationsbewegungen sind ihre Hauptfunktion. Die folgende Tabelle zeigt, dass der Körper für Rotationsbewegungen geschaffen ist. Die meisten Rumpfmuskeln werden in **vertikale** (keine diagonalen oder Rotationsbewegungen) und **nicht vertikale** (diagonale, horizontale und Rotationsbewegungen) **Muskelgruppen** unterteilt. Manchmal wird zwischen großen und kleinen Muskeln unterschieden und angegeben, zu welchem Grad sie an der Rotation beteiligt sind oder die Rotation unterstützen. Einige Beinmuskeln wurden einbezogen, da sie mit dem Beckenboden verbunden sind und dazu beitragen, den Körper zu drehen, wenn er sich auf dem Boden befindet.

Sieht man sich die unten stehende Tabelle an, erkennt man, dass die Hauptfunktion des Körpers die **Rotation** ist. Dennoch wird der Rotation in Standardtrainingskonzepten nur wenig oder gar keine Beachtung geschenkt.

Tab. 1: Funktion und Sitz der Rumpfmuskeln

MUSKELN	NICHT VERTIKAL	VERTIKAL
DORSAL (am Rücken)		
Kapuzenmuskel (M. trapezius)	X	
Rautenmuskel (M. rhomboideus major/minor)	X	
Großer Rückenmuskel (M. latissimus dorsi)	X	
Rückenstrecker (M. erector spinae)		X
Quadratischer Lendenmuskel (M. quadratus lumborum)	X	
Großer Gesäßmuskel (M. glutaeus maximus)	X	
Mittlerer Gesäßmuskel (M. glutaeus medius)	X	
Kleiner Gesäßmuskel (M. glutaeus minimus)	X	
Oberschenkelbindenspanner (M. tensor fasciae latae)		X
Hüftrotatoren	X (6x)	
VENTRAL (am Bauch)		
Großer Brustmuskel (M. pectoralis major)	X	
Kleiner Brustmuskel (M. pectoralis minor)	X	
Vorderer Sägemuskel (M. serratus anterior)	X	
Äußerer schräger Bauchmuskel (M. obliquus externus abdominis)	X	
Innerer schräger Bauchmuskel (M. obliquus internus abdominis)	X	
Gerader Bauchmuskel (M. rectus abdominis)		X

MUSKELN	NICHT VERTIKAL	VERTIKAL
Quer verlaufender Bauchmuskel (M. transversus abdominis)	X	
Lendenmuskel (M. psoas)	X	
Darmbeinmuskel (M. iliacus)	X	
Schneidermuskel (M. sartorius)	X	
Gerader Oberschenkelmuskel (M. rectus femoris)		X
Adduktoren	X (4x)	
Kammmuskel (M. pectinaeus)	X	
Schlanker Muskel (M. gracilis)	X	
INSGESAMT	28 PAARE = 56	4 PAARE = 8
	% ROTATIONSMUSKELN = 87,5 %	

Die Spirale ist ein universaler Grundbaustein unseres Bewegungssystems. Unser Körper ist nach den gleichen Funktionsprinzipien gebaut. Rotationen sollten somit in nahezu jedem Training eine wichtige Funktion einnehmen.

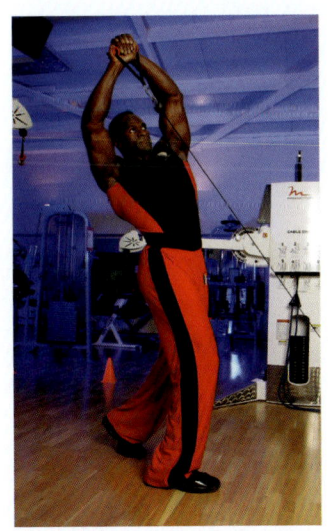

KOMPLEXITÄT IM TRAINING

1. Haltung
2. Koordination
3. Gleichgewicht
4. Biomechanische Achse
5. Schnelligkeit
6. Kraftkomponenten
7. Beweglichkeit
8. Ausdauer

2.2.2 DAS SKELETTSYSTEM

Auch wenn Skelette manchmal den Tod und unheimliche, angsteinflößende Dinge symbolisieren, ist das Skelett doch eines der Systeme, das dem Körper Leben verleiht. Im Gegensatz zu anderen lebenden Organen sind Knochen fest und stark, haben jedoch ihre eigenen Blut- und Lymphgefäße sowie Nerven.

Knochen bestehen aus zwei verschiedenen Gewebearten:

> **Kompaktes Knochengewebe:** Dieses massive, dichte Gewebe bildet die äußere Schicht der meisten Knochen und den Schaft langer Knochen, wie denen in den Armen und Beinen. In diesem Gewebe befinden sich Nerven und Blutgefäße.
> **Schwammartiges Knochengewebe:** Dieses Gewebe besteht aus kleineren Knochenbälkchen, zwischen denen sich rotes Knochenmark befindet. Man findet es an den Enden langer Knochen, z. B. dem Kopf des Oberschenkelknochens, und im Inneren anderer Knochen.

Der ausgewachsene Mensch verfügt über 206 Knochen, von denen sich nahezu 50 % in den Händen und Füßen befinden. Gelenke oder Fugen verbinden die Knochen miteinander und verleihen unserem Körper Stabilität und Schutz für alle inneren Organe. Bei den Gelenken unterscheidet man **bindegewebige** oder **knöcherne Gelenke**, die sich kaum oder gar nicht bewegen lassen, und **echte Gelenke**, die je nach Gelenkart unterschiedliche Bewegungsweiten zulassen.

Viele Gelenke können sich gleichzeitig in allen drei Ebenen (s. Kap. 3.2) bewegen. Ein Gelenk kann beispielsweise gleichzeitig gebeugt, zum Körper gezogen und nach innen gedreht werden. Sogar die kleinen Gelenke im Fußgelenkkomplex können Bewegungen durchführen, derer man sich vielleicht gar nicht bewusst ist. Die folgende Tabelle soll helfen, funktionale Bewegungen besser zu verstehen.

SAGITTALEBENE/SENKRECHTE –
BESCHREIBT BEWEGUNGEN VON HINTEN NACH VORNE

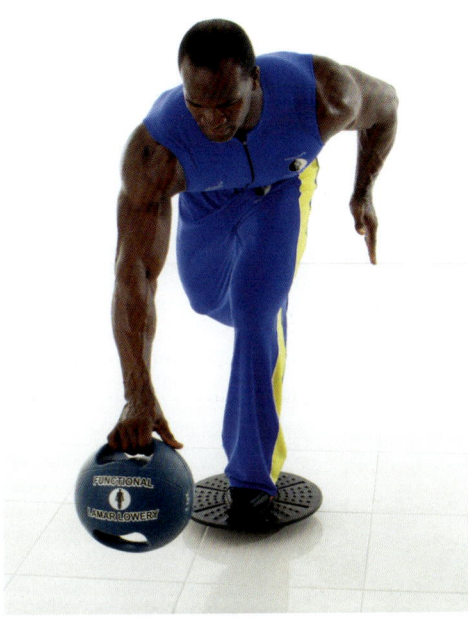

Tab. 2: Bewegungsebenen der Gelenke

GELENK	BEWEGUNG
Hüfte	Flexion/Extension
Knie	Flexion/Extension
Fußgelenk	Dorsalflexion/Plantarflexion
Unteres Sprunggelenk	Dorsalflexion/Plantarflexion
Midtarsalgelenk	Dorsalflexion/Plantarflexion

FRONTALEBENE – BESCHREIBT BEWEGUNGEN VON LINKS NACH RECHTS

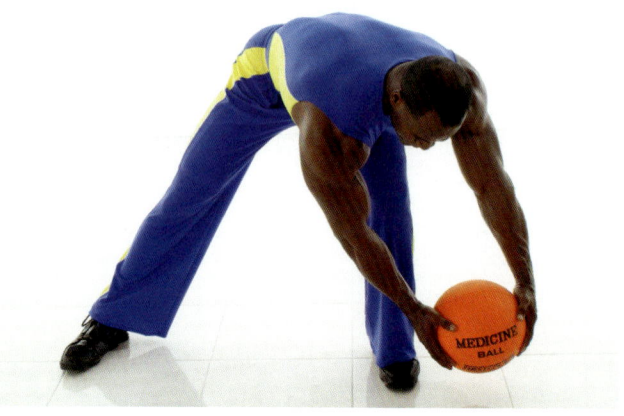

GELENK	BEWEGUNG
Hüfte	Abduktion/Adduktion
Knie	Abduktion/Adduktion
Fußgelenk	–
Unteres Sprunggelenk (Subtalargelenk)	Inversion/Eversion
Midtarsalgelenk	Inversion/Eversion

TRANSVERSALEBENE – BESCHREIBT ROTATIONSBEWEGUNGEN

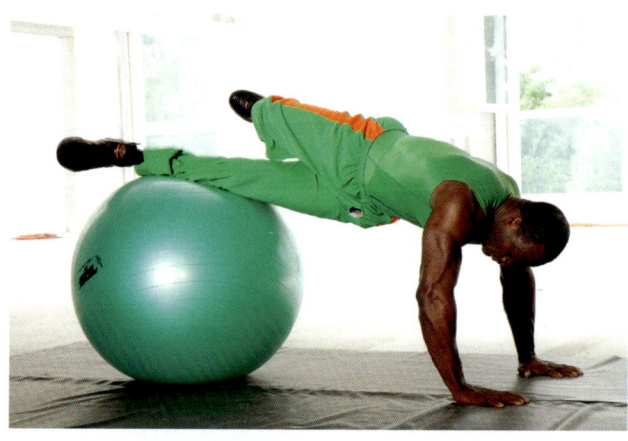

GELENK	BEWEGUNG
Hüfte	Außenrotation/Innenrotation
Knie	–
Fußgelenk	–
Unteres Sprunggelenk	–
Midtarsalgelenk	–

PRONATION

GELENK	SAGITTAL	FRONTAL	TRANSVERSAL
Hüfte	Flexion	Adduktion	Innenrotation
Knie	Flexion	Abduktion	Innenrotation
Fußgelenk	Plantar-/Dorsalflexion	–	Adduktion/Abduktion
Unteres Sprunggelenk	–	Eversion	Adduktion
Midtarsalgelenk	Dorsalflexion	Inversion	Abduktion

SUPINATION

GELENK	SAGITTAL	FRONTAL	TRANSVERSAL
Hüfte	Extension	Abduktion	Außenrotation
Knie	Extension	Adduktion	Außenrotation
Fußgelenk	Dorsal-/Plantarflexion	–	Adduktion/Abduktion
Unteres Sprunggelenk	–	–	Adduktion
Midtarsalgelenk	Plantarflexion	–	Adduktion

DER BEZUG ZUM TRAINING – WAS IST WICHTIG?

Aus anatomischen Gründen bilden die Gelenke die Schwachstellen des menschlichen Körpers. Die Stabilität, Mobilität und die muskuläre Steuerung der Gelenke sollte somit im Training Berücksichtigung finden. Dabei bildet die gelenkumgreifende Muskulatur eine Art „Schutzmantel", der bei guter, neuromuskulärer Kontrolle Verletzungen und Überbelastungen minimieren oder sogar verhindern kann.

2.2.3 DAS ZENTRALE NERVENSYSTEM

Das **zentrale Nervensystem** besteht aus dem Gehirn, dem Rückenmark und einem komplexen Neuronennetzwerk. Dieses System ist für die Übermittlung, den Empfang und die Interpretation von Informationen aus allen Körperteilen zuständig. Das Nervensystem überwacht und koordiniert die Funktion der inneren Organe und reagiert auf Veränderungen in der Außenwelt. Es kann in zwei Teile untergliedert werden: das **zentrale Nervensystem** und das **periphere Nervensystem**.

Das **zentrale Nervensystem (ZNS)** ist das Verarbeitungszentrum des Nervensystems. Es empfängt Informationen vom peripheren Nervensystem und übermittelt Informationen an das periphere Nervensystem. Die beiden Hauptorgane des ZNS sind das Gehirn und das Rückenmark. Das Gehirn verarbeitet und interpretiert vom Rückenmark übermittelte Sinnesinformationen.

2.2.4 DAS NERVENSYSTEM

Das **Nervensystem** ist ein komplexes Netzwerk aus Nerven und Zellen, die Botschaften zu Gehirn und Rückenmark und von Gehirn und Rückenmark zu anderen Körperteilen transportieren.

Das Nervensystem beinhaltet sowohl das zentrale als auch das periphere Nervensystem. Das zentrale Nervensystem besteht aus dem Gehirn und dem Rückenmark und das periphere Nervensystem besteht aus dem somatischen und dem vegetativen Nervensystem.

Die neuromuskuläre Kontrolle hat großen Einfluss auf die Bewegungsqualität.

DER BEZUG ZUM TRAINING – WAS IST WICHTIG?

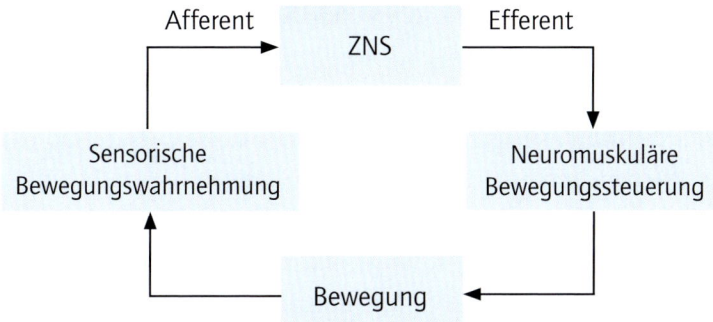

Abb. 4: Vereinfachte Darstellung des sensomotorischen Regelkreises nach Bruhn & Gollhofer (2001, S. 66)

Ist sie gestört, kann es zu fehlerhaften und oder unökonomischen Bewegungsausführungen kommen. Diese können auf lange Sicht leistungsmindernd wirken oder sogar zu Verletzungen führen. Ein sensomotorisches Training (s. Kap. 3.7) kann dies in vielen Fällen verhindern.

2.3 WAS KANN DURCH FUNCTIONAL TRAINING ERREICHT WERDEN?

Wir haben bereits viel über Functional Training gehört, aber ist diese Trainingsform nur ein weiterer „Fitnesspfad", den wir passieren müssen oder ist sie es wert, langfristig Einzug in unser Training zu nehmen und zur Trainingsroutine zu werden? Nach 14 Jahren aktiver Trainertätigkeit bin ich der festen Überzeugung, dass der Einbezug von Functional Training in unsere aktuelle Trainingspraxis einer der wichtigsten Schritte für eine grundlegende Fitness und Gesundheit bedeutet. Wer glaubt, Erfolge erzielen zu können, ohne dabei die Gesundheit mit einzubeziehen, irrt. Körperliches Training wirkt sich nicht nur auf die Muskulatur aus, sondern auch auf das Wohlbefinden und die Leistungsfähigkeit. Ausdauer, dosierte Kraft und Beweglichkeit sind die Grundpfeiler unserer körperlichen Leistung. Traditionelles Gewichtheben setzt in der Regel den Fokus nur auf einen Muskel pro Übung, während mit einer funktionalen Übung direkt mehrere Körperregionen und somit Muskelketten trainiert werden.

Die aus meiner Sicht vorrangig zu nennenden, positiven Auswirkungen eines individuell dosierten Functional Trainings sind:

❱ gesteigerte (innere) Kraft,
❱ Ausdauer,
❱ verbesserte, optimierte Grundstabilität bei gleichzeitiger Flexibilität (Beweglichkeit),
❱ gesteigerte Lebensqualität/Balance,
❱ verbessertes Körperbewusstsein.

Als Resultat dieser Verbesserungen kommt es darüber hinaus zu einer gesteigerten Leistungsfähigkeit und verminderten Stressanfälligkeit, wichtige Bausteine, die jeder von uns gerne auf der Aktivseite des Lebens verzeichnen möchte.

Durch Functional Training werden Muskulatur, Faszien und Gelenke beweglicher, „gesünder" und stabiler, denn genau, wie man sich täglich die Zähne putzt, sollte man das Gleiche für den Körper tun und diesen mit Functional Training regelmäßig „entrosten".

Mit Functional Training werden die Muskeln auf verschiedenen Ebenen und somit unter Einbezug verschiedener Winkel trainiert. Dadurch werden sowohl stabilisierende als auch konkrete Zielmuskeln trainiert. Trainingsgeräte haben eine feste Voreinstellung und erlauben dem Körper nur eine Bewegung in den vorgegebenen Winkeln und Ebenen. Zudem werden häufig Ober- und Unterkörper isoliert trainiert, was den Rumpf als stabilisierende Zwischenstation nicht berücksichtigt. Übungen auf mehreren Ebenen sind komplexer und imitieren viel genauer die Bewegungen, die wir täglich im Alltag ausführen.

Der simple Weg, Functional Training in das Training zu integrieren, ist, aufzuschreiben, was deine Kunden jeden Tag tun, was sind die körperlichen Herausforderungen? Hat deine Kundin festgestellt, dass ihr am Ende des Arbeitstages immer Beine und Rücken wehtun, da sie permanent Ordner sortieren und vom Boden auf den Schreibtisch oder in die Regale stellen muss, dann sollte das die erste Region sein, die du trainierst. Beispiele für funktionale Bewegungen, die mehrere Gelenke und Muskelketten beanspruchen, sind:

❱ multidirektionale Lunges,
❱ Biceps-Curl stehend,
❱ Step-ups mit Gewichten.

Multidirektionale Lunges bereiten den Körper auf vielerlei Alltagsaktivitäten, wie z. B. Staubsaugen oder Gartenarbeit, vor. Der Lunge wird dabei nicht nur gerade nach vorne ausgeführt, sondern in alle möglichen Richtungen und Winkel. Zu Beginn empfiehlt es sich, mit Übungen zu beginnen, die „nur" das eigene Körpergewicht als Belastung nutzen. Mit steigender Fitness können Gewichte und Widerstände in die Übungen integriert werden.

2.4 WAS MACHT DEN FUNCTIONAL PERSONAL TRAINER AUS?

Erfolg kann viele Definitionen haben – ebenso im Personal Training. Ich definiere Erfolg nicht anhand eines vollen Terminkalenders, sondern an der Fähigkeit, sich als Trainer entbehrlich zu machen, was den paradoxen Effekt hat, dass deine Kunden mehr von dir wollen. Erfolgreich zu sein, heißt zudem, einen exzellenten „Service" vor allem denen zu bieten, die aktuell Hilfe benötigen. In Zeiten von Burn-out und Rückenleiden sichert ein exzellenter Service am Körper der Menschheit in einem ungesättigten Markt zweifellos einen fortlaufenden Kundenzustrom für die nächsten Jahrzehnte.

Aus meiner Sicht machen fünf Schlüsselfaktoren einen erfolgreichen Trainer aus:

1. LEITE, ANSTATT NACH BEIFALL ZU RUFEN

Ein erfolgreicher Trainer entwickelt bei seinem Kunden den Wunsch nach Fitness und die Fähigkeit, diese zu erlangen, ganz unabhängig von seiner Person. Es geht nicht darum, ein möglichst hartes „Killer-Workout" mit dem Kunden zu machen und ihm dann zu sagen, „Good Job", auch wenn das gar nicht der Wahrheit entspricht. Jemanden zu seiner individuellen Fitness zu führen, meint, seine gegebenen Ressourcen – wie eine interne Festplatte – zu nutzen und ihn in die richtige Richtung zu lenken, ihn ganzheitlich zu unterrichten und nicht nur zu trainieren. Mache dich selbst überflüssig und es wird eine irrwitzige Sache passieren –, deine Kunden werden „süchtig" nach dieser speziellen Fitness und „gedeihen", wie du es nie vermutet hättest. Ab dem Zeitpunkt absolvieren sie regelmäßig und intensiv ihr Training, also den „Hard Job", aber du erntest die Lorbeeren. Das liegt daran, dass du dem Kunden geholfen hast, seine ganz individuelle Fitness zu finden und nicht einfach nur Übungen vermittelt hast. Wenn du es schaffst, die Einstellung deiner Kunden zum Thema Fitness positiv zu verändern, dann ändert sich unweigerlich auch ihr Körper zum Positiven.

2. RÄUME AUF MIT DEM MYTHOS „CALORIES IN VERSUS CALORIES OUT"

Die schlimmsten Lügen sind die, die mehr als nur ein Körnchen Wahrheit enthalten.

Die unveränderlichen Gesetze der Physik und Thermodynamik lassen diesen Mythos als felsenfeste Erkenntnis erscheinen, aber das Individuum Mensch ist ein selbstbewusstes Wesen. Dieser unscheinbare psychologische Faktor hat gravierende Auswirkungen auf unsere Biologie und Gesundheit. So zeigte beispielsweise eine 2011 an der Yale-Universität durchgeführte Studie, bei der Personen ein und derselbe Shake mit unterschiedlichen Informationen zum Kaloriengehalt (weniger als tatsächlich vorhanden bzw. mehr als tatsächlich vorhanden) verabreicht wurde, ein aus Forschungssicht (Labor) unmögliches Ergebnis. Nach dem Verzehr des „gesunden" Shakes wurde das Hormon Ghrelin nur kurz und somit gering unterdrückt, während nach dem Verzehr des „ungesunden" Shakes die Unterdrückung von Ghrelin erhöht wurde. Die Konsumenten des gesunden Shakes hatten somit wieder früher Hunger als die anderen Konsumenten. Seid euch dieser Kraft der Psyche und der Individualität eines Menschen immer bewusst.

3. TRAINIERE UND NUTZE, WAS FÜR DEINEN KUNDEN FUNKTIONIERT

Vermeide es, ein „BOSU®Guy" oder „Kettlebell Woman" zu sein. Definiere dich niemals rein über *ein* Gerät, das du nutzt. Das heißt nicht, dass Geräte nicht eine wichtige und äußerst sinnvolle Ergänzung zum Training sind, aber dazu kommen wir später. Definiere dich über die erzielten Resultate! Training mit einer begrenzten Auswahl an Geräten oder auch Methoden limitiert deine Fähigkeiten und Kreativität und damit auch die Entwicklung und Zufriedenheit deines Kunden. Zudem passen nicht alle Geräte zu allen Kunden und sei es auch nur aufgrund von persönlichen Vorlieben. Das gilt auch für die verfügbare Technologie in Form von Körperüberwachungsgeräten, Pulsmessern, Smartphone Apps etc. Verwende immer das, was den Kunden schnellstmöglich und einfach zu seiner individuellen Zielerreichung führt, diese Arbeit ist schon hart genug!

4. TRAINIERE ZUERST DIE BEWEGUNG

Zwei Fakten aus unserer heutigen Welt – eine große und wachsende Anzahl von Menschen ist übergewichtig oder sogar adipös und oder leidet an anderen sogenannten *Zivilisationskrankheiten*, zudem nimmt das Gesamtalter der Bevölkerung immer weiter zu. Die Menschen müssen und wollen sich besser fühlen. Sie werden den Weg einschlagen, der sie zu etwas mehr Wohlbefinden führt und Bewegung verbessert, die es ermöglicht, den Alltag zu meistern und im Idealfall wieder Spaß an alltäglichen Dingen zu finden. Indem wir unseren Kunden genau dieses Ziel näherbringen, also ein umfassendes Trainingssystem liefern, welches jedermann den geeigneten Einstiegspunkt für seine individuelle Fitness aufzeigt, bewirken wir einen Paradigmenwechsel. Dieses Vorgehen hat aus zweierlei Sicht enormes Potenzial für unseren Erfolg.

Zunächst hängt unser zukünftiger Erfolg von unserer Fähigkeit ab, die „zivilisationskranke" und alte Bevölkerung zu erreichen. Gelingt uns dies, so haben wir Zugriff auf einen wachsenden und immer noch weitgehend unerschlossenen Markt. Bisher haben wir von diesen Personen erwartet, dass sie zu uns kommen, aber wir müssen gerade diese Zielgruppe dort abholen, wo sie steht und ganz individuell begleiten.

Zweitens steigt die Qualität der Wissensvermittlung dank wissenschaftlicher Erkenntnisse und vielfältiger Fortbildungsangebote immer weiter an. Der heutige Student ist der Trainer von morgen. Der Trainer mit einer komplexeren Grundlagenausbildung, es sei denn, wir passen unsere Trainingsmethoden den aktuellen Bedingungen und dem Wissen an. In den letzten Jahren habe ich meine Trainingsbemühungen auf die generelle Verbesserung von Bewegungen fokussiert und ich muss sagen, mit der Zeit erreicht man damit beim Klienten einen Status ähnlich einem „Wunderheiler". Du wirst zahlreiche „Ich kann nicht glauben, dass es nicht wehtut!"-Momente erleben und damit mehr Mund-zu-Mund-Empfehlungen, als du bewältigen kannst.

5. VERWENDE INTENSITÄT MIT INTELLIGENZ

Ist es ein Wunder, dass die Öffentlichkeit oftmals ein Problem mit der momentanen Schwemme an Personal Trainern in der Fitnessindustrie hat? Einige Trainer glauben immer noch, dass Erbrechen von einem intensiven Workout, Übersäuerung der Muskulatur oder blutende Schwielen zu feiernde Trainingseffekte sind. Dabei sind Verletzungen des eigenen Körpers, gleichgültig in welcher Form, nie ein Grund zum Feiern! Intensität ohne Intelligenz bzw. Wissen ist eines der größten Probleme in jeder Branche und somit auch in der Fitnessindustrie. Ja, Intensität führt zu Erfolgen, aber eine niedrige/mittlere/hohe Intensität hängt davon ab, wo sich jemand gerade auf seinem individuellen Fitnessniveau befindet. Trainer, die über kurz oder lang wieder vom Markt verschwinden werden, sind solche, die Klienten direkt an der Haustür mit intensiven Workouts abholen und Erfolge am geflossenen Schweiß messen. Wenn du das extreme Stereotyp eines Trainers bist, dann wirst du wahrscheinlich auch die erste Einsparung sein, wenn das Geld beim Klienten knapp wird. „Hard Workouts" finden wir in nahezu jedem Fitnessmagazin, YouTube®-Video, Fitness-Websites und Buch – sie sind der „Sand am Meer". Jedoch die Fähigkeit, jemanden durch die individuelle sportliche Entwicklung zu geleiten, mit Mitgefühl und der Kraft, aber auch der Selbstständigkeit, die er benötigt, um das Vertrauen in seine sportlichen Fähigkeiten aufzubauen, das macht einen wahren Fitnessprofi aus. Einen Fitnessprofi, der die Fähigkeit besitzt, langfristig am Markt zu bestehen.

Neben diesen fünf Schlüsselfaktoren sollte in meinen Augen ein Personal Trainer folgende Eigenschaften haben:

1. LEIDENSCHAFT UND AUTHENTIZITÄT

Du musst lieben und leben, was du tust, nur so ist man glaubwürdig und hat die Kraft, zu vertrauen und an sich selbst zu glauben.

2. EINFÜHLUNGSVERMÖGEN UND VERSTÄNDNIS

Jeder Mensch „tickt" anders. Finde es heraus. Was sind seine Ziele, Träume, Ängste und Grenzen? Verständnis ist der Schlüssel zum Erfolg. Arbeite mit dem Lebensstil des Kunden und unterstütze ihn bei seinen mentalen und physischen Veränderungen, aber sei dir immer bewusst, dass das, was normal für dich ist, nicht normal für den Kunden sein muss!

3. BEREITSCHAFT, STÄNDIG WEITER ZU LERNEN UND GRENZEN ZU ERWEITERN

Soft- und Hardware der Fitnessindustrie ändern sich ständig, somit ist es wichtig, auch als Trainer immer auf dem aktuellen Stand zu sein. Das hält einen frisch und motiviert und bietet dem Kunden immer das aktuellste Wissen. Lerne von großartigen Trainern und suche dir die Leute als Lehrer aus, die dich inspirieren. Weiterbildungen im Bereich Betriebswirtschaft, NLP, Psychologie, Sporttherapie zusammen mit all meinem Fitnesswissen geben mir die einzigartige Möglichkeit, Änderungen zu bewirken. Dabei ist der Schlüssel zum Erfolg, dein komplexes Wissen in einer für deine Kunden verständlichen Art und Weise zu vermitteln.

4. FÄHIGKEIT, NISCHEN ZU IDENTIFIZIEREN UND ZU NUTZEN

Jeder Mensch hat besondere Fähigkeiten und Dinge, die ihm besonders liegen. Nutze diese Nischen, um dir einen Namen zu machen und Klienten genau mit diesem Wissen zu „bedienen". Diese Fähigkeit gibt dir darüber hinaus die Möglichkeit, dein Wissen über Artikel in Fachmagazinen, Büchern oder auch als Redner auf Kongressen, einer breiteren Öffentlichkeit zur Verfügung zu stellen. So steigerst du deinen Bekanntheitsgrad und förderst deine kaufmännischen Fähigkeiten.

5. FÄHIGKEIT, ETWAS ZURÜCKZUGEBEN

Durch die Durchführung von Charity Events für einen guten Zweck habe ich über 33.000,-Pfund gesammelt und ganz neue Zielgruppen zum Sport geführt. Dies ist ein gigantisches Gefühl und bestärkt einen enorm in der Überzeugung, das Richtige zu tun.

6. LEBE, WAS DU VERMITTELST

Ziele anderer zu erreichen, gelingt nur, wenn du auch deine eigenen Ziele realisierst, gleichgültig, wie steinig der Weg dorthin ist. Du bist dein eigenes Markenzeichen. Lebe es! Die Art, wie du lebst, mit deinen Kunden arbeitest, sprichst, reflektiert deine eigene Person.

2.5 VORAUSSETZUNGEN FÜR EIN ERFOLGREI-CHES PERSONAL TRAINING BUSINESS

Neulich fragte mich jemand, was die Top Ten für ein erfolgreichen Personal Trainer Business sind. Ehrlich gesagt, war ich erst nicht sicher, was ich darauf antworten sollte. Es gibt so viele Dinge, die Erfolg beeinflussen, aber die Top Ten? Hier kommen meine – nach reichlicher Überlegung – zusammengestellten Top Ten eines erfolgreichen Personal Trainers und somit seines Business, aber ich wäre wirklich gespannt auf deine Top Ten!

TOP 1
Ausbildung
Professionell und kontinuierlich.

TOP 2
Integrität
Konsistenz der eigenen Werte und Prinzipien.
Ohne Integrität ist man unglaubwürdig und ein „Niemand".

TOP 3
Erfahrung
Je mehr Erfahrung du hast, desto individueller sind die Programme, die du für deine Kunden erstellst. Erfahrung gibt dir Raum für den kreativen, aber effektiven Umgang mit deinen Kunden und die optimale Gestaltung des Umfelds.

TOP 4
Lehrmethoden
Es gibt jede Menge Leute dort draußen, die in der Lage sind, ihren Körper in Form zu bringen und die vielleicht das Wissen haben, ein Top-Personal-Trainer zu sein. Aber wenn sie nicht unterrichten können, nützt ihnen ihr Körper und Wissen gar nichts.

TOP 5
Kommunikation

Gute Kommunikation bedeutet gute Geschäfte, gleichgültig in welcher Branche. Die Fähigkeit der Kommunikation bringt dir die Klienten in deine Trainingslocation und hält sie dort.

TOP 6
Leidenschaft

für den Kunden und für die Dienstleistung, die man erbringt.

TOP 7
Organisationstalent

Neben der Organisation der individuellen Fitnessprogramme der Kunden müssen die Kundenbeziehungen gepflegt und terminlich koordiniert werden. Daneben gibt es zahlreiche operationale Dinge, die organisiert werden müssen.

TOP 8
Motivationstalent

Hole aus jedem das Beste heraus. Raus aus der Komfortzone und das regelmäßig – ohne Motivation geht das nicht (zumindest zu Beginn).

TOP 9
Arbeitsmoral

Eine perfekte Arbeitsmoral macht aus einem guten Trainer einen Profitrainer.

TOP 10
„Helfernatur"

Gute Trainer lieben es, anderen zu helfen. Zufriedenheit als „Lohn" für die Zielerreichung der Kunden ist eines der höchsten Güter für einen Profitrainer.

Bestimmt gibt es noch mehr wichtige Eigenschaften, die ein Profitrainer haben sollte, denn ein perfekter Fitnessprofi „trägt viele verschiedene Hüte".

KAPITEL 3

TRAININGS-INHALTE

3.1   Die vier Säulen der menschlichen Bewegung 46

3.2   Die drei Ebenen der menschlichen Bewegung....................49

3.3   Das Umfeld 54

3.4   Kraft und Rumpfstabilität –
        geeignete Übungen und Tests 60

3.5   Ausdauer..70

3.6   Gelenkstabilisierung, Gleichgewicht und
        posturale Kontrolle 71

3.7   Propriozeption 75

3.8   Kleingeräte..77

3

TRAININGSINHALTE

3.1 DIE VIER SÄULEN DER MENSCHLICHEN BEWEGUNG

Wenn man sich die menschlichen Bewegungen unvoreingenommen ansieht, können wir unsere natürlichen Funktionen ganz einfach beschreiben. Das sind die natürlichen Aufgaben unseres Körpers, wie er sich bewegt, seinen Nutzen und seine Funktionen. Wenn man die Funktionen des Körpers kennt, kann man ganz einfach ableiten, was funktionales Training ist.

ERSTE SÄULE: STEHEN UND BEWEGUNG

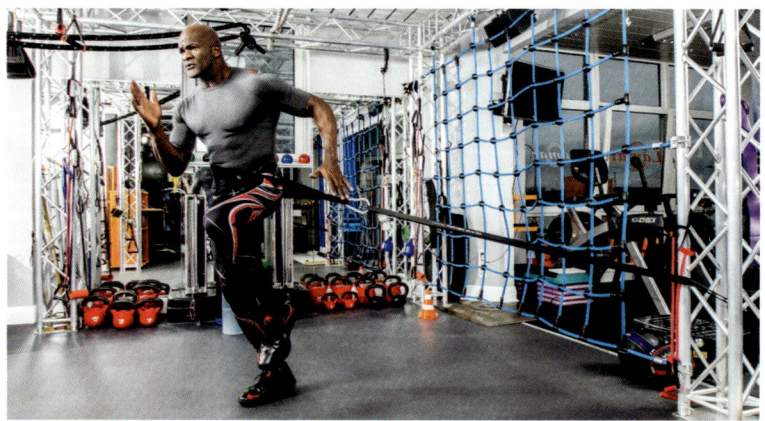

Foto 1

Die erste Säule unserer Bewegungen ist „Stehen und Bewegung", womit man den Körperschwerpunkt linear verlagern kann.

ZWEITE SÄULE: EBENENWECHSEL DES KÖRPERSCHWERPUNKTS

Hier ist die Entwicklung von „Ebenenwechseln" von Bedeutung. Ebenenwechsel sind Bewegungen des Rumpfs und der unteren Extremitäten oder eine Kombination aus beiden Vorgängen, die so den Körpermittelpunkt erhöhen oder erniedrigen. Dabei kann der Schwierigkeitsgrad der Übungen durch verschiedene Körperpositionen beliebig gesteigert werden.

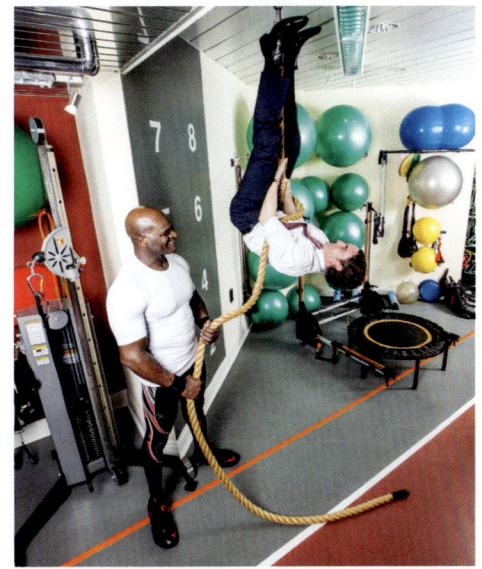

Foto 2

DRITTE SÄULE: ZIEHEN UND DRÜCKEN

Die dritte Säule der menschlichen Bewegung ist das Ziehen und das Drücken.

Mit diesen Bewegungen verlagert man das Gleichgewicht des Körpers unter Einsatz des Oberkörpers.

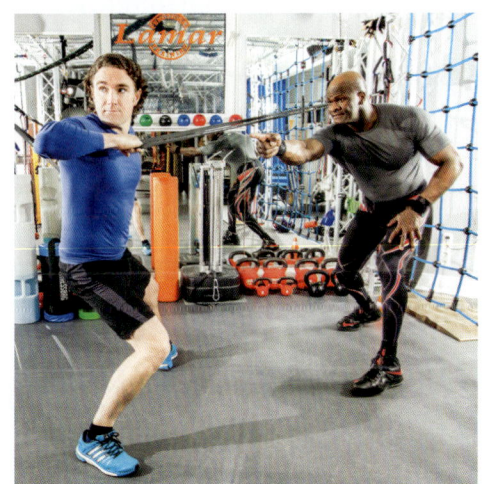

Foto 3

VIERTE SÄULE: ROTATION-RICHTUNGSWECHSEL UND DREHMOMENTERZEUGUNG

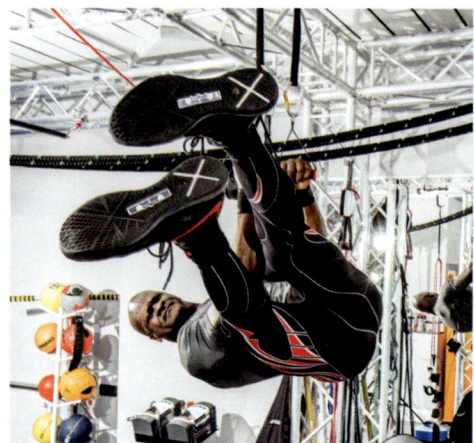

Die über Kreuz laufende Verschaltung im Gehirn bringt uns zur wichtigsten Säule der menschlichen Bewegung, dem Richtungswechsel und der Drehmomenterzeugung. Diese Säule beschreibt den Teil der über Kreuz laufenden Nervenverbindungen der menschlichen Bewegung.

Foto 4

3.2 DIE DREI EBENEN DER MENSCHLICHEN BEWEGUNG

Als weiteres Element unserer Bewegung wollen wir uns mit der dreidimensionalen Natur unserer Umwelt beschäftigen. Grundlegend für die richtige Auswahl von Bewegungen und die Zusammenstellung effektiver Trainingsprogramme ist die Kenntnis der Lage- und Richtungsbezeichnungen am Körper und ihr Stellenwert für ein funktionales Training.

Tab. 3: Lage- und Richtungsbezeichnungen

Ventral	= bauchwärts
Dorsal	= rückwärts/auch Fuß-/Handrückseite
Lateral	= zur Seite
Medial	= zur Mitte hin
Kranial	= kopfwärts
Kaudal	= steißwärts
Proximal	= zur Körpermitte hin
Distal	= von der Körpermitte weg
Anterior	= vorne gelegen
Posterior	= hinten gelegen
Superior	= oberhalb
Inferior	= unterhalb
Ipsilateral	= auf der gleichen Körperseite
Kontralateral	= auf der gegenüberliegenden Körperseite
Plantar	= die Fußsohle
Palmar	= die Handinnenfläche

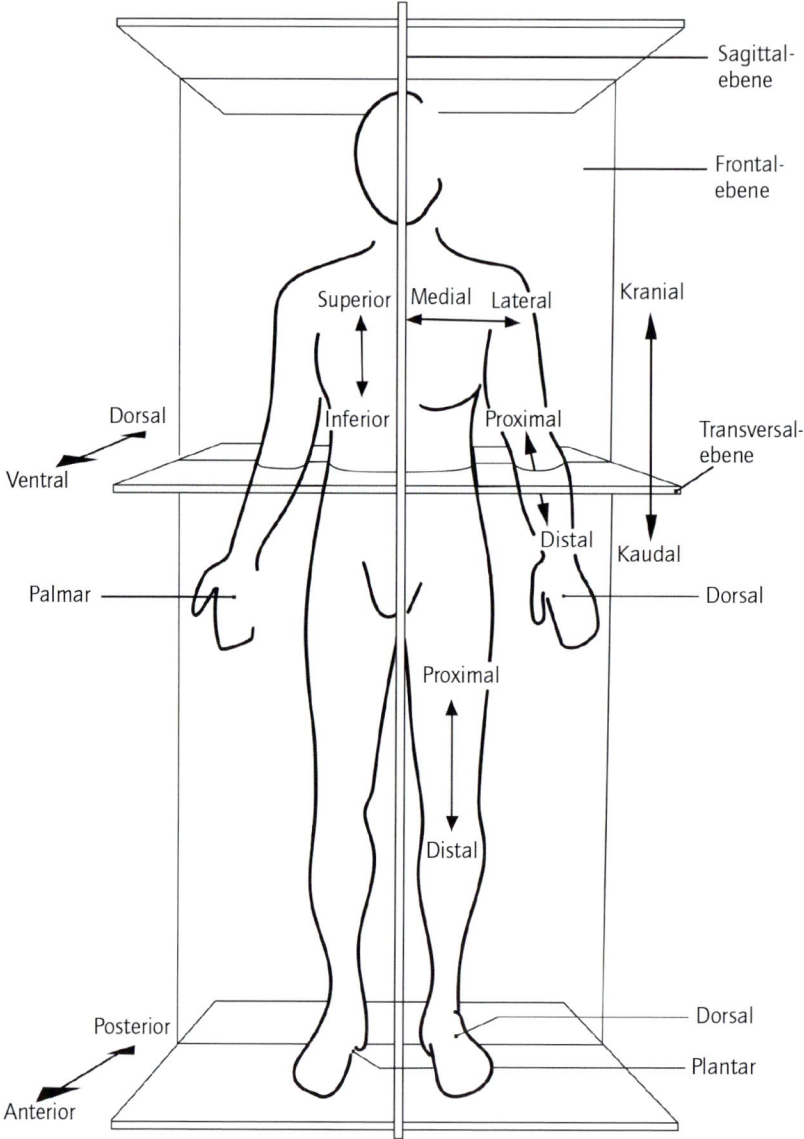

Abb. 5: Lage-, Richtungsbezeichnungen und Ebenen

Je nach Gelenkart können eine oder mehrere der folgenden Grundbewegungen durchgeführt werden:

Tab. 4: Grundbewegungen der Gelenke

Flexion	= Beugung
Extension	= Streckung
Abduktion	= Abspreizen (vom Körper weg)
Adduktion	= Heranziehen (zum Körper hin)
Anteversion	= Vorheben (von Armen oder Beinen)
Retroversion	= Rückführen
Protraktion	= Nach-vorne-Schieben (z. B. Skapulabewegung)
Retraktion	= Zurückziehen
Elevation	= Heben über die Waagerechte
Depression	= Senken unter die Waagerechte
Rotation	= Drehung (nach innen und außen)
Supination/Pronation	= Drehung (Hand/Fuß)

Im Training ist eine „normale" Gelenkfunktion (Integrität) und Beweglichkeit eine wichtige Grundlage für eine „normale" Propriozeption und die reflexartige Stabilisierung. Die kapsulären Mechanorezeptoren müssen die richtigen Informationen (z. B. Gelenkpositionen) übermitteln, um die Motorik zu regulieren.

Jeden Tag bewegen wir uns in einer Umgebung, die uns 360° für mögliche Bewegungen bietet. Entsprechend der dreidimensionalen Natur unserer Umwelt können wir diese in drei Ebenen der Bewegung einteilen. Die **senkrechte (sagittale) Ebene**, die **frontale Ebene** und die **horizontale (transversale) Ebene** sind die Ebenen der Bewegung, auf denen wir uns bewegen.

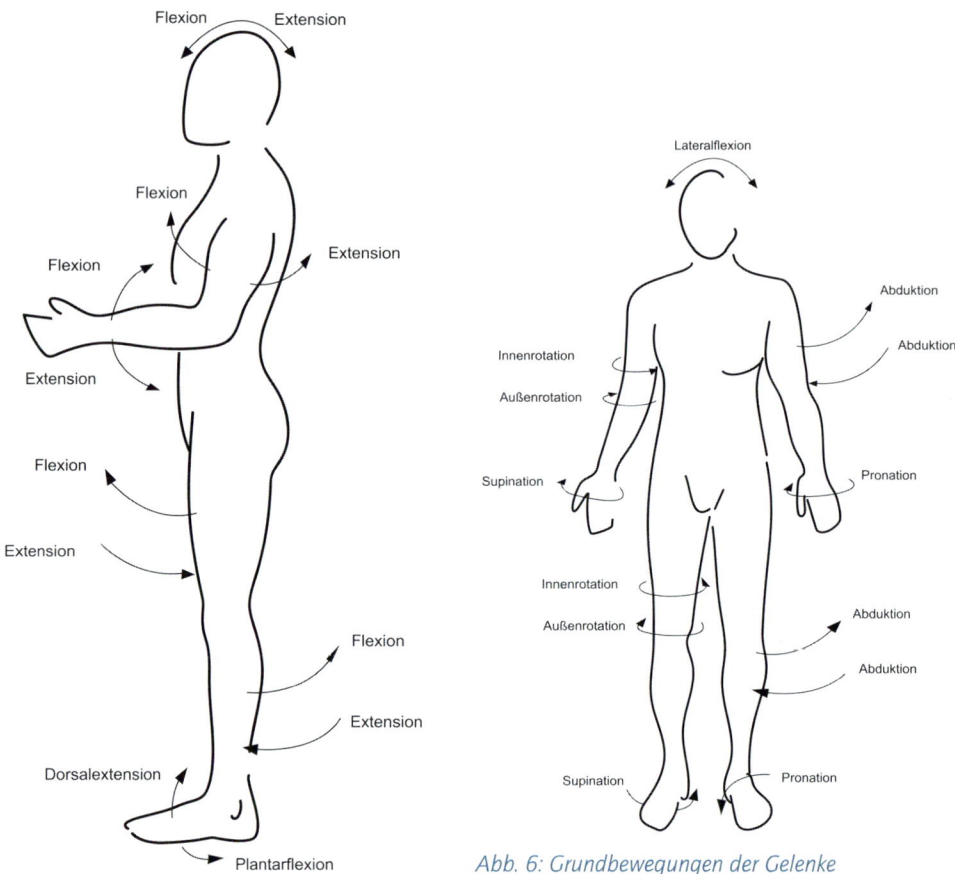

Abb. 6: Grundbewegungen der Gelenke

Die anatomische Stellung des Körpers ist der aufrechte Stand, Gesicht nach vorn, Arme an der Seite, Handflächen nach vorn gerichtet, Finger und Daumen in Extension. Auf diese Stellung beziehen sich die Definitionen und Beschreibungen der Körperebenen und -achsen. Die senkrechte Ebene teilt uns in eine rechte und eine linke Seite. Die frontale Ebene unterscheidet zwischen vorne und hinten und die horizontale Ebene ist die Rotationsebene, die oben und unten trennt.

Die senkrechte Ebene (sagittal)	–	rechte und linke Hälfte
Die Frontalebene	–	vorderer und hinterer Abschnitt
Die horizontale Ebene (transversal)	–	oberer und unterer Abschnitt

Obwohl diese drei Ebenen verschieden sind, schließt die menschliche Bewegung alle Ebenen mit ein und die meisten unserer Bewegungen finden in mehreren Ebenen statt. Selbst wenn man an Bewegungen denkt, die zunächst nur in einer Ebene liegen, kann man andere Ebenen durch Bewegungen der Gliedmaßen hinzufügen. Diese Vorstellung bietet vielfältige Trainingsmöglichkeiten und Progressionen, die ihr in Kap. 5 näher kennenlernt.

3.3 DAS UMFELD

Die vier Säulen bieten eine kraftvolle Grundlage für die Übungsgestaltung und Integration von speziellen Übungen in das Training. Wir können das Training und somit die Performance des Trainierenden nur verbessern, wenn wir das Umfeld jedes einzelnen Individuums, welches wir trainieren, von Grund auf verstehen. Daher schauen wir jetzt das Umfeld genauer an.

3.3.1 SCHWERKRAFT ODER GEWICHTSKRAFT

Das menschliche Umfeld wird von einigen grundlegenden Größen bestimmt, denen jedermann ausgesetzt ist und auf die er sich einstellen kann. Die „kraftvollste" und konstanteste Größe ist die **Schwerkraft**. Sie ist existenziell und beeinflusst unsere Welt maßgeblich. Sie ist die Kraft, mit der ein Körper von der Erde angezogen wird.

Die Schwerkraft „spendet" 24 Stunden lang Widerstand und ermöglicht so jedem Lebewesen eine ständige Remineralisierung der Knochen und eine Kräftigung der Muskulatur. Zudem hilft sie uns, unsere Muskeln dynamisch zu beanspruchen und Muskelkontraktionen zu verstärken bzw. zu variieren. Das ist mit ein Grund, warum wir z. B. einen lateralen Sprung mit einer größeren Weite ausführen können, wenn wir ihn mit einer vorbereitenden Gegenbewegung (Counter Movement) beginnen, anstatt ihn aus der statischen Squatposition auszuführen. Die Schwerkraft beeinflusst unser Tun, indem sie uns mit einem nach unten gerichteten Widerstand (Vektor) ausstattet. Diese Trägheitskomponente erlaubt es uns, an einer Stelle stehen (sitzen, liegen …) zu bleiben, bis eine externe Kraft diese Position ändert. Die Schwerkraft beeinflusst somit unser Gewicht, während wir uns bewegen und auch die Bewegung externer Gewichte, wie Hanteln und anderer Kleingeräte.

Die Schwerkraft beeinflusst auch unsere Haltung. Als **Haltung** kann die korrekte Ausrichtung der Körperteile und somit auch der Gelenke unter Einbezug der Schwerkraft verstanden werden. Die Haltung ist daher ein limitierender Faktor bei jeder Bewegung. Eine „korrekte" Haltung schützt die Gelenke und Strukturen vor Schäden und Überbelastung und sorgt für eine ökonomische Kraftübertragung. Die Herstellung dieser „korrekten" Haltung sollte somit Grundlage eines jeden Trainingsprogramms sein.

3.3.2 MASSE, TRÄGHEIT UND BESCHLEUNIGUNG (IMPULS)

Verschiedene Wissenschaftler und Philosophen haben die physikalischen Elemente unseres Handlungsumfelds detailliert beschrieben.

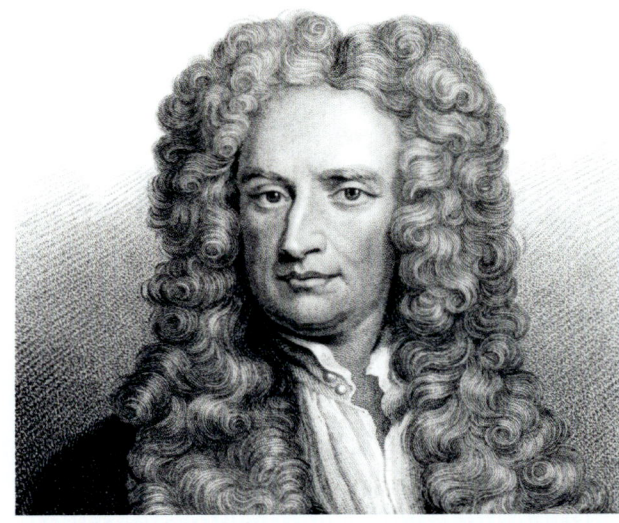

Abb. 7: Isaac Newton (1642-1726)

Biomechanische Prozesse, wie sie von Newton beschrieben wurden und mit denen er zeigt, was mit Gegenständen unter Einwirkung von Kräften oder auch in Abwesenheit derselben passiert. Oder wie sich Objekte verhalten, die sich in Bewegung befinden und miteinander in Kontakt kommen und ihre Bewegungsenergie aufeinander übertragen etc. Übertragen auf die menschliche Bewegung, bedeutet das, dass die folgenden Parameter immer einen Einfluss auf unser Training haben:

❭ Krafteinsatz unter Einfluss der Schwerkraft (Gegenstände gegen eine Wand drücken; Gegner blocken, Gewichte heben etc.),
❭ Kontakt (Schlagen, Rammen etc.),
❭ Antritt/Beschleunigung und Abbremsung/Stopp (Verfolgen von Gegnern, Rückschlagspiele etc.).

Damit wird offensichtlich, dass Newtons grundlegende Aussagen definitiv unser Wissen in Bezug auf die Funktion eines Körpers bereichern.

Newtons erstes Gesetz, das **Trägheitsgesetz**, besagt, dass ein Körper dann im Zustand der Ruhe oder der gleichförmigen, geradlinigen Bewegung bleibt, wenn er nicht durch einwirkende Kräfte gezwungen wird, seinen Zustand zu ändern. Wollen wir somit in unserer Umgebung funktionieren, müssen wir den Zustand der Trägheit unseres Körpers überwinden bzw. unterbrechen, indem wir aufstehen, einen Golfschläger schwingen oder einen Ball schießen. Umgekehrt können wir uns dieses Gesetz in der Trainingspraxis zunutze machen, indem wir eine „aktive Ruhestörung" bewirken. Kann ein Athlet auch dann noch eine geradlinige Bewegung ausführen, wenn er einem seitlichen Zug ausgesetzt ist oder ein zusätzliches Gewicht bewegen soll?

Das dynamische Grundgesetz besagt, dass die Beschleunigung (a) eines Körpers mit der Masse m zur einwirkenden Kraft F proportional ist und in Richtung der Kraft folgt (V = m x a oder Kraft = Masse x Beschleunigung). Je größer oder impulsiver die einwirkende Kraft, desto größer ist die Beschleunigung oder auch je schneller wir rennen oder je schwerer wir oder beliebige Objekte (z. B. Bälle, Gewichte) sind, desto größer ist die daraus resultierende Kraft.

Da die Masse eine feste Größe ist, kann die Kraft nur durch die Geschwindigkeit beeinflusst werden. Dabei sind Beschleunigung und Abbremsung gleichermaßen als dynamische Aktionen zu berücksichtigen. Die Beeinflussung der Kraft erfolgt niemals langsam oder kontrolliert noch in einer einzelnen Bewegungsebene.

Seit 2014 im Markt befindliche „Trend"-Produkte, wie granulat-, sand- oder wassergefüllte Röhren, Säcke oder Keulen, bieten hier wunderbare „Spielgeräte", um die Kraft von Dynamik und Schnelligkeit im Training zu erfahren und vor allem auch zu beherrschen.

Das Reaktionsgesetz besagt, dass eine einwirkende Kraft immer eine gleich große – in entgegengesetzter Richtung wirkende – Kraft auslöst (Aktion-Reaktion). Wir nutzen dieses Gesetz täglich, wenn wir unsere Kinder hochheben und unsere Beine in den Boden „stemmen" oder uns beim Sprintstart aus dem Startblock „katapultieren". Im dynamischen Training ist auch dieses Gesetz ein ständiger Begleiter.

Diese simplen Kenntnisse aus der Biomechanik geben uns somit wichtige Hinweise für eine effektive Trainingspraxis mit unseren Kunden.

Das Ziel der Biomechanik ist die Beschreibung und Analyse von Bewegungsabläufen auf der Grundlage mechanischer und biologischer Erkenntnisse. Es werden mechanische Eigenschaften der Bewegung und des Körpers gemessen und qualitativ beschrieben.

Die Ergebnisse werden unter Anwendung mechanischer Gesetze auf das biologische System Mensch übertragen, mit dem Ziel, die mechanischen Voraussetzungen der Leistung zu ermitteln. Die daraus resultierenden Erkenntnisse sind für die Bewertung der Bewegungstechnik, der methodischen Vorgehensweise und der Trainingsmittel von grundlegender Bedeutung.

Neben diesen Grundgesetzen spielen auch die folgenden Begrifflichkeiten aus der Biomechanik eine wichtige Rolle bei der Trainingsplanung.

3.3.3 HEBELARM UND DREHMOMENT

Der Muskel ist ein kontraktiles Organ, das die Bewegungen von Körperteilen gegeneinander ermöglicht. Diese Bewegungen vollziehen sich grundsätzlich um Drehpunkte bzw. Achsen. Für die Realisierung von Kraft ist diese Tatsache von großer Bedeutung, da durch solche Rotationen von Körperteilen und Gelenken stetig veränderte Drehmomente bzw. Hebelverhältnisse entstehen, die von der Muskulatur laufend einen veränderten Kraftaufwand fordern. Damit ein gleichmäßiger Bewegungsablauf gewährleistet ist, passt sich die Muskulatur den entsprechenden Gegebenheiten an. Wirkt nun auf einen Drehpunkt eine Kraft F mit dem Abstand l vom Drehpunkt (Hebelarm), so wird das Drehmoment M als Produkt aus Kraft und Abstand der Kraft vom Bezugspunkt definiert, also als $M = F \times l$ (Nm) oder Drehmoment = Kraft x Hebelarm.

Dies bedeutet, dass bei fehlender Kraft mit einem längeren Hebel oder bei einem kürzeren Hebel mit zusätzlicher Kraft das gleiche Drehmoment erreicht werden kann. Was an Kraft „gespart" wird, muss an Wegstrecke (Hebel) zugesetzt werden oder umgekehrt. Ein wichtiger Faktor für die Übungsauswahl!

Die Biomechanik und insbesondere das Drehmoment spielt auch beim Einsatz von elastischen Widerständen, wie Tubes und Superbands, eine wichtige Rolle. Das Drehmoment wird nun durch eine weitere Größe, den Kraftwinkel, beeinflusst. Der Kraftwinkel ist der Winkel, der durch die Kraft und den Hebelarm entsteht. Dieser nimmt proportional zur Steigerung des Gelenkwinkels ab.

Am Endpunkt des Bewegungsumfangs ist der Muskel am schwächsten. Daher ist hier ein geringer Kraftwinkel erforderlich. Ein entsprechender Einsatz von Widerständen kann hier optimale Trainingsbedingungen schaffen.

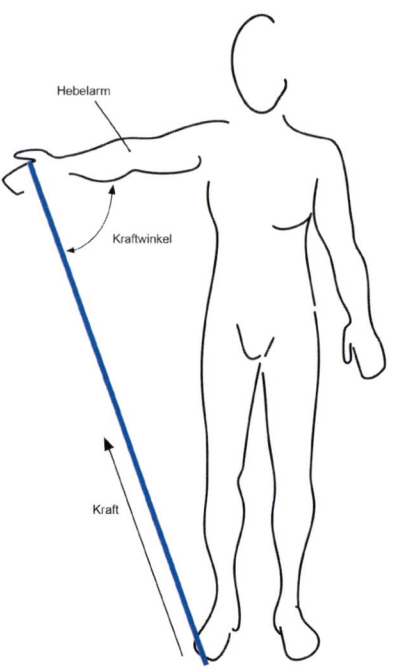

Hebelarm

Kraftwinkel

Kraft

RELATIVE TENSION

1.0

0.5

1.27 1.65 2.0 2.25   3.6

SARCOMERE LENGHT (μm)

Abb. 8a: Drehmoment und Kraftwinkel

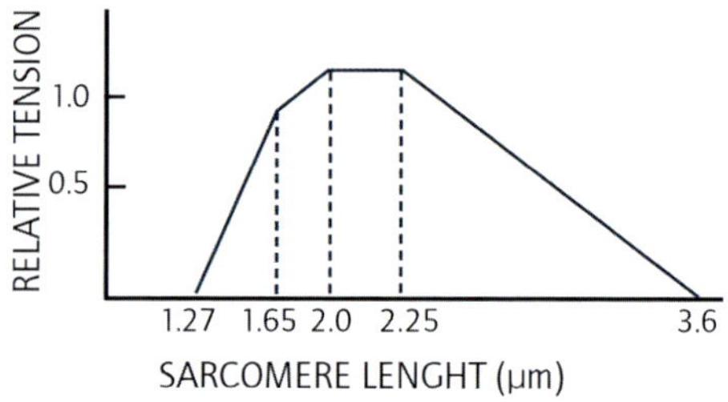

Abb. 8b: Muskelkraftkurve

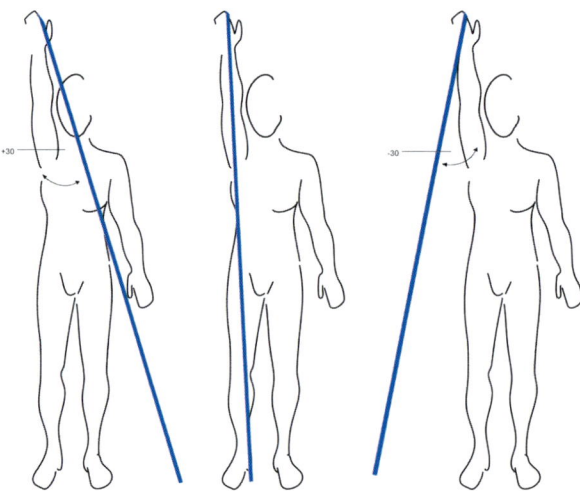

+30

-30

Abb. 8c: Bandfixierung für eine optimale Kraftausnutzung

Der Ursprung des elastischen Widerstands sollte, für eine optimale Kraftausnutzung, auf derselben Linie wie die Rotationsachse liegen (Abb. 8c, Mitte). Nur so ist eine geringe Kraftwirkung am Anfang und am Ende der Bewegung gewährleistet, welches vor allem in der Therapie und im Aufbautraining mit Kunden von Bedeutung ist.

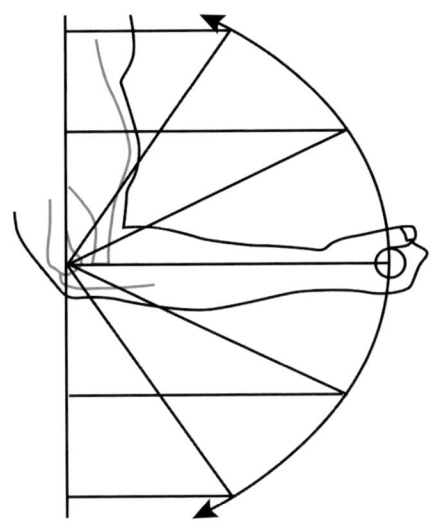

Abb. 9: Bewegungsumfang

Zusammenfassend ist die korrekte Berücksichtigung der Widerstandsfixierung in der Anfangsphase mit Kunden von Bedeutung. Solange du mit Basisübungen (Kap. 5.1) arbeitest, die eine Bahnung von Bewegungen, den Ausgleich von muskulären Dysbalancen etc., zum Ziel haben, solltest du dieses Wissen unbedingt berücksichtigen. Im komplexen funktionalen Training, zur weiteren Steigerung der Fitness, kann dieses Wissen in den Hintergrund treten, da der Kunde dann über genügend Kraft und Stabilität in seinen Bewegungsmustern verfügt, um auch höhere Kraftbelastungen in „extremen" Gelenkpositionen zu tolerieren.

Die Biomechanik befasst sich somit mit jenen Größen, die für den Trainer und Therapeuten in der täglichen Praxis eine wichtige Rolle spielen:

❱ Von welchen biomechanischen Faktoren hängt die Leistung ab?
❱ Wie kann die Leistung verbessert werden?
❱ Wie kann man die körperlichen Voraussetzungen verbessern?
❱ Welche Faktoren beeinflussen die Belastung des Bewegungsapparats?
❱ Wie kann man Überlastungsschäden und Fehlbelastungen vermeiden?
❱ Welche Rolle spielen dabei Trainingsgeräte?

3.4 KRAFT UND RUMPFSTABILITÄT – GEEIGNETE ÜBUNGEN UND TESTS

Viele Aktivitäten des täglichen Lebens beanspruchen mehrere Gelenke auf einmal und finden auf verschiedenen Ebenen statt, es sind dynamische Bewegungsmuster, die einen Krafttransfer zwischen den Extremitäten erfordern. Eine zentrale Schlüsselstelle zur Kraftübertragung nimmt hierbei der Rumpf ein.

Ein schwacher, untrainierter Rumpf vergrößert das Risiko, sich bei dynamischer und ballistischer Krafteinwirkung im unteren Rückenbereich zu verletzen, ein gut trainierter Rumpf hingegen:

❭ erhöht die Effektivität der Bewegungen;
❭ verbessert Muskelgleichgewicht und -koordination;
❭ verbessert Haltung und Gang;
❭ erhöht Kraft und Flexibilität im Lenden- und Beckenbereich, sowie im Iliosakralgelenk (ISG);
❭ minimiert Energieverlust und verbessert den Krafttransfer.

Im Trainingsaufbau wird immer wieder der Fehler gemacht, dass mit dem Krafttraining begonnen wird, bevor mit Übungen für eine ausreichende Rumpfstabilisierung gesorgt wurde. Das könnte man in etwa mit dem Bau eines Hauses vergleichen, bei dem erst mit der Stärkung des Fundaments begonnen wird, nachdem bereits mehrere Stockwerke gebaut sind.

Haltungsübungen, Dehnübungen und grundlegende Übungen zur Rumpfstabilisierung sind wesentliche Bestandteile und sollten zu Beginn eines jeden Trainingsprogramms stehen.

3.4.1 AUFBAU (ÜBUNGSBEISPIELE)

ERSTE PHASE – RUMPFSTABILISIERUNG

Bewegungen zeichnen sich durch wenige Wiederholungen, eine niedrige, gemäßigte Intensität und eine progressiv längere Dauer aus.

Ziel: Innere Stabilisierung, verbesserte neuromuskuläre Kontrolle.

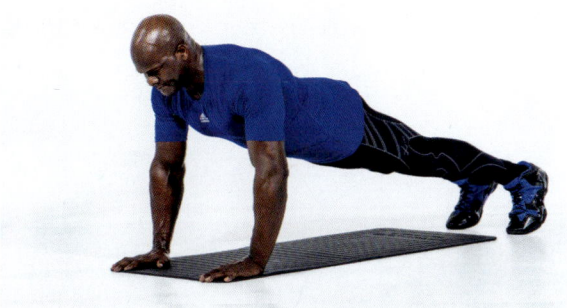

a

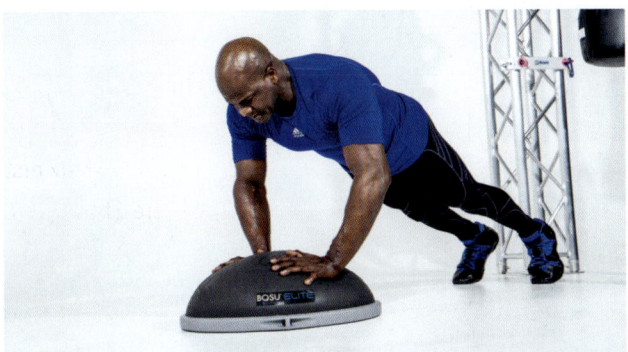

b

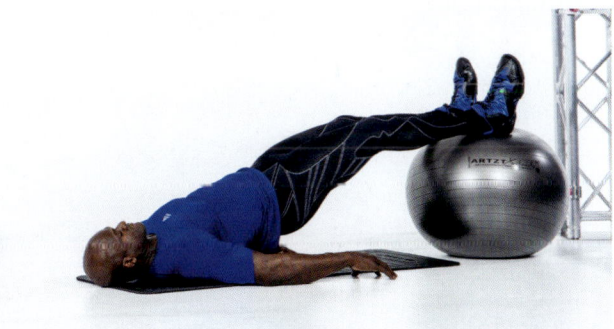

c

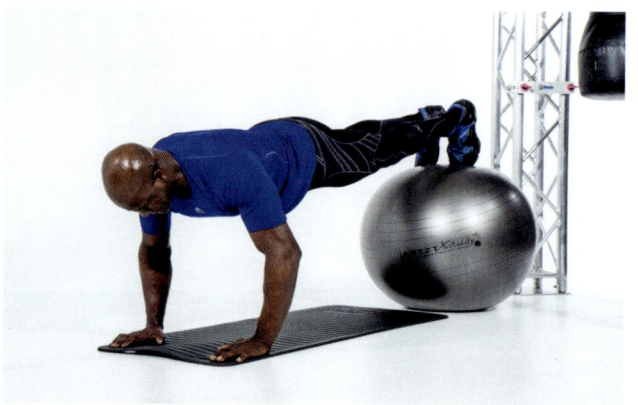

d

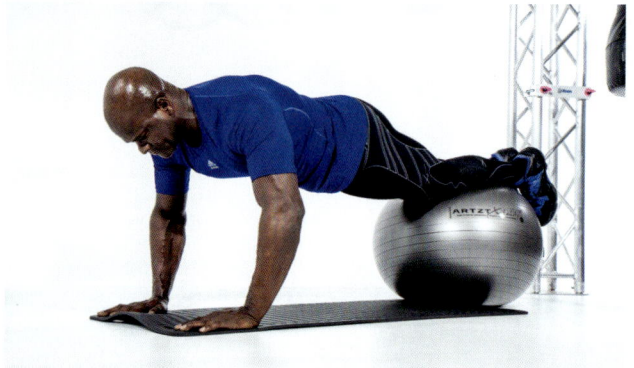

e

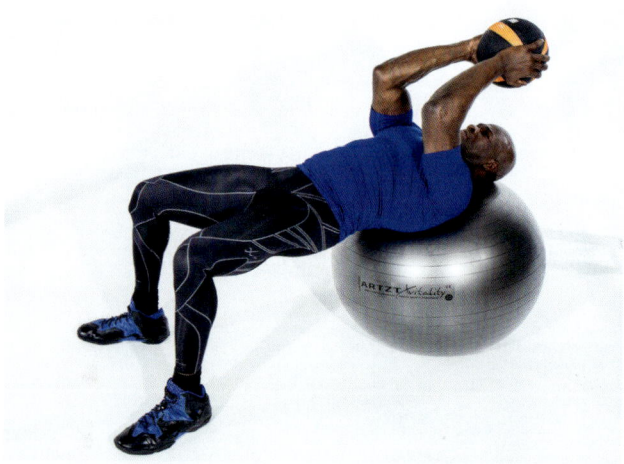

f

Fotos 5 a-f: Übungsbeispiele

ZWEITE PHASE – STÄRKUNG DES RUMPFS

Die Bewegungen sind dynamischer. Es werden spezielle ROM, im Gegensatz zu BW oder externem Widerstand, auf allen Ebenen der Bewegung benutzt.

Ziel: Muskelstärkung und Bewegungsintegration.

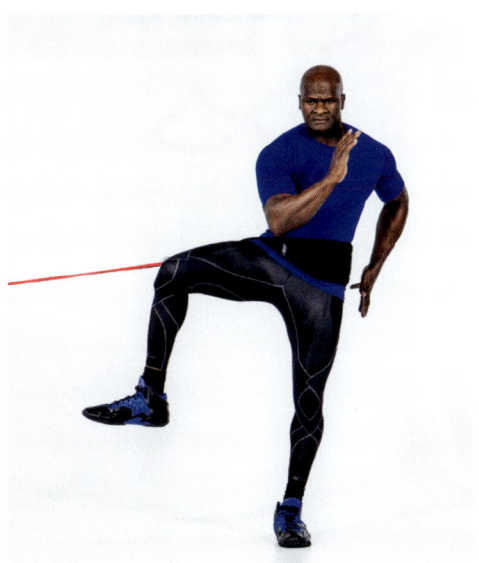

a

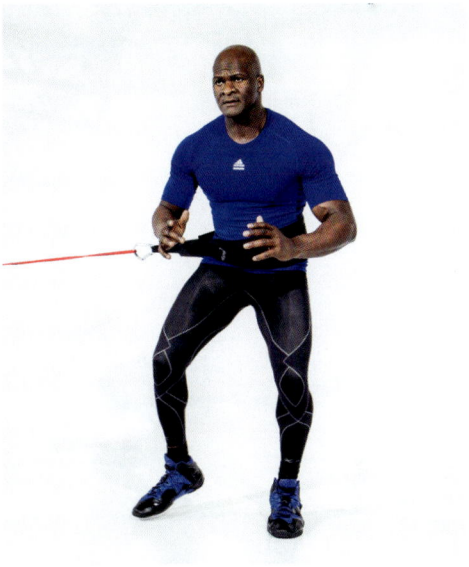

b

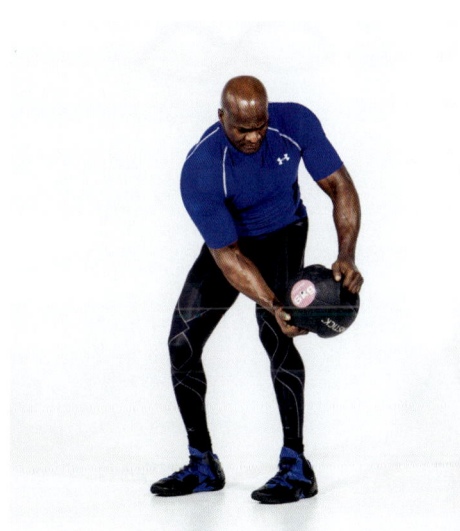

c

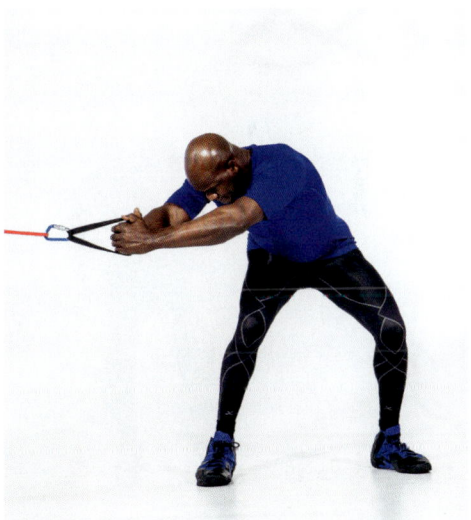

d

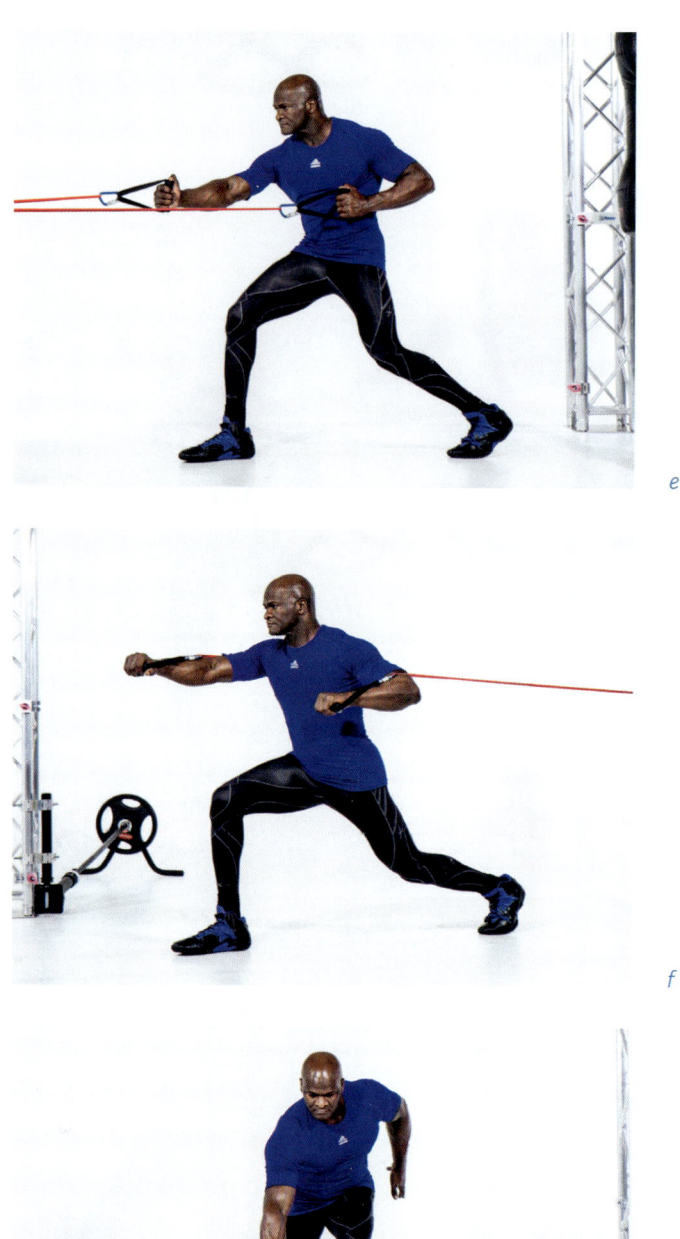

e

f

g

Fotos 6 a-g: Übungsbeispiele

DRITTE PHASE – RUMPFKRAFT

Es werden Kräfte erzeugt und in Echtzeit übertragen.

Ziel: Nachahmen von alltäglichen Aktivitäten.

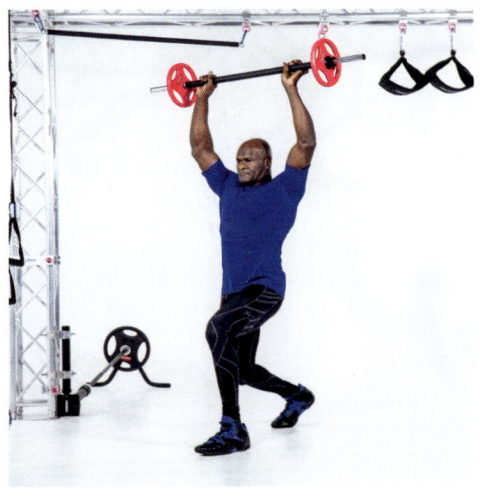

a

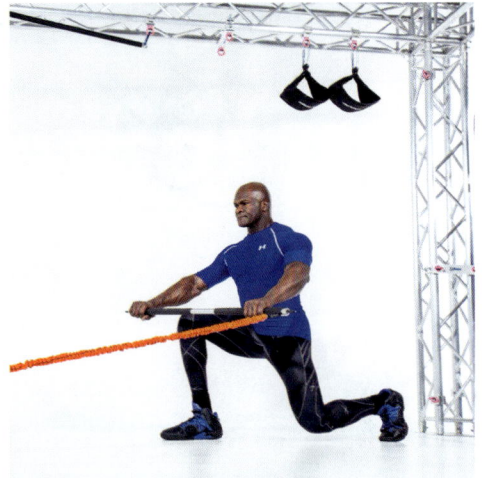

b

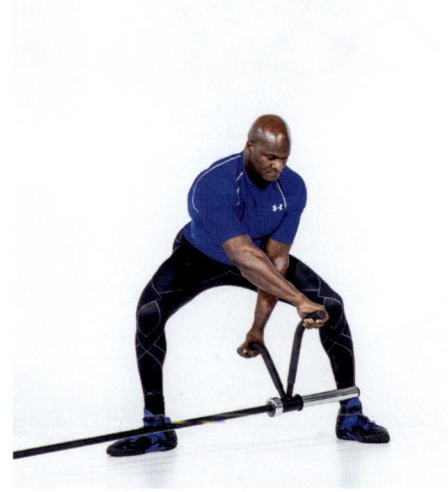

c

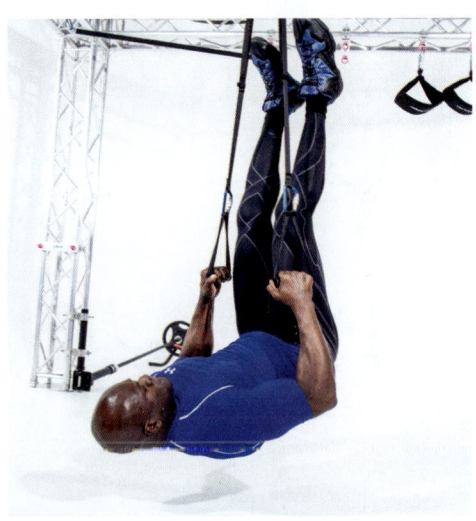

d

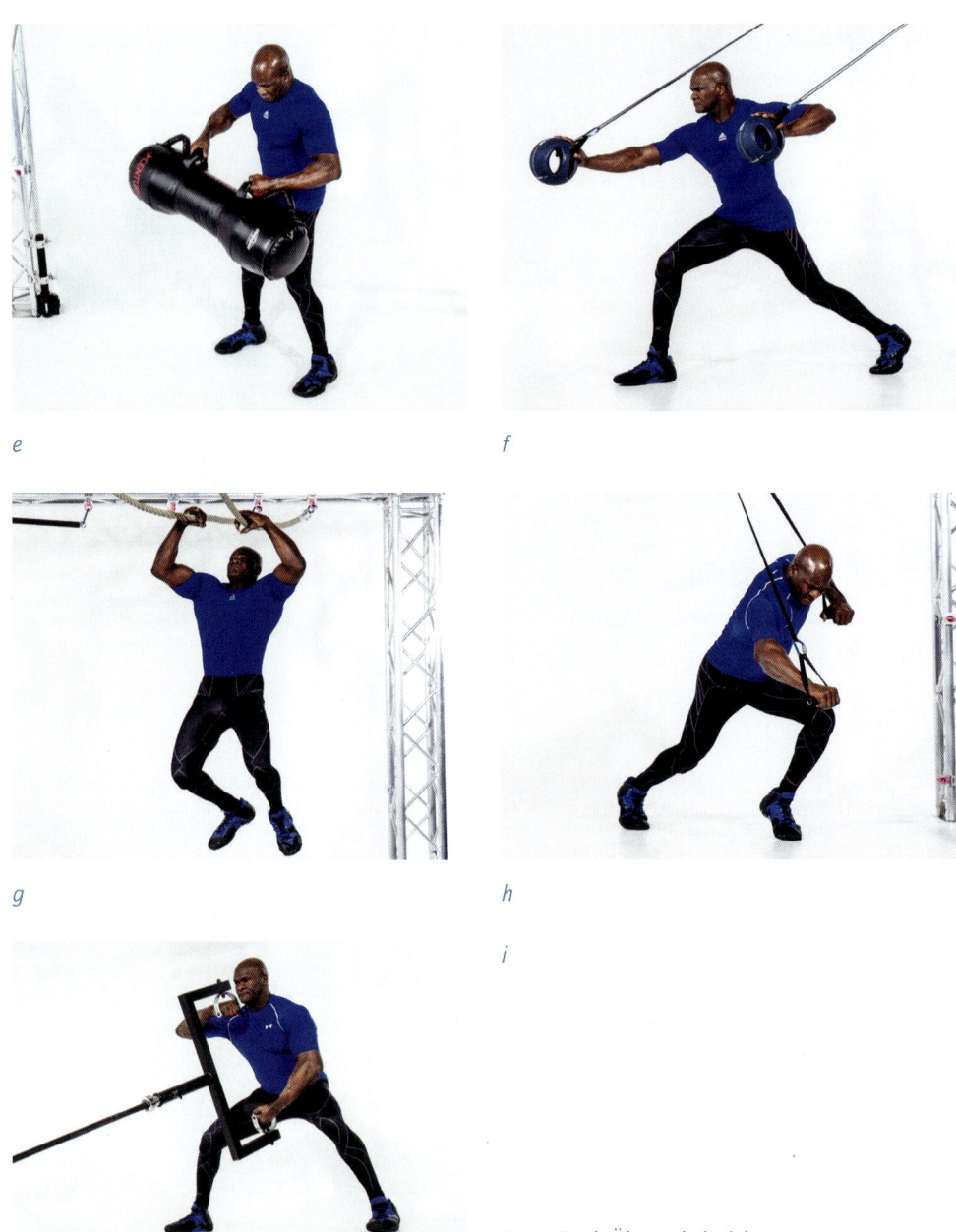

e

f

g

h

i

Fotos 7 a-i: Übungsbeispiele

Doch selbst bei einer gut ausgebildeten Grundkraft spielen weitere Parameter eine Rolle zur Erreichung einer guten Fitness. Würde eine gute Fitness nur darin gemessen, ob Personen in der Lage sind, ihre Position stabil zu halten, dann wären professionelle Bodybuilder die besten Athleten auf der Welt. Die Rumpfstabilität in einer statischen Position aufrechtzuerhalten, ist nur ein Schritt auf dem Weg zu einer ausgewogenen Rumpfstabilität und guten Fitness. Ein wichtiger Schritt, aber gewiss nicht der Einzige. Mobilität ist eine weitere, wichtige Schlüsselgröße und diese kannst du wie folgt testen:

Kannst du deine Stabilität im Rumpf aufrechterhalten, während gleichzeitig in den Gelenken deiner oberen und unteren Extremitäten eine gewisse Mobilität zur Übungsausführung gefordert wird? Das kann man am besten mit einem Olympic Lift testen. Das Gewicht befindet sich bei der Übungsausführung über Kopf. Gestartet wird im Stand mit gestreckten Armen. Bei der nun anschließenden tiefen Kniebeuge bleiben die Arme gestreckt und der Oberkörper aufrecht. Es ist offensichtlich, was passiert, wenn der Oberkörper nicht aufrecht gehalten werden kann. Die Beweglichkeit in den Gelenken „oberhalb" und „unterhalb" des Rumpfs gehört hier zu den limitierenden Faktoren. Der Bewegungsumfang wird durch sie eingeschränkt und erlaubt keine optimale und für den Körper ökonomische Bewegungsausführung.

Für Nicht-Kraftsportler geht diese Übung übrigens auch sehr gut ohne Gewicht und nur mit einer Stange oder einem Besenstiel. Dazu stellt man sich möglichst nah vor eine Wand (Gesicht zur Wand) und versucht, nun die Kniebeuge auszuführen, ohne nach hinten umzufallen. Häufig wird die Bewegung schon in der Anfangsphase durch die Wand gestoppt oder die mangelnde Beweglichkeit in den Hüft- und Fußgelenken erlaubt keine Einnahme der tiefen Position.

3.4.2 UNTERKÖRPERKRAFT

Kraft und Leistung sind zwei verschiedene Dinge. Während man unter **Kraft** die Fähigkeit, eine möglichst hohe Kraft zu erzeugen, versteht, ist **Leistung** die Fähigkeit, eine Kraft in möglichst kurzer Zeit zu erzeugen. In der Realität sind die beiden jedoch eng miteinander verbunden. Spitzensportler trainieren beides: Sie heben schwere Gewichte, um eine höhere Kraft aufzubauen, und bewegen leichtere Gegenstände mit hoher Geschwindigkeit, um ihre Leistung weiterzuentwickeln. Dadurch können sie sich schnell bewegen (Ausdruck ihrer Leistung) und hart zuschlagen. Das Kreuzheben ist der vielleicht beste Indikator deiner Grundkraft, denn es ist mit vielen alltäglichen Aufgaben vergleichbar, z. B. dem Heben oder Verschieben schwerer Kisten und Möbel.

Mit dieser Übung trainierst du die Muskelkraft der Körperrückseite: die rückseitige Oberschenkelmuskulatur, das Gesäß, die Rückenstrecker und den Kapuzenmuskel. Diese

Muskeln brauchst du zum Laufen und Springen oder um dich gegen jemanden zu behaupten, der dich umrempeln möchte. Außerdem zählen sie zu den größten Muskeln, die noch dazu am schnellsten wachsen: Kreuzheben führt also mit großer Sicherheit dazu, dass du Muskelmasse aufbaust.

Du befestigst Gewichte an einer Langhantel und legst sie auf den Boden. Deine Füße sind schulterbreit auseinander und deine Zehen zeigen nach vorn. Du beugst Hüfte und Knie, fasst die Hantel etwas außerhalb der Beine im Obergriff und ziehst sie auf Schienbeinhöhe. Nun schiebst du die Hüfte nach hinten, machst den Rücken gerade und spannst deinen gesamten Körper, von den Füßen bis zu den Händen, an. Du ziehst die Hantel gerade nach oben, bis du aufrecht stehst und die Hantel sich vor deinen Oberschenkeln befindet. Dann senkst du sie wieder zum Boden und führst sie dabei so nah wie möglich am Körper. Zum Aufwärmen startest du mit einem leichten Gewicht und fügst bei jedem weiteren Heben mehr Gewicht hinzu, bis du dein Maximalgewicht erreicht hast.

3.4.3 UNTERKÖRPERKRAFT PLUS LEISTUNG

Es gibt kaum Sportarten, bei denen die Füße immer Bodenkontakt haben. Die meisten erfordern Sprünge und Sprints. Dabei stößt man sich mit einem oder beiden Beinen vom Boden ab, um eine maximale Höhe, Weite und Geschwindigkeit zu erreichen.

Der vertikale Sprung ist die am weitesten verbreitete Methode, um die Leistung des Unterkörpers zu bestimmen. Den Standweitsprung kann man allerdings leichter messen, weil man dazu keine spezielle Ausrüstung benötigt. Mit dem Weitsprung kann man die Fähigkeit, Kraft und Leistung in einer einzigen Bewegung zu vereinen, am einfachsten testen.

Du stehst mit den Zehenspitzen hinter einer Linie auf dem Boden. Deine Füße sind etwas weniger als schulterbreit auseinander. Du gehst in die Hocke und schwingst deine Arme dabei nach hinten. Nun springst du so weit wie möglich und schwingst dabei die Arme nach vorn. Du landest auf beiden Füßen. Sonst ist der Sprung ungültig. Am besten machst du erst einige Probedurchgänge, um ein Gefühl für die Bewegung zu bekommen, und gibst danach alles. Du markierst den Punkt, an dem deine Fersen aufgekommen sind (falls deine Füße versetzt gelandet sind, markierst du die kürzere Distanz) und machst danach noch ein paar Versuche. Zum Abschluss misst du die beste Sprungweite.

3.4.4 DER GESAMTE KÖRPER

Bankdrücken gilt als die beste Übung, um Muskulatur und Kraft im Brustbereich aufzubauen. Einfache Liegestütze trainieren allerdings mehr Muskeln, auch wenn dabei nicht alle von ihnen mit maximaler Intensität beansprucht werden. Wie das Bankdrücken trainieren Liegestütze Brust, Schultern und Trizeps bis zur Erschöpfung. Zusätzlich sind auch die Muskeln in Bauch, Hüfte und unterem Rücken beteiligt, denn sie müssen die Wirbelsäule in einer sicheren Position halten. Der größte Vorteil von Liegestützen ist wahrscheinlich aber, dass sie die Muskeln um die Schulterblätter herum fordern, da diese Muskeln die Schultergelenke stützen. Dagegen kann Bankdrücken sehr einseitig sein, wenn die Bewegung immer nur in einer bestimmten Position durchgeführt wird.

3.4.5 OBERKÖRPERKRAFT

Du gehst in die Liegestützposition, sodass deine Hände sich direkt unter deinen Schultern befinden, deine Füße hüftbreit auseinanderstehen und dein Gewicht nur auf Händen und Zehen lastet. Dabei bildet dein Körper vom Hals bis zu den Fußgelenken eine gerade Linie. Nun senkst du deinen Körper, bis deine Brust nur wenige Zentimeter über dem Boden ist, hältst diese Position eine Sekunde (das ist sehr wichtig) und kehrst dann in die Ausgangsposition zurück. Du machst so viele Wiederholungen, wie du bei sorgfältiger Ausführung schaffst.

Ebenso wie das Bankdrücken die Liegestütze in vielen Trainingsprogrammen ersetzt hat, musste der Klimmzug dem Latzug weichen. Das ist wirklich eine Schande. Beide Übungen beanspruchen die Muskeln im oberen und mittleren Rücken – den großen Rückenmuskel, den unteren Kapuzenmuskel und den hinteren Deltamuskel –, aber der Klimmzug spricht weitere Muskeln an. Weil man an einer Stange hängt und nicht auf einem gepolsterten Sitz sitzt, müssen die Muskeln im mittleren Rücken mit denen in der Hüfte und im unteren Rücken zusammenarbeiten, um die Wirbelsäule in einer sicheren Position zu halten. Klimmzüge eignen sich zu testen. Sicherlich sind Latzüge leichter, aber so ist das nun mal im Leben: von nichts kommt nichts.

3.5 AUSDAUER

Keine Bewegung ist für das Überleben wichtiger als das Laufen. Trotzdem missverstehen viele Menschen es immer noch. Die meisten von uns wissen, dass ein Dauerlauf eine aerobe Aktivität ist. Das bedeutet, dass der Körper mithilfe von Sauerstoff die Energie bereitstellt, die er für die Fortbewegung benötigt. Sprinten ist hingegen anaerob; man bewegt sich so schnell, dass die Muskeln keinen Sauerstoff nutzen können und daher auf andere Substanzen zurückgreifen, um Energie zu gewinnen. Laufen ist aber auch ein Test für die Ausdauer der Muskeln selbst. Ein 1.000-m-Lauf testet beide Bereiche. Du benötigst aerobe Fitness, um die Strecke in einer ordentlichen Zeit zu absolvieren, und deine Muskeln müssen fit sein, um dafür zu sorgen, dass deine Beine durchhalten.

3.5.1 AUSDAUER UND FUNKTIONALITÄT

Bei vielen Sportarten, wie zum Beispiel Tennis, Basketball, Handball, Volleyball, Squash, Badminton, Fußball, etc. werden hohe Anforderungen an eine Kombination aus Ausdauer, Funktionalität und Kraft gestellt.

Sehr oft werden in der Ermüdungsphase oder sogar Erschöpfungsphase die Bewegungen unpräzise oder sogar unkontrolliert. Dadurch lässt nicht nur die sportliche Leistung nach, sondern es droht auch Verletzungsgefahr.

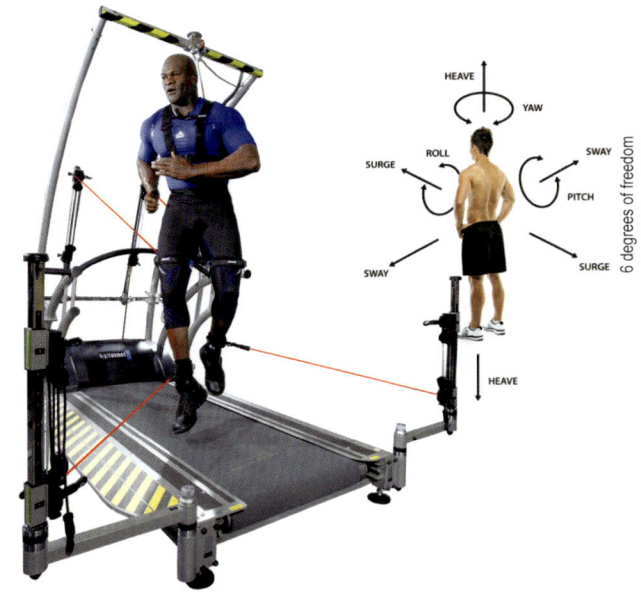

*Foto 8: Hochleistungslaufband
h/p/cosmos pulsar 3p mit
robowalk/roborun expander*

Auf speziellen Laufbändern wie dem h/p/cosmos Laufband pulsar 3p kann man das mit robowalk und roborun Expander ausgezeichnet und unter sicheren Bedingungen simulieren und trainieren. Ein Laufband hierzu muss sehr leistungsstark und mit Drehstromantrieb versehen sein, muss eine große Lauffläche von mind. 190 x 65 cm haben und muss auch extra breite und rutschfeste Trittflächen haben, damit man schnell und sicher seitlich auf- und abspringen kann während der Übungen. Mithilfe des robowalk expander können konzentrische, exzentrische und laterale Belastungsreize stimuliert werden.

Das Kapitel ist so komplex und umfangreich, dass wir in diesem Buch nur kurz darauf eingehen können.

3.6 GELENKSTABILISIERUNG, GLEICHGEWICHT UND POSTURALE KONTROLLE

EINIGE DEFINITIONEN ZU BEGINN

Unter **Gelenkstabilisierung** versteht man die Fähigkeit von Gelenken (Agonisten und Antagonisten), sich zu kontrahieren, um während einer Bewegung Gelenke, die sich nicht bewegen, zu unterstützen und auf Position zu halten. Wenn diese Position erreicht ist, spricht man von **Gleichgewicht**.

Unter **motorischem Gleichgewicht** versteht man in der Bewegungs- und Trainingslehre die Fähigkeit, die *„aufrechte Haltung gegen die Einflüsse der Schwerkraft und weiterer Störgrößen während des Stands (statisches Gleichgewicht) und während der Bewegung (dynamisches Gleichgewicht) aufrechtzuerhalten"* (Pfeifer et al., 2001, S. 262).

Die **posturale Kontrolle** wird von Pollock et al. (2000, S. 402) als *„the act of maintaining, achieving or restoring a state of balance during any posture or activity"* definiert.

Viele alltägliche Aktivitäten beinhalten dynamische Bewegungsmuster, die mehrere Gelenke auf verschiedenen Ebenen beanspruchen und die Kraftübertragung zwischen Extremitäten erfordern. Gelenkstabilität, posturale Kontrolle und Gleichgewicht spielen dabei immer eine wichtige Rolle. Trainer sollten daher viel Wert auf diesen Trainingsaspekt legen, denn viele Übungen, die Menschen mehr Funktionalität verleihen sollen, erfordern Stabilität bei der Krafterzeugung.

Stabilisierungstraining ist eine Trainingsform, bei der die Kraft durch die zur Stabilisierung notwendigen Strukturen eingeschränkt ist, da diese nicht zur Ausführung der Bewegung genutzt werden können. Dieses Training kann entweder auf einem instabilen Untergrund, z. B. auf einem Gymnastikball, Balance Board oder Balance Pad, durchgeführt werden oder mit einer kleineren Stützfläche stattfinden, z. B. indem man einbeinige statt beidbeinige Kniebeugen macht. Dabei sollte die Progression wie folgt erfolgen:

1.　Erst mit Unterstützung, dann ohne Unterstützung oder destabilisiert.

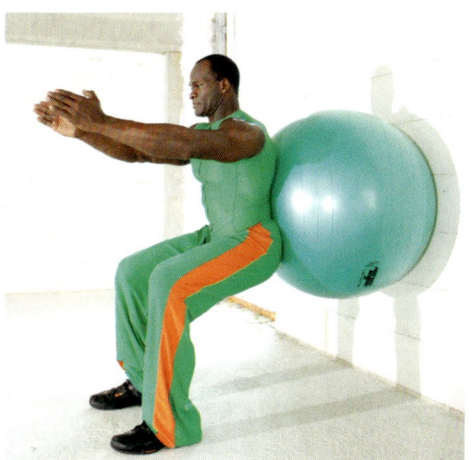

Foto 9

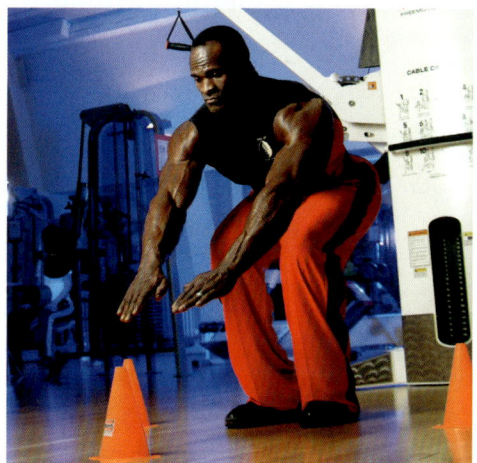

Foto 10

2.　Erst beidseitig, dann einseitig.

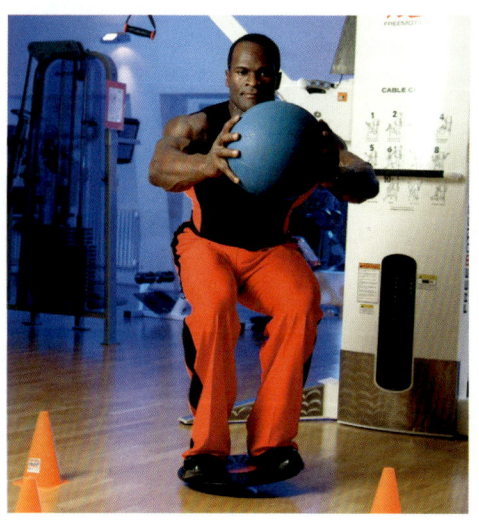

Foto 11

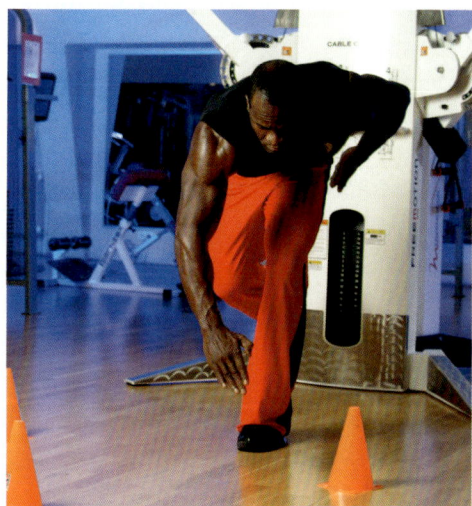

Foto 12

3. Erst fixierter Hebel, dann frei beweglicher Hebel.

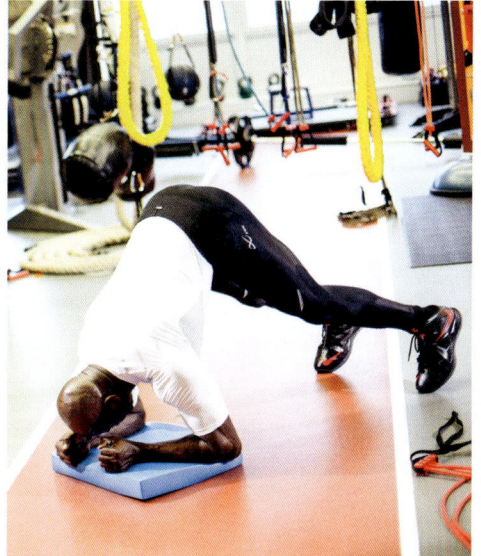

Foto 13

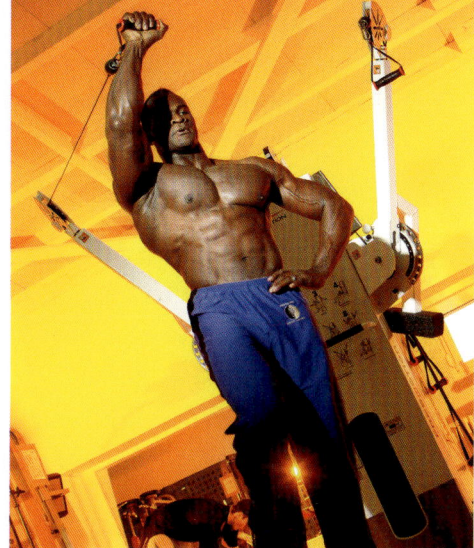

Foto 14

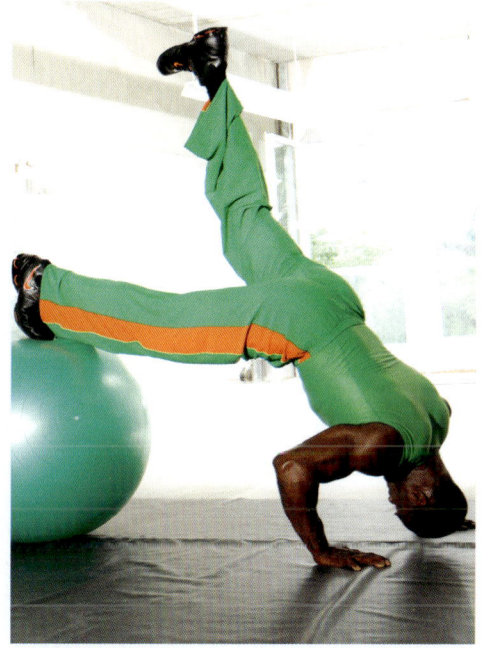

Foto 15

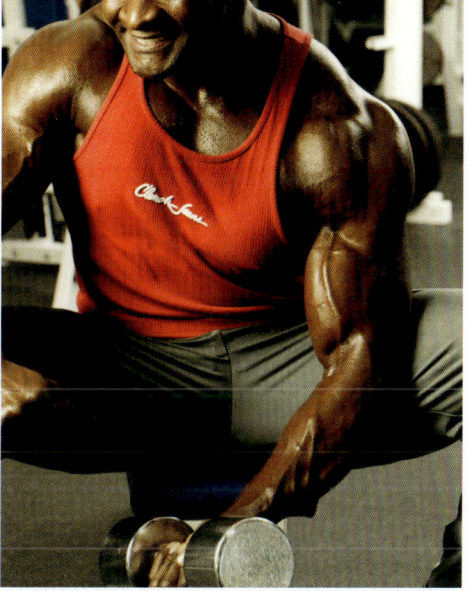

Foto 16

Bei einer solchen, funktionalen Bewegung kann die Antriebskraft nur die Kraft übermitteln, die der Rumpf und andere Stabilisatoren unterstützen können. Diese Trainingsform kann also effektiv genutzt werden, um die Integrität des Rumpfs und anderer Stabilisatoren zu verbessern, die oft die Krafterzeugung und Leistung beeinträchtigen. Diese Herangehensweise führt zu erhöhter neuromuskulärer Effizienz und verbesserter Kraftübertragung und Gelenkstabilität, da sie die Integrität der vielen Gelenksysteme fördert, die an einer Bewegung beteiligt sind.

Stabilisierungstraining ist Teil des Functional Trainings. Außerdem kann man es gut mit traditionellem Training kombinieren. Es ist eine gute Möglichkeit, einen Körperteil im Voraus zu erschöpfen. Beispielsweise kann man zuerst Kurzhanteldrücken auf einem Gymnastikball und im Anschluss Bankdrücken auf einer Schrägbank durchführen. Dadurch trainiert man zum einen die Stabilisierung und zum anderen wird das Muskelwachstum angeregt, da die Muskulatur durch das traditionelle Training einen ausreichend großen Stimulus erfährt.

3.7 PROPRIOZEPTION

Erfolg ist abhängig von der synergistischen Funktion der neuromuskulären Bahnen, deshalb bietet es sich an, Folgendes zu trainieren: Gleichgewicht, **Propriozeption** und Kraftkontrolle.

Der Begriff **Propriozeption** setzt sich aus den lateinischen Komponenten *(re)ceptus* (to receive – aufnehmen) und *proprius* (one's own – sich selbst) zusammen und wird von Sherrington als *„Fähigkeit, Zustand und Veränderungen von Gelenkwinkeln mittels spezieller Sensoren zu erfassen",* beschrieben (Sherrington, 1906/1947, Dickson, 1975, zitiert nach Haas et al., 2006a, S. 107). Das Auf- bzw. Wahrnehmen in Bezug auf den eigenen Körper (proprio) wird auch als **Tiefensensibilität** bezeichnet. In der Psychologie versteht man die Wahrnehmung als ganzheitlichen Prozess, also als die Gesamtheit der Informationsverarbeitung, von der Aufnahme (äußere und innere Reize mithilfe von Rezeptoren) über die Auswahl und Interpretation bis hin zur Organisation. Spezielle Rezeptoren in den Muskeln, Gelenken und im Bindegewebe helfen dem Körper, Informationen aufzunehmen, zu verarbeiten und darauf zu reagieren.

Propriozeption ist ein automatischer, körpereigener und vor allem sensibler Mechanismus, der – vereinfacht ausgedrückt – Informationen über das zentrale Nervensystem sendet. Daraufhin leitet das zentrale Nervensystem oder seine übergeordneten Strukturen, Informationen weiter und löst eine Reaktion (neuromuskuläre Antwort) aus, z. B. eine Erhöhung der Muskelanspannung. Menschen trainieren Propriozeption, um alltägliche Bewegungen effizient ausführen zu können. Die Propriozeption läuft zu großen Teilen unbewusst ab. Ziel im Training ist es, Bewegungsempfindungen durch Achtsamkeit bewusster zu machen. Optimalerweise erfolgt dies durch:

❯ Ausführung von Doppelaufgaben (peripherer Aufmerksamkeitsfokus),
❯ Applikation von Störreizen,
❯ Varianz der Trainingsreize,
❯ ballistische, reaktive Bewegungsmuster,
❯ Entzug sensorischer Informationen (z. B. geschlossene Augen),
❯ **Einschränkung der Antizipierbarkeit der Anforderungssituation.**

Ein **Beispiel** hierzu: Du hebst einen 7 kg schweren Medizinball mit beiden Händen hoch und wiederholst diese Bewegung 10 x. Nun nimmst du einen Medizinball, der weniger wiegt, aber gleich aussieht. Du wirst merken, dass der Körper sich gleichermaßen anspannt, denn er erwartet dasselbe Gewicht wie zuvor. Das ist die Folge einer direkten propriozeptiven Erfahrung. Die Erinnerung des Körpers gibt einen bestimmten Kraftaufwand vor, benötigt einen solch hohen Kraftaufwand in diesem Fall aber nicht.

Durch bewusstes Erkennen und die kognitive Verarbeitung, z. B. der Lage des Körpers im Raum, kann die neuromuskuläre Kontrolle geschult werden. Haut, Handflächen, Fußsohlen und andere Sinne arbeiten zusammen und kommunizieren mit dem Gehirn über Muskelanspannung, Gewichtsverlagerung und Bewegungsumfang. Jede funktionale Übung, bei der der Körperschwerpunkt über der Stützfläche gehalten wird, trägt dazu bei, die Rezeptoren im gesamten Körper und somit die Propriozeption zu schulen. Aktivitäten, die Gleichgewicht, Koordination, Beweglichkeit und Leistung fordern und Bewegungen, die den Kunden dazu bringen, über seinen üblichen Bewegungsumfang hinauszugehen, sind gute Mittel, um die propriozeptive Adaptation zu trainieren.

Ein abschließendes Beispiel aus diesem Bereich: Wenn jemand stolpert und nicht schnell zum Gleichgewicht zurückfindet, kann das daran liegen, dass die Abläufe im Körper zu langsam sind, um schnell genug auf den Verlust des Gleichgewichts, also das Stolpern, zu reagieren. Die propriozeptive Fähigkeit dieser Person kann man trainieren, indem man den Körper dazu bringt, schneller zu reagieren. Zweck dieses Trainings ist es, die Zeit zu verkürzen, die benötigt wird, um psychisch zu reagieren und diese Aufgabe auch physisch umzusetzen. Die Fähigkeit, sich schneller und kraftvoller zu bewegen, bewirkt eine genauere Übertragung von Anweisungen des Nervensystems zu den benötigten Muskeln. Dadurch kann der Körper schneller und zielgenauer reagieren.

Die folgenden Übungen und Körpersysteme haben einen Einfluss auf die propriozeptive Reaktion:

❭ Bewegungen mit verschiedenen Bewegungsmustern und -umfängen sowie verschiedenen Anspannungs- und Belastungsgraden (d. h. Tanzen, Yoga, Ballett, Seilspringen, kontralaterales Marschieren);

❭ herkömmliches Ausdauer-, Kraft- und Beweglichkeitstraining;

❭ Gleichgewichtsübungen mit offenen und geschlossenen Augen;

❭ Rotationsbewegungen (diagonal, horizontal, nach oben und unten, über Kreuz nach oben und unten usw.).

❭ Visuelle Genauigkeit: Nutze deinen Sehsinn, um das Gleichgewicht wiederherzustellen. Anstatt nach unten zu sehen, ist dein Blick nach vorn gerichtet.

> Gehör: Das Innenohr registriert Kopf- und Körperbewegungen wie eine eingebaute Wasserwaage. Damit es richtig funktionieren kann, müssen Kopf und Nacken sich über einer ausbalancierten Wirbelsäule befinden.

> Rhythmus: Der Herzschlag, die Atmung und sogar das Laufen folgen von Natur aus einem Rhythmus. Jeder Mensch sollte versuchen, beim Sporttreiben und der Ausführung von Bewegungen einen Rhythmus zu spüren.

> Stand: Bewegungen sollten aus einem athletischen Stand heraus ausgeführt werden (mit leicht gebeugten Fuß-, Knie- und Hüftgelenken).

3.8 KLEINGERÄTE

Trainingstrends und Kleingeräte kommen und verschwinden ganz schnell, doch welche bleiben? Welche der angepriesenen Kleingeräte sind wirklich effektiv und hilfreich mit euren Kunden? Ein Trainingsgerät ist nur effektiv, wenn es adäquat und individuell angeleitet wird. Es muss somit – genau wie der Trainingsplan – für die entsprechende Person bewusst ausgewählt werden. Du kannst für deine Kunden mit deren individuellen „Problemen" und Diagnosen das optimale Training erstellen und entscheiden, welches Produkt effektiv ist, vorausgesetzt, du hast die Kleingeräte vorab selbst aktiv kennengelernt. Kleingeräte wirken oft wie Spielzeug und können so – auf sympathische Art und Weise – einen schnellen Zugang zu den Kunden schaffen. Nur was Spaß macht, wird auch dauerhaft fortgeführt. Kleingeräte können dir und deinen Kunden neue Motivation geben und eine Intensivierung und Modifizierung der Übungen ermöglichen. Durch den gezielten Einsatz von Kleingeräten kannst du:

> Kompensationen verhindern,

> Korrekturübungen durchführen,

> neue Reize setzen,

> die funktionale Beanspruchung erhöhen,

> Abwechslung und Kreativität erzeugen.

Meine Lieblingsgeräte im Training sind elastische Widerstände (Bänder, Loops, Tubes), Gewichte, Seile und labile Unterlagen.

3.8.1 ELASTISCHE WIDERSTÄNDE

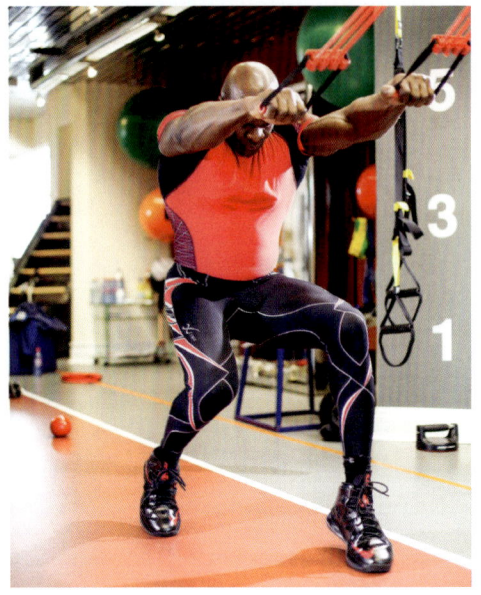
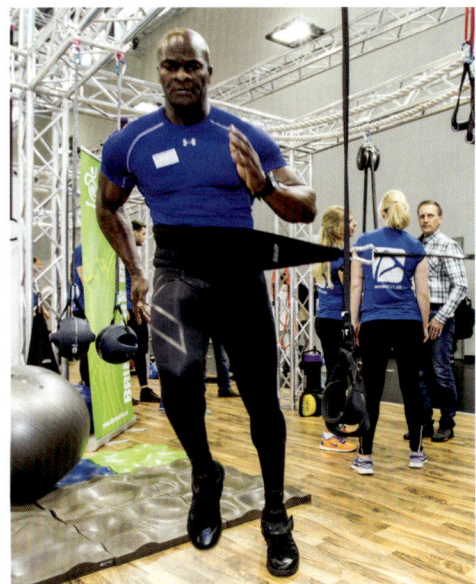

Foto 17 *Foto 18*

Bänder sind bisher beim funktionalen Training als Übungsgeräte weit unterschätzt worden. Ihre begrenzt erscheinende Anwendung im Bereich der Rehabilitation ist nicht repräsentativ für ihr wirkliches Potenzial. So stellt z. B. das Laufen auf der Stelle gegen Widerstand sowohl eine Erweiterung des Powertrainings als auch des aeroben Programms dar. Im Koordinations- und Krafttraining kannst du für jeden Kunden die Intensität auswählen, die für das jeweilige Trainingsziel oder die jeweilige Zielgruppe geeignet ist. Kaum ein Produkt ist so vielseitig und flexibel einsetzbar wie der elastische Widerstand. Zudem gibt es viele Fallstudien[1], die einmal mehr belegen, dass Widerstandtraining in keinem Functional Training fehlen sollte.

---

1 http://www.thera-bandacademy.com; http://www.gymstick.com/gymstick/gymstick/research.html; http://www.physiotherapeut.de/wissen/forschung/forschungsberichte.html

3.8.2 (MEDIZIN-)BÄLLE UND GEWICHTE

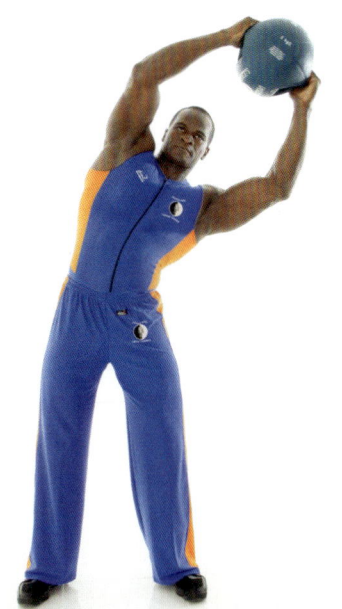 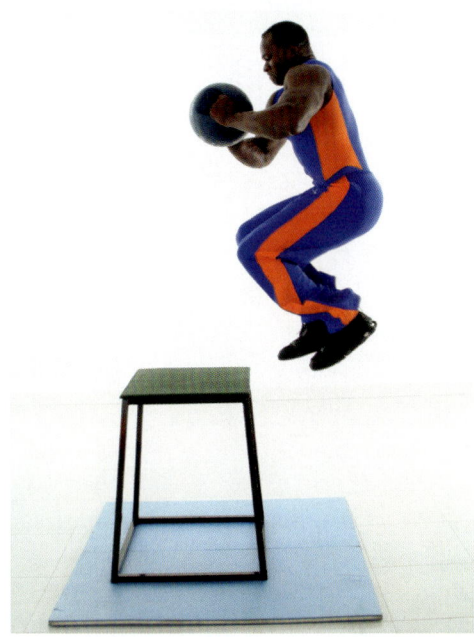

Foto 19   *Foto 20*

Moderne Medizinbälle sind aus Gummi, haben unterschiedliche Größen und Gewichte, Griffe und integrierte Seile. Dadurch, dass der ganze Körper benutzt wird, kann das Medizinballtraining die gesamte kinetische Kette ansprechen. Die Bälle können als Gewichte benutzt werden, um jegliche Art von Übungen zu intensivieren. Man kann auch ein asymmetrisches und instabiles Trainingsumfeld schaffen. Nur die Vorstellungskraft des Trainers ist die limitierende Grenze, bei der Erstellung eines Trainingsprogramms. Als ideales Trainingsgerät im Bereich Gleichgewicht und Stabilisierung nutze ich die großen Fitnessbälle und den BOSU® Balance Trainer. Wenn auch viele der Übungen nicht aussehen wie alltägliche Bewegungen, eignen sich die Stabilisierungsanforderungen dieser Übungen doch gut, um wichtige Alltags- und Sportmuster zu trainieren, die für die Stabilität wichtig sind. Der begrenzende Faktor beim Training mit diesen Kleingeräten ist die richtige Art der Stabilisierung und nicht die Ausübung maximaler Kraft.

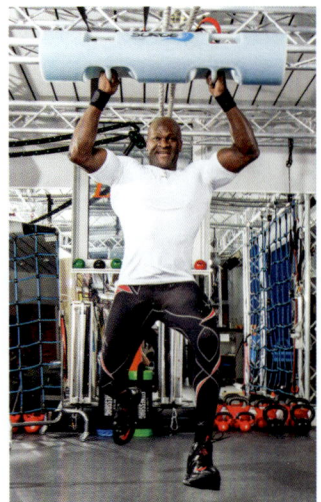 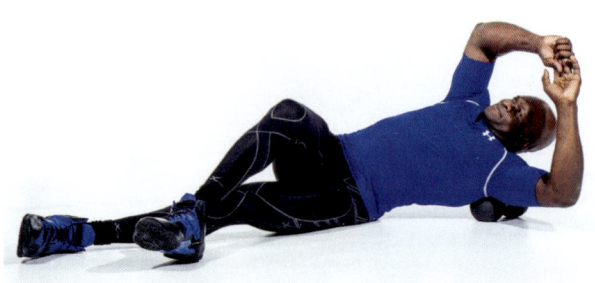

Foto 21: Die „Kraft" des Wassers   *Foto 22: Myofascial Release*

Der Markt bietet ständig „neues Spielzeug", mit dem neue Motivation geschaffen und neue Trainingsreize gesetzt werden können.

Dabei sollte dein oberster Leitsatz im Einsatz von Kleingeräten sein: „Individuelle Geräte für individuelle Kunden!"

KAPITEL 4

AUFBAU

4.1   Der Weg zu
      funktionaler Leistungsfähigkeit 85

4.2   Schritte und Richtlinien der Trainingsanpassung 90

4

AUFBAU

Anstatt Muskeln isoliert zu betrachten, haben wir nun einen vollständigeren Eindruck von Bewegungsmustern, die zeigen, wie Bewegung eigentlich erzeugt wird. Das ist kein Unterschied, der sich auf Semantik bezieht, sondern die Berücksichtigung der wichtigen Rolle des Nervensystems. Die **intermuskuläre Koordination** (wie Muskeln zusammenarbeiten, um eine Bewegung zu erzeugen), die sich mit funktionsorientierten Bewegungen verbessert, hat laut Experten eine grundlegende Bedeutung für eine verbesserte allgemeine Fitness. Trotzdem wissen wir immer noch nicht genau, was Functional Training in der Praxis bedeutet und wie man es durchführt.

Die meisten Trainer sehen Bewegungsmuster folgendermaßen:
- Kniebeuge,
- Ausfallschritt,
- Hüftbeuge,
- vertikales Drücken,
- vertikales Ziehen,
- horizontales Drücken,
- horizontales Ziehen,
- Rotation,
- Rumpfflexion,
- Rumpfextension,
- Rumpfantirotation.

Auf den ersten Blick erscheint das ein solider Ansatz für Krafttraining zu sein. Aber genau das ist das Problem. Oft betrachten wir Bewegungen nur im Hinblick auf den Kraftraum und nicht im Hinblick auf die Anforderungen, die wir außerhalb des Kraftraums erfüllen müssen. Die oben stehenden Bewegungen sind gut. Sie könnten aber noch viel besser sein. Der Körper ist ein sehr komplexes System, das aus vielen Ketten besteht. Wenn diese Ketten gut funktionieren, helfen sie uns, uns besser zu bewegen und mehr Kraft und Geschwindigkeit zu erzeugen. Gibt es allerdings ein schwaches Glied in der Kette, befassen wir uns nicht mit der gesamten Kette, sondern nur mit den Muskeln und einem sehr allgemeinen Bewegungsmuster.

4.1 DER WEG ZU FUNKTIONALER LEISTUNGSFÄHIGKEIT

Die Gründe für eine funktionale Grundlage wurden nun ausführlich erläutert. Um eine optimale Leistungsfähigkeit zu erreichen, ist es am besten, dieses Ziel Schritt für Schritt anzugehen und dabei so organisiert wie möglich vorzugehen. Im ersten Schritt wird analysiert und festgelegt, welche Leistungselemente am wichtigsten sind und welche am schnellsten erreicht werden können. Im Anschluss kann man einschätzen, wie viel Zeit dafür vonnöten ist und wie wir schnellstmöglich gute Ergebnisse erzielen können. Das ist besonders wichtig für Personal Trainer und Physiotherapeuten. Ein Personal Trainer hat vielleicht nur drei oder vier Termine mit einem Kunden, ein Physiotherapeut 6-12 Termine mit einem Patienten, um dem Problem auf den Grund zu gehen. Daher müssen wir, als Personal Trainer, schnell Ergebnisse erzielen. Wir haben keine 3-6 Monate Zeit, die man normalerweise benötigt, um Muskeln aufzubauen oder muskuläre Dysbalancen zu beheben.

Ein wichtiger erster Schritt ist die **Erzeugung neuromuskulärer Energie**. Das neurologische System eines Kunden stimuliert man am besten mithilfe von Gleichgewichts- und Koordinationsübungen. Wenn ein Kunde Krafttraining durchführt, erhöht sich die Kraft und die neurologischen Elemente sind schon gut ausgebildet. Ein Trainer sollte das Problem so schnell und sicher wie möglich in Angriff nehmen und die Fähigkeit des Kunden, Positionen zu stabilisieren, die er noch nie zuvor stabilisiert hat, trainieren und stimulieren, denn der Trainer zielt auf neurologische Effizienz ab. Da wir festgehalten haben, dass die menschliche Bewegung aus vier Säulen besteht, muss der Kunde zunächst diese vier Grundfähigkeiten erlernen.

Stelle dir vor, der Kunde ist ein Kind, das Laufen lernt. Wochen- und monatelang hat es das schon versucht. Am Anfang braucht es Unterstützung und hält sich an einer Wand oder

Tür fest. Dann kann es langsam die ersten Schritte machen. Wenn das Kind Selbstvertrauen gewinnt, klappen die Schritte immer besser und schließlich kann es laufen. Was ist passiert? Hat der Kunde eine Veränderung gespürt? Ist er stärker geworden und konnte die Bewegungen besser ausführen? Der Kunde hat nicht monatelang Trainingspläne befolgt, sondern sein Gehirn hat spezielle Signale an bestimmte Muskeln gesendet. Diese Muskeln haben dann die Bewegung koordiniert, die ihnen das Gehirn vorgegeben hat. Nach ein paar Versuchen konnte der Kunde diese Bewegung koordinieren.

Genau das passiert auch mit allen anderen Bewegungen, vom symmetrischen oder asymmetrischen Brustdrücken bis zum Preacher-Bizeps-Curl mit einer Langhantel. Das zentrale Nervensystem sendet Signale und die Muskeln wissen schließlich, was von ihnen erwartet wird. Letztendlich wird die Aufgabe durch eine Kombination von erhöhter Rekrutierung (der genutzten Muskelfasern) und Koordination (Agonist und Antagonist arbeiten zusammen) erledigt. Wenn nicht viel Zeit zur Verfügung steht, ist Muskelaufbau also nicht die beste Methode, um jemanden innerhalb kürzester Zeit stark zu machen.

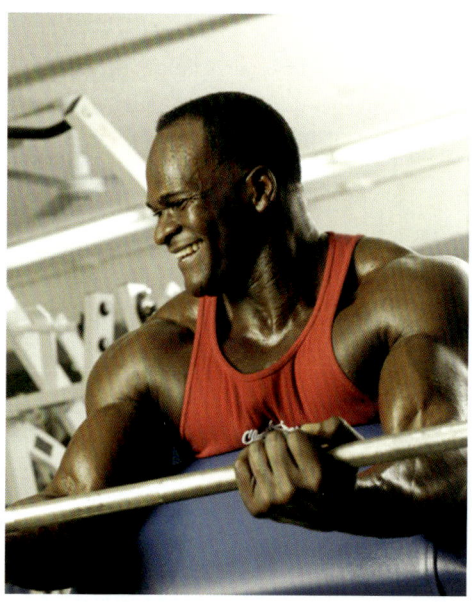

Foto 23

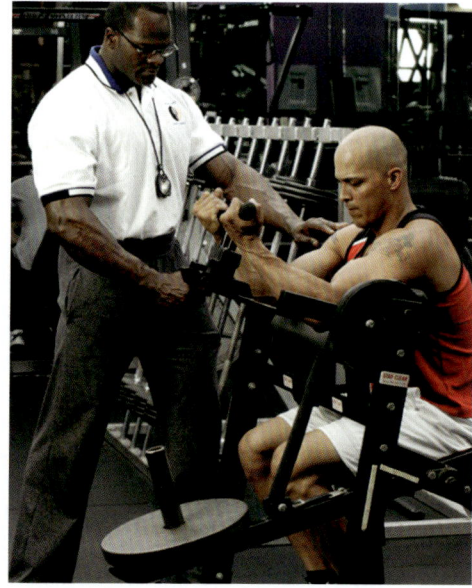

Foto 24

Ein weiterer Ansatz für das Training eines Kunden, dessen Ziel es ist, im Alltag besser zu funktionieren, ist die **Weiterentwicklung von bereits Vorhandenem** und die Einübung von Neuem, was ihm nützlich sein könnte. Dazu startest du mit den vier Säulen und dem Stabilisierungstraining.

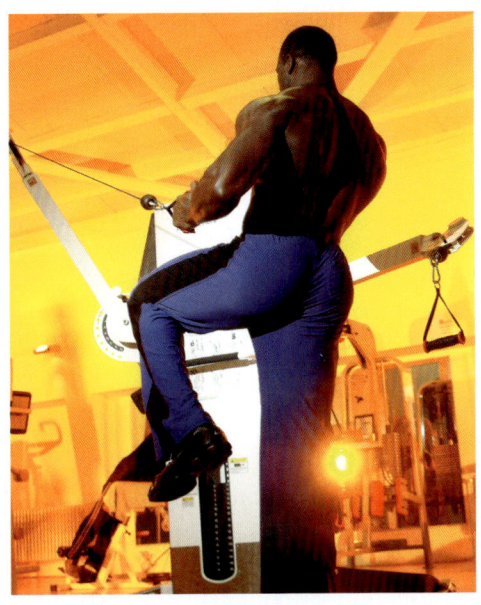

Foto 25

Gleichgültig, wie alt jemand ist, jeder kann Fähigkeiten wie „auf einem Bein stehend nach hinten reichen" beim ersten Termin erlernen. Diese Fähigkeit verinnerlicht man sofort und vergisst sie nicht, ähnlich wie man das Laufen oder Radfahren nicht verlernt. Sobald man diese Fähigkeit erlernt hat, muss man kaum noch darüber nachdenken. Denk mal daran, wie wenig Übung das Laufen oder Radfahren erfordert, wenn man es einmal gelernt hat!

Stabilisierung und Gleichgewicht sind natürliche Aspekte der Entwicklung von Fähigkeiten. Dem Kunden werden Stabilisierung und Gleichgewicht in ungewöhnlichen, aber sicheren Positionen vermittelt, was wiederum seine Haltungsmechanismen und Reflexe schult. Schließlich verbessert es die Fähigkeit des Kunden, Kraft von innen nach außen zu übertragen. Das sind natürliche Vorgänge, die der Körper nutzt, um sich zu stabilisieren und zu schützen. Die vier Säulen zu trainieren, ist keine andere Form von Heilgymnastik. Functional Training, welches die zuvor erläuterten Fähigkeiten vermittelt, kann durch harte Arbeit und Übung zu unglaublichen Ergebnissen mit klar erkennbaren Fortschritten führen.

Die Geschwindigkeit, mit der eine Kraft erzeugt wird, ist ein anderer wichtiger Faktor, für den die Koordination verantwortlich ist. Manchmal kann die Geschwindigkeit sogar bedeutender sein als der Betrag der erzeugten Kraft. Die Geschwindigkeit der Krafterzeugung ist das Schlüsselelement der Leistung und hängt, wie die Kraft, von der Effizienz der Bewegung ab. Das bedeutet, Leistung hängt in hohem Maße von neuromuskulärer Effizienz ab. Functional Training hat also einen sehr großen, positiven Einfluss auf die Leistungsentwicklung.

Indem man die neuralen Faktoren durch entsprechendes Erlernen von Fähigkeiten verbessert, kann ein Mensch stärker werden und nicht nur durch Muskelaufbau oder das Training der absoluten Kraft. Indem man dem Kunden zeigt, wie er die natürlichen, körpereigenen funktionalen Bewegungen besser nutzt, gelangt er zu seinem Ziel, zu einer besseren Gesundheit. Wir wissen, dass der Körper in der Lage ist, auch ohne Training große Kräfte freizusetzen. In unerwarteten Gefahrensituationen können Menschen beispielsweise Dinge vollbringen, zu denen sie unter normalen Umständen nicht fähig wären. In jedem von uns stecken geradezu übernatürliche Kräfte, nämlich die Fähigkeit, zum richtigen Zeitpunkt die richtigen Muskeln einzusetzen.

Im Laufe der Zeit beherrscht der Kunde die vier Säulen immer besser. Strukturelle Veränderungen setzen ein. Das ist ein natürlicher Prozess, der nicht geplant werden muss. Hans Selyes Modell des allgemeinen Adaptationssyndroms verdeutlicht dies: Ist ein System erhöhtem Stress ausgesetzt, reagiert es darauf und passt sich an. **Strukturelle Integrität** kann auch Muskelaufbau beinhalten, aber es kann mehrere Monate und bei manchen Menschen sogar Jahre dauern, bis man signifikante Ergebnisse und Veränderungen erkennt. Es stellt sich also die Frage, was passiert, wenn man mit jemandem zusammenarbeitet, der nur sehr langsam Muskelmasse aufbaut. Ist dann jede Hoffnung bezüglich struktureller Integrität seiner Physiologie verloren? Es gibt verschiedene Anpassungen, die die strukturelle Integrität auch ohne zusätzliche Strukturen (Muskelmasse) erhöhen. Erhöhte strukturelle Integrität kann beispielsweise mithilfe von verbesserter Gelenkausrichtung erreicht werden. Eine verbesserte Gelenkausrichtung führt zu erhöhtem Gleichgewicht und erhöhter Geschicklichkeit. All dies bewirkt die Effizienz von Functional Training im Hinblick auf neurologische Faktoren, verbunden mit Geschicklichkeit.

Zudem gilt es, deine Kunden ständig neu zu fordern. Biete ihnen **Herausforderungen,** die das Training immer wieder „spannend" machen. Wenn der Körper ständig neu positioniert wird, ist er sich auf natürliche Weise seiner Umgebung bewusst. Bewegungen sind nicht unbedingt geplant. Erfolg basiert also auf Stabilisierung, Kontrolle und Tests und nicht auf einer bestimmten Anzahl von Wiederholungen und Sets. Um das Körperbewusstsein zu schulen, kann die häufige, plötzliche Konfrontation mit herausfordernden Aktivitäten effektiver sein als langwierige Übungen. Dazu bringst du deine Kunden in Situationen, die ihre Fähigkeit fördern, Positionen und die Geschwindigkeit von Bewegungen in Relation zu einem Fixpunkt, z. B. einer Hand oder einem Fuß, einzuschätzen.

Auf dem Weg zur funktionalen Leistungsfähigkeit ist die Progression somit dein ständiger Begleiter, denn nur so kannst du ständig neue Reize setzen. Progression ist möglich durch:

❱ Verringerung der Unterstützungsbasis,

❱ Reduzierung der Kontaktpunkte,

❱ Erhöhung der Ausdauer (statische Bewegungen),

❱ Übergang von statischen zu dynamischen Bewegungsmustern,

❱ Übergang von einfachen zu komplexeren Bewegungsabläufen,

❱ Erhöhung der Wiederholungen (dynamische Bewegungen),

❱ Wechsel von langsamen zu schnellen / ballistischen Bewegungsmustern (Nachahmen von alltäglichen Aktivitäten),

❱ Übergang von geringer zu höherer Krafterzeugung.

ZUSAMMENFASSEND:

DER FUNKTIONALE WEG ZU BESSERER LEISTUNGSFÄHIGKEIT

Geschicklichkeit und die vier Säulen trainieren

1. GESCHICKLICHKEIT ERHÖHEN
2. KRAFT ERHÖHEN
3. LEISTUNG ERHÖHEN
4. STRUKTURELLE INTEGRITÄT ERHÖHEN
5. AUSRICHTUNG VERBESSERN
6. GLEICHGEWICHT VERBESSERN
7. GERINGER KÖRPERFETTANTEIL

4.2 SCHRITTE UND RICHTLINIEN DER TRAININGSANPASSUNG

Das sind die vier Schritte und Prioritäten der Trainingsanpassung. Alle Komponenten sollten zusammen trainiert werden und nicht aufeinander folgen.

TRAINIERE SO VIEL WIE MÖGLICH OHNE UNTERSTÜTZUNG

Das bedeutet, wir sollten den Großteil des Widerstandstrainings im Stehen durchführen und nicht, indem wir uns an einem Gegenstand abstützen. Wenn man sein gesamtes Training mit Unterstützung durchführt (d. h., während man auf einer Bank liegt, auf einer Maschine sitzt usw.), wird eine Märchenwelt für den Körper kreiert, in der Rumpfstabilität und Gleichgewicht keine Rolle spielen. Außerdem hat man herausgefunden, dass Sportler nur etwa ein Drittel der Kraft, die sie beim Bankdrücken aufbringen, im Stehen aufbringen können. Wenn man also beim Bankdrücken 250 kg schafft, ist es wenig sinnvoll, in dieser anatomischen Position weiter zu trainieren.

TRAINIERE HAUPTSÄCHLICH MIT FREIEN GEWICHTEN

Training mit freien Gewichten beteiligt nicht nur primäre, sondern auch sekundäre Muskeln. Besonders Kurzhanteln verbessern nicht nur die Kraft, sondern auch die Kraftausdauer und fördern durch ihre Instabilität die Muskelbalance sowie einen erhöhten Bewegungsumfang. Das steht im Einklang mit den oben beschriebenen Auswirkungen von Training ohne Unterstützung.

TRAINIERE SO OFT WIE MÖGLICH EXPLOSIV

Explosives Gewichtheben, wie es bei den Olympischen Spielen durchgeführt wird, bringt viele Vorteile mit sich. Sogar einfache Varianten des klassischen olympischen Gewichthebens, wie Umsetzen, Reißen und Stoßen, können die allgemeine Kraft, Leistung, den Stoffwechsel und die Fitness verbessern – ganz zu schweigen von den positiven Auswirkungen auf Gleichgewicht, Bewegungsumfang und Beweglichkeit. Außerdem bringt ein möglichst schnelles Bewegen von Lasten, gleichgültig, wie hoch sie sind, enorme Vorteile mit sich. Durch diese Übungen trainiert man schnell zuckende Muskelfasern, was eine große Rolle bei der Kraft- und Leistungsentwicklung spielt.

VERBUNDÜBUNGEN

Es ist wichtig, die Gründe für mehrgelenkige Verbundübungen zu verdeutlichen. Verbundübungen sind nicht nur besser zum Kraftaufbau geeignet, sondern verbrauchen auch mehr Kalorien und rufen eine stärkere endokrine Reaktion hervor, was zu erhöhten Wachstumshormon- und Testosteronspiegeln führt. Verbundübungen steigern also die Produktion von Hormonen, die für mehr Kraft sorgen. Außerdem sind diese Übungen auch deutlich funktionaler als Übungen, die nur isolierte Muskeln ansprechen.

Ein anderer Aspekt dieser Trainingsphilosophie ist die Anforderung, dass Sportler sowohl auf vertikaler als auch auf horizontaler Ebene drücken und ziehen, Rotationsbewegungen durchführen, Übungen machen, bei denen Knie und Hüfte im Vordergrund stehen, und all diese Bewegungen sowohl beidseitig (mit zwei Gliedmaßen) als auch einseitig (mit einer Gliedmaße) absolvieren.

Übungen sollten individuell vorgegeben werden, damit die Methode des Functional Trainings, wie zuvor beschrieben, angewandt wird.

KAPITEL 5

PRAXIS

5.1   Die Basics... 102

5.2   Komplexität mit System –
        Säulen und Ebenen...202

5.3   Trainingszirkel/Workouts...267

5

PRAXIS

Wir halten noch einmal fest: Je näher die Struktur einer Trainingsübung an einen alltäglichen oder sportlichen Bewegungsablauf heranreicht, desto effektiver ist der Trainingserfolg. Damit komplexe Trainingsübungen aber tatsächlich positive Effekte und keine Schäden bewirken, müssen wir zunächst eine gute Basis schaffen. Dabei finden zur Bahnung effizienter Bewegungsabläufe und zur Verbesserung der Bewegungskontrolle auch isolierte oder unterstützte Übungen ihren Einsatz. Hier gilt der Grundsatz: **isolate – innervate – integrate – complex.**

Die ersten Praxisübungen orientieren sich somit an therapeutischen Grundlagenübungen, die einzelnen Muskelgruppen zugeordnet sind. Dabei werden neben der Übungsbeschreibung die primären und sekundären Muskeln bzw. Muskelgruppen genannt und anhand einer Muskelgrafik bildlich dargestellt.

Im zweiten Praxiskapitel folgen komplexe Übungen, die größtenteils mit Kleingeräten, die die Komplexität unterstützen und den Alltagstransfer optimieren, ausgeführt werden. Hier steht das „Säulen und Ebenen"-Konzept im Vordergrund. Freue dich auf die "Best of Lamar"-Übungen, die dir – und natürlich deinen Kunden – individuellen Grenzen und Möglichkeiten aufzeigen.

Für alle Trainer unter euch, die gerne auch mal auf fertige Workouts zurückgreifen, habe ich am Ende diese Kapitels sieben Workouts zusammengestellt. Einige der Trainingszirkel zeigen euch zudem, welche Möglichkeiten ein effektiv ausgestatteter und durchdachter Trainingsraum, wie mein PT (Personal Training) Room bietet. Einfache Fixierungsmöglichkeiten in allen erdenklichen Höhen und Winkeln sowie vielerlei Kleingeräte machen ein abwechslungsreiches Training mit einem flüssigen Ablauf möglich. Ein weiters Plus in eurer Functional Trainer Laufbahn.

Neben den nun folgenden Praxisübungen findest du weitere Informationen, Übungen sowie Videos zum Download unter:
www.functional-fitness-buch.de

Zu Beginn der Praxis stellt sich selbstverständlich noch die Frage nach der bestmöglichen Dosierung. Hier ist vor allem deine Erfahrung und die richtige Einschätzung des Kunden entscheidend. Die Dosierung muss individuell auf deine Kunden, deren Ziele und Gewohnheiten abgestimmt sein, denn nur so kann Functional Training langfristig erfolgreich sein.

Meine Empfehlungen dazu sind folgendermaßen:

DOSIERUNG

1. Zur gezielten Dosierungsbestimmung ist eine Kundenanamnese (Assessment s. S. 98) nötig.
2. Wähle die Übungen entsprechend des Charakters des Kunden, seiner betriebenen Sportart oder Alltagsbelastung, seinen Trainings-Erfahrungen, deinem vorhandenen Equipment und der verfügbaren Zeit des Kunden aus.
3. Stimme die Trainingsbelastung auf den individuellen Fitnessstand des Kunden, (Sport-)Saison, Trainingstyp und die vorhandenen parallelen Belastungen in Sport und Alltag ab.
4. Übungen in einer Trainingseinheit sollten in erster Linie auf den Kunden abgestimmt sein, aber auch einen strukturierten Ablauf (Koordination vor Kraft, erst ohne, dann mit Geräten, vom Leichten zum Schweren etc.) haben.
5. Eine Dosierungsempfehlung anhand der maximalen Belastbarkeit (Repetition Maximum) mit regelmäßigen Zwischenkontrollen ist für mich die einfachste und effektivste Vorgehensweise.
6. Stimme Belastung, Wiederholungzahlen und Serien immer auf die Trainingsziele, den Trainingszustand des Kunden und die verfügbare Zeit ab.
7. Setze Progression sinnvoll und zeitgerecht ein.

MÖGLICHE EINTEILUNG DER KUNDEN

TRAININGSSTATUS

1. Anfänger/Beginner (untrainiert)
2. Freizeitsportler/Intermediate (moderat trainiert)
3. Sportler/Advanced (gut trainiert)

MOMENTANES TRAININGSPENSUM

1. Keine oder weniger als zwei Monate Trainingserfahrung (untrainiert).
2. Regelmäßiges Training seit mindestens zwei Monaten (moderat trainiert).
3. Häufiges Training seit mindestens 12 Monaten (gut trainiert).

TECHNISCHE AUSFÜHRUNG/BEWEGUNGSKÖNNEN

1. Gering (untrainiert)
2. Mittel (moderat trainiert)
3. Hohe Qualität (gut trainiert)

MÖGLICHE DOSIERUNG FÜR EIN FUNKTIONALES KRAFTAUSDAUERTRAINING (GRUNDLAGENTRAINING)

TRAININGSHÄUFIGKEIT PRO WOCHE

1. 1-2x/Woche (untrainiert)
2. 2-3x/Woche (moderat trainiert)
3. 3-4x/Woche (gut trainiert)

WIEDERHOLUNGSZAHLEN UND SETS

1. 8-10 Wdh., zwei Sets (untrainiert)
2. 10-20 Wdh., drei Sets (moderat trainiert)
3. 20-30 Wdh., vier Sets (gut trainiert)

TRAININGSBELASTUNG

1. **Gering:** 4-5 verschiedene Übungen, Übungsausführung in der Senkrechten sowie anaerobischer Cardio-Übungsteil von 5-10 Minuten, ausgeführt in einminütigen Intervallen, z. B.: Seilspringen, Mini-Trampolinspringen etc. (untrainiert).

2. **Mittleres Level/medium:** 8-10 verschiedenen Übungen, Übungsausführung in der Senkrechten und Frontalebene sowie anaerobischer Cardio-Übungsteil von 15-20 Minuten, ausgeführt in einminütigen Intervallen, explosive Ausführung mit Power, z. B.: Seilspringen, Mini-Trampolinspringen, Hampelmann, Burpees/Liegestützsprung etc. (moderat trainiert).

3. **Hoch:** 10-15 verschiedene Übungen, Übungsausführung in der Senkrechten, Frontal- und Transversalebene sowie anaerobischer Cardio-Übungsteil von ca. 20 Minuten, ausgeführt in einminütigen Intervallen, explosive Ausführung mit Power, z. B.: Seilspringen, Mini-Trampolinspringen, Hampelmann, Burpees/Liegestützsprung etc. (gut trainiert).

MÖGLICHE DOSIERUNG FÜR EIN REIN FUNKTIONALES KRAFTTRAINING (AUFBAUTRAINING)

TRAININGSHÄUFIGKEIT PRO WOCHE
1. 1-2x/Woche (untrainiert)
2. 2-3x/Woche (moderat trainiert)
3. 3-4x/Woche (gut trainiert)

WIEDERHOLUNGSZAHLEN
1. 6-10 Wdh. (untrainiert)
2. 6-10 Wdh. (moderat trainiert)
3. 6-10 Wdh. (gut trainiert)

TRAININGSBELASTUNG
1. **Gering:** Drei verschiedenen Übungen pro Muskelgruppe. Große Muskeln: Brust + kleine Muskeln: Bizeps. Gewichte müssen individuell angepasst sein (1-10 kg).
2. **Mittleres Level/medium:** Fünf verschiedene Übungen pro Muskelgruppe. Große Muskeln: Beine, Bizeps + kleine Muskeln: Schulter. Gewichte müssen individuell angepasst sein (8-15/20 kg).
3. **Hoch:** Acht verschiedene Übungen pro Muskelgruppe. Große Muskeln: Rücken + Kleine Muskeln: Trizeps. Gewichte müssen individuell angepasst sein (10/20-25/40 kg).

Die Höhe der Gewichte ist abhängig vom Kunden, der gewählten Körperposition und dem Trainingswinkel bzw. den wirkenden Hebeln.

Der Zweck von Tests bzw. Bewertungen liegt in der Sammlung von Basisdaten des jeweiligen Kunden, die eine objektive Grundlage für die Erstellung von Übungsprogrammen und Festlegung von Trainingszielen bieten. Die Erfassung und Bewertung verschiedener Parameter verschafft dir als Personal Trainer eine konkretere Einschätzung des Kunden. Zudem ermöglicht die Testung, potenzielle Verletzungsrisiken besser einzuschätzen, einen für den individuellen Kunden optimalen Trainingseinstieg und realistische Trainingsziele (Übungsauswahl, Dosierung etc.) festzulegen.

TIPPS ZUR SAMMLUNG VON BASISDATEN

Es gibt viele gute Gründe, mit euren Kunden Assessments durchzuführen.

> Erlangung einer Basis für zukünftige Trainingsfortschritte bzw. sinnvolle Progressionen.
> Feststellung des aktuellen Trainingszustands bzw. von muskulären Dysbalancen oder Kompensationsmustern, die den geplanten Trainingsfortschritt beeinflussen könnten.
> Sammlung hilfreicher Daten zur Festlegung von Intensität und Umfang der Übungen bzw. des Trainingsprogramms.
> Hilfreiches Datenmaterial für die Festlegung von kurz-, mittel- und langfristigen Zielen.
> Identifizierung von Risikofaktoren, die das Aufsuchen eines Arztes als sinnvoll erscheinen lassen, bevor Trainingsmaßnahmen begonnen werden.
> Nachweis des aktuellen Zustands, der im Falle einer Verletzung/Erkrankung nach Trainingsbeginn hilfreich sein kann.

Vorhandene Assessments können meistens mit allen Kunden durchgeführt werden und können eine zusätzliche Einnahmequelle für dich als Trainer darstellen. Achte dabei jedoch unbedingt darauf, dass die Tests nicht zu viel Zeit in Anspruch nehmen und die Ergebnisse direkt in die Programmerstellung einfließen. Dies sollte auch für deine Kunden ersichtlich sein, da sie die zusätzlichen Test ansonsten als Vertrauensmissbrauch sehen könnten.

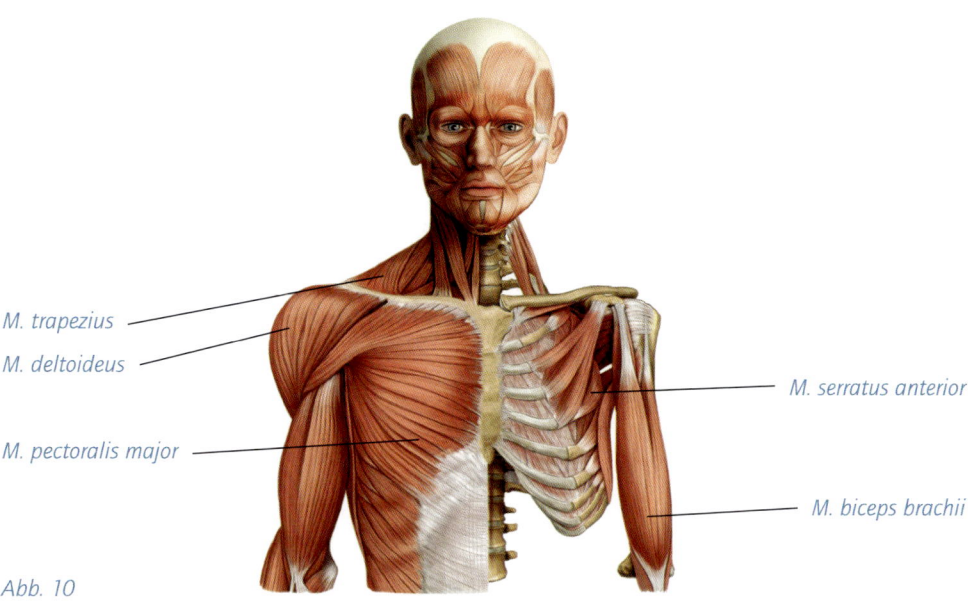

M. trapezius

M. deltoideus

M. pectoralis major

M. serratus anterior

M. biceps brachii

Abb. 10

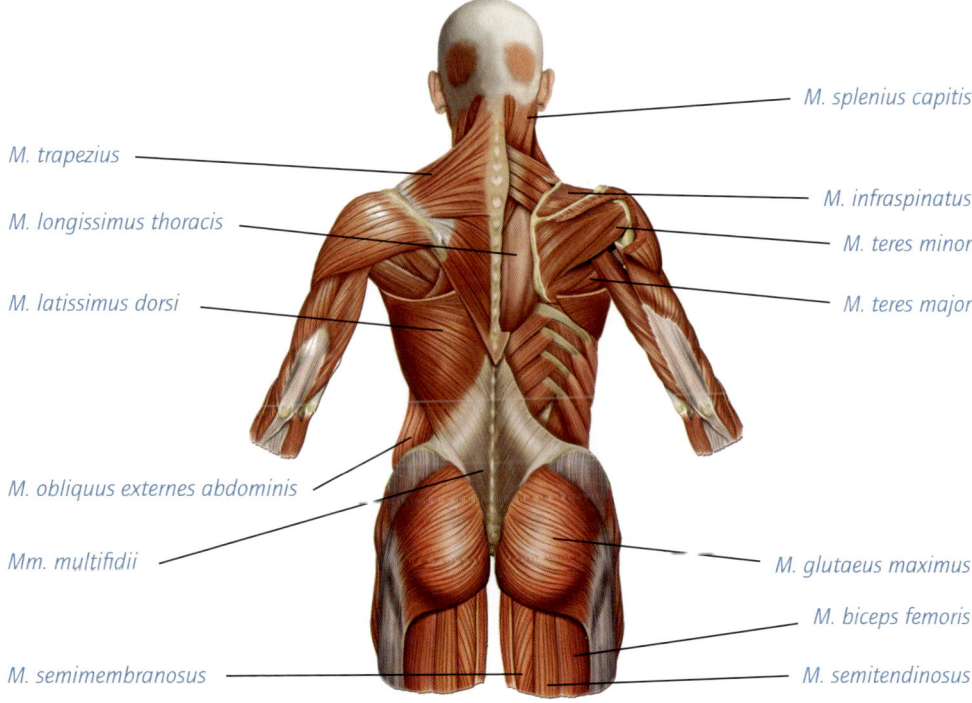

M. splenius capitis

M. trapezius

M. longissimus thoracis

M. latissimus dorsi

M. infraspinatus

M. teres minor

M. teres major

M. obliquus externes abdominis

Mm. multifidii

M. glutaeus maximus

M. biceps femoris

M. semimembranosus

M. semitendinosus

Abb. 11

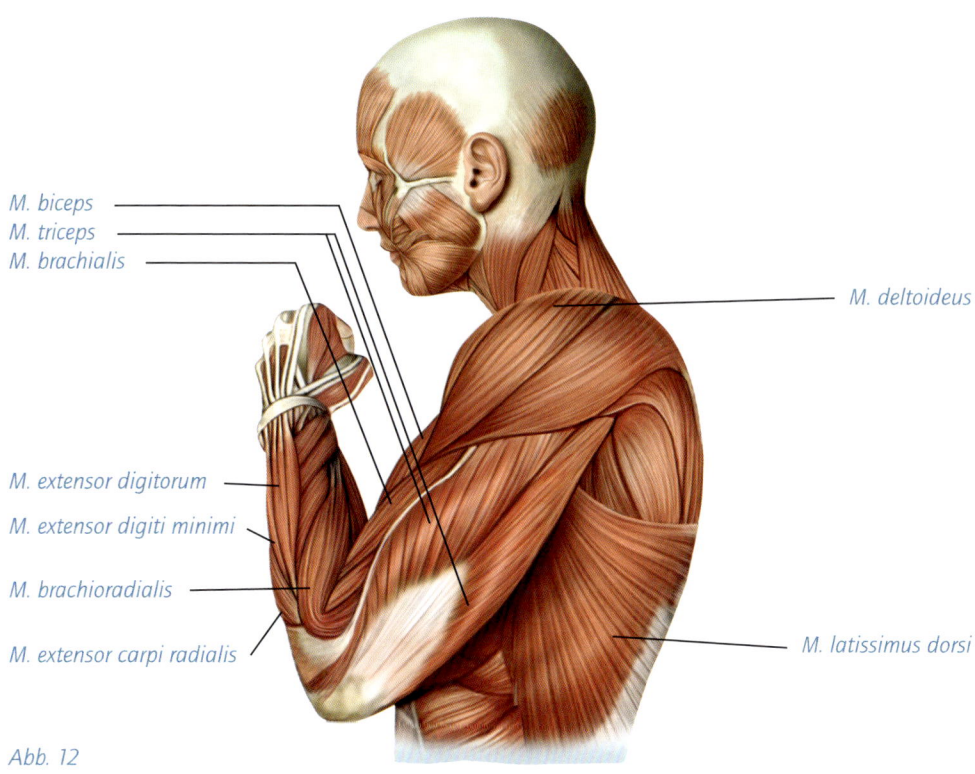

M. biceps
M. triceps
M. brachialis

M. deltoideus

M. extensor digitorum

M. extensor digiti minimi

M. brachioradialis

M. extensor carpi radialis

M. latissimus dorsi

Abb. 12

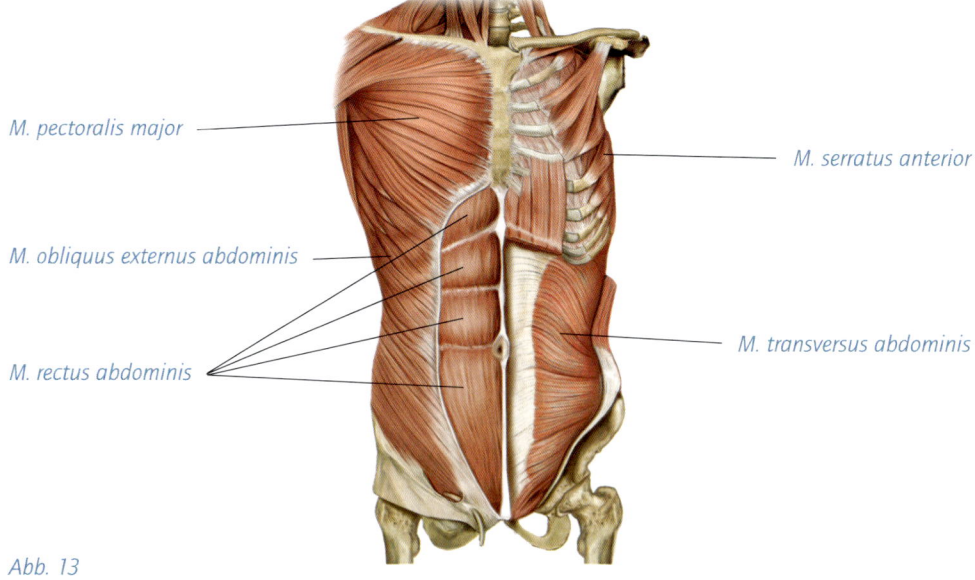

M. pectoralis major

M. serratus anterior

M. obliquus externus abdominis

M. rectus abdominis

M. transversus abdominis

Abb. 13

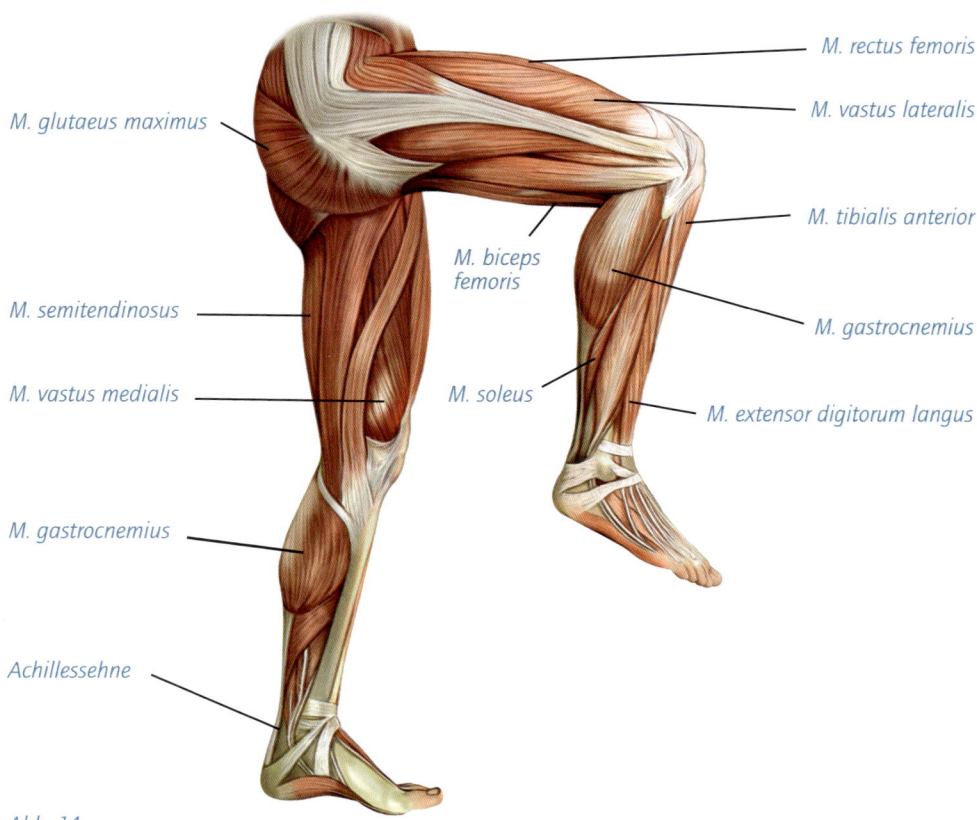

M. glutaeus maximus

M. rectus femoris

M. vastus lateralis

M. tibialis anterior

M. biceps femoris

M. semitendinosus

M. gastrocnemius

M. vastus medialis

M. soleus

M. extensor digitorum langus

M. gastrocnemius

Achillessehne

Abb. 14

Abb. 10-14: Oberflächige und tiefliegende Muskulatur

5.1 DIE BASICS

BRUST/RÜCKEN

M. LONGISSIMUS THORACIS – LANGER BRUSTMUSKEL

HYPEREXTENSION, BEINHEBEN MIT GROSSEM FITNESSBALL

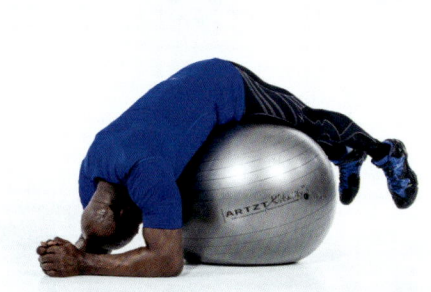
a

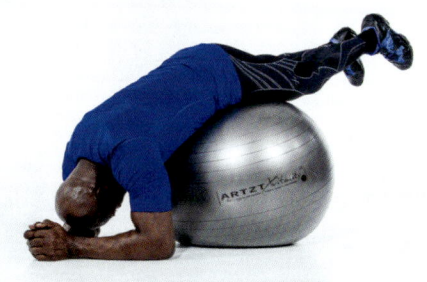
b

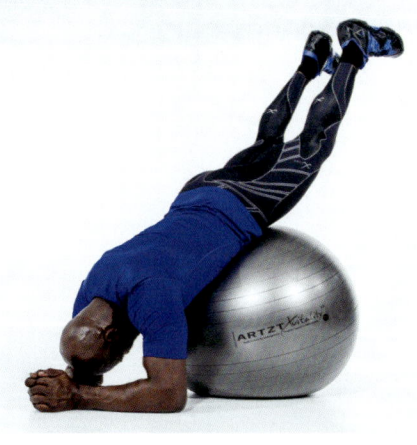
c

Fotos 26 a-c

AUSGANGSPOSITION

Du startest in Bauchlage auf dem Ball. Der Ball befindet sich unter deinem Becken. Mit den Unterarmen stützt du dich auf dem Boden ab und hältst so das Gleichgewicht.

AUSFÜHRUNG

Du hebst beide Beine so weit an, dass die Oberschenkel den Ball nicht mehr berühren, aber nur so weit, dass der Rücken gerade ist (kein Hohlkreuz). Dabei verlagerst du das Gewicht auf die Unterarme, um das Gleichgewicht zu halten. Halten und in die Ausgangsposition zurückkehren.

BETEILIGTE MUSKELN

PRIMÄR

Darmbein-Rippen-Muskel (M. iliocostalis)

Langer Brustmuskel (M. longissimus thoracis)

Gefiederte Muskeln (Mm. multifidii)

SEKUNDÄR

zweiköpfiger Wadenmuskel, seitlicher Kopf (M. gastrocnemius, caput laterale)

zweiköpfiger Wadenmuskel, innerer Kopf (M. gastrocnemius, caput mediale)

großer Gesäßmuskel (M. glutaeus maximus)

mittlerer Gesäßmuskel (M. glutaeus medius)

Halbsehnenmuskel (M. semitendinosus)

zweiköpfiger Oberschenkelmuskel (M. biceps femoris)

halbmembranöser Muskel (M. semimembranosus)

Schollenmuskel, Wade (M. soleus)

MM. MULTIFIDII – GEFIEDERTE MUSKELN

SUPERMAN, WECHSELSEITIG

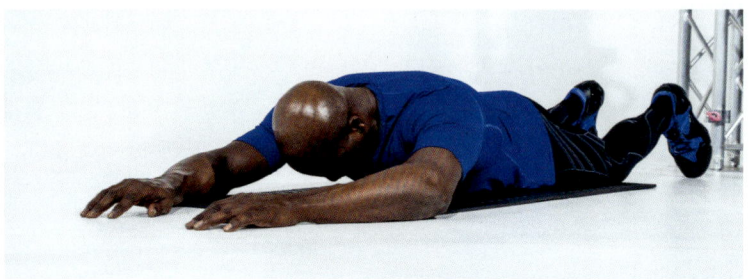

a

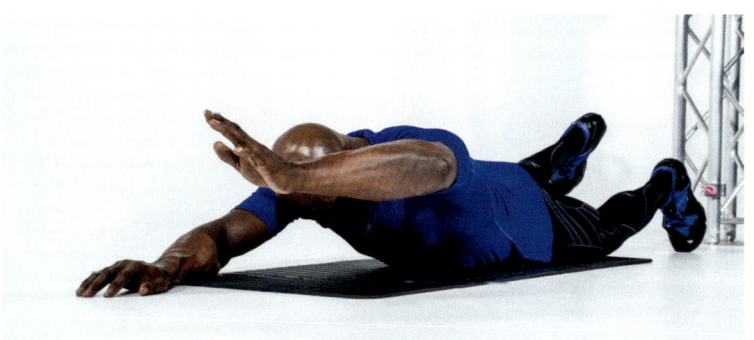

b

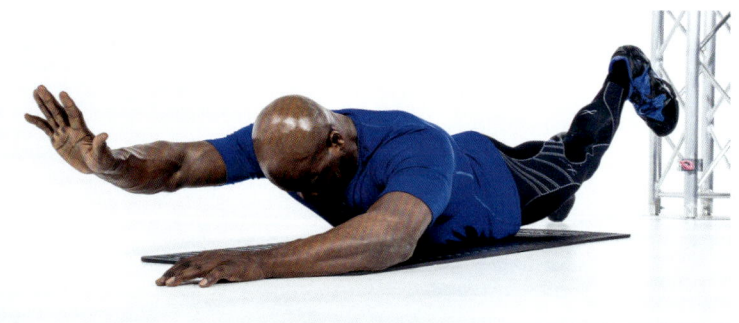

c

Fotos 27 a-c

AUSGANGSPOSITION

Du legst dich flach auf den Bauch.

AUSFÜHRUNG

Gleichzeitig hebst du ein Bein und den gegenüberliegenden Arm.

BETEILIGTE MUSKELN

PRIMÄR

Darmbein-Rippen-Muskel (M. iliocostalis)

Längster Muskel des Brustkorbs (M. longissimus thoracis)

Gefiederte Muskeln (Mm. multifidii)

SEKUNDÄR

Großer Gesäßmuskel (M. glutaeus maximus)

Mittlerer Gesäßmuskel (M. glutaeus medius)

Halbsehnenmuskel (M. semitendinosus)

Zweiköpfiger Oberschenkelmuskel (M. biceps femoris)

Halbmembranöser Muskel (M. semimembranosus)

MM. MULTIFIDII – GEFIEDERTE MUSKELN

HYPEREXTENSION MIT MEDIZINBALL

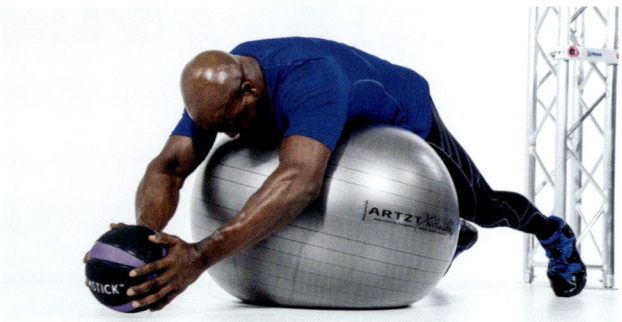

a

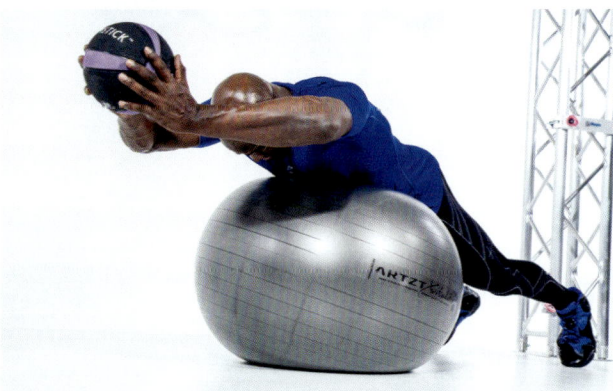

b

Fotos 28 a-b

AUSGANGSPOSITION

Du startest in Bauchlage auf dem großen Fitnessball. Die Oberarme liegen locker auf dem Fitnessball. Die Beine sind gestreckt, die Zehen berühren den Boden.

AUSFÜHRUNG

Du hebst den Oberkörper leicht vom Ball ab und streckst dabei die Arme mit dem Medizinball bis auf Schulterhöhe. Dabei bleiben die Arme gestreckt. Dann kehrst du in die Ausgangsposition zurück.

BETEILIGTE MUSKELN

PRIMÄR
Darmbein-Rippen-Muskel (M. iliocostalis)
Längster Muskel des Brustkorbs (M. longissimus thoracis)
Gefiederte Muskeln (Mm. multifidii)

SEKUNDÄR
Gerader Bauchmuskel (M. rectus abdominis)

SCHULTER/NACKEN/(OBERER) RÜCKEN

M. SPLENIUS – RIESENMUSKEL

NACKENSTRECKEN MIT ZUSATZGEWICHT

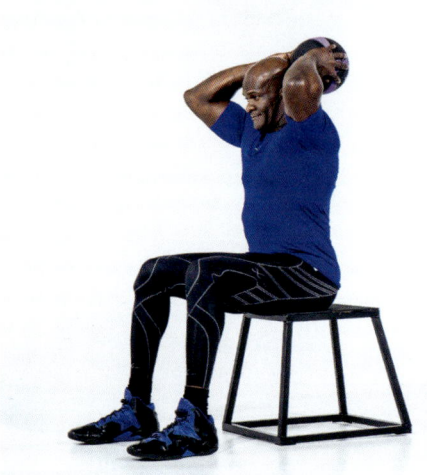

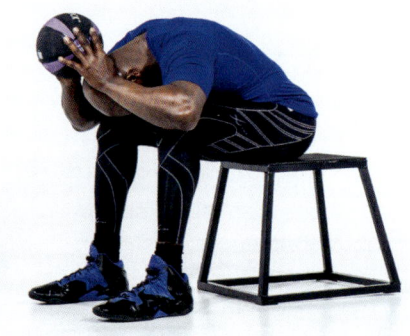

a

b

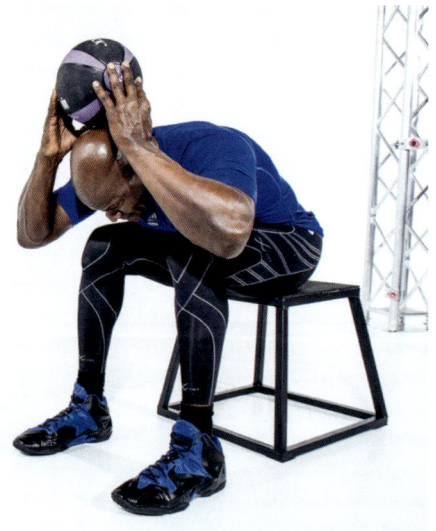

c
Fotos 29 a-c

AUSGANGSPOSITION

Du setzt dich auf einen Hocker und platzierst einen Gewichtsball auf dem Hinterkopf. Du beugst den Oberkörper nach vorn und hältst dabei den Ball mit beiden Händen auf dem Hinterkopf fest.

AUSFÜHRUNG

Du bewegst den Kopf nach hinten, indem du die Halswirbelsäule so weit wie möglich streckst. Nun beugst du die Halswirbelsäule wieder nach vorne, bis das Kinn die Brust berührt. Wiederhole die Übung.

HINWEIS

Anstelle eines Gewichtsballs kann auch eine Hantelscheibe (Handtuch unterlegen) genutzt werden. Das Gewicht kann bei der Kopfbewegung leicht mitbewegt werden, um eine gleichmäßigere Belastung während der Bewegung zu erhalten.

BETEILIGTE MUSKELN

PRIMÄR

Riemenmuskel des Kopfs (M. splenius capitis)
Riemenmuskel des Halses (M. splenius cervicis)

SEKUNDÄR

Oberer Kapuzenmuskel (M. trapezius, pars descendens)
Schulterblattheber (M. levator scapulae)
Kopfnicker (M. sternocleidomastoideus)

M. TERES MINOR – KLEINER RUNDMUSKEL

AUSSENROTATION IM SITZEN MIT GEWICHTSBALL ODER KURZHANTEL

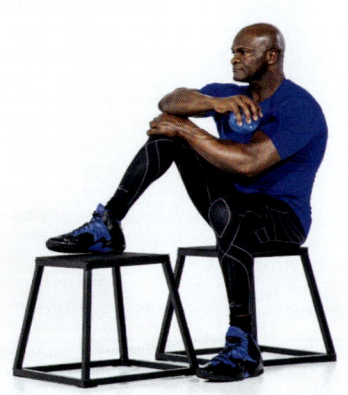

a

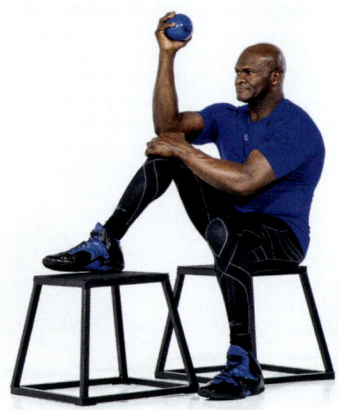

b

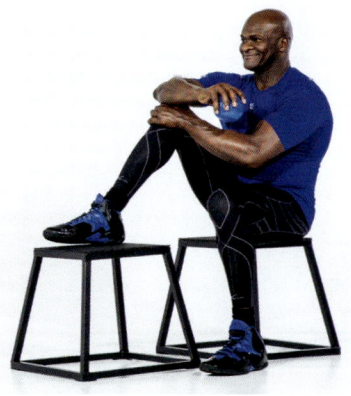

c

Fotos 30 a-c

AUSGANGSPOSITION

Du setzt dich auf einen Hocker oder an ein Ende einer Multifunktionsbank. Einen Fuß stellst du auf einen zweiten Hocker oder an das andere Ende der Bank. Das Knie ist angewinkelt. Den Gewichtsball hältst du auf derselben Seite in der Hand und den Ellbogen legst du auf das gebeugte Knie.

AUSFÜHRUNG

Du hebst den Arm mit dem Gewichtsball langsam an, indem du die Schulter nach außen drehst, bis der Unterarm senkrecht zum Boden steht. Nun kehrst du in die Ausgangsposition zurück, sodass die Schulter leicht gedehnt ist. Du wiederholst die Übung und wechselst den Arm.

HINWEIS

Während der gesamten Bewegung hältst du den Ellbogen etwa 90° gebeugt auf Brust- oder Schulterhöhe vor dem Körper.

BETEILIGTE MUSKELN

PRIMÄR

Kleiner Rundmuskel (M. teres minor)

SEKUNDÄR

Untergrätenmuskel (M. infraspinatus)
Hinterer Deltamuskel (M. deltoideus, pars spinalis)

M. TRAPEZIUS, PARS DESCENDENS – OBERER KAPUZENMUSKEL

SHRUG (SCHULTERHEBEN) MIT ELASTISCHEM BAND ODER KABELZUG

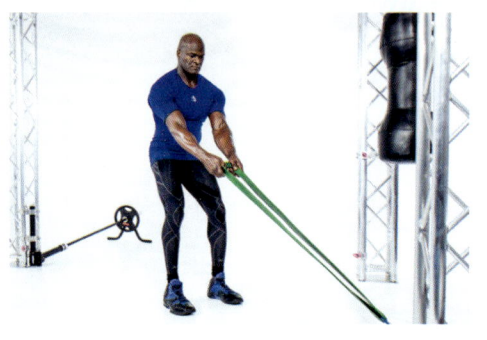
a

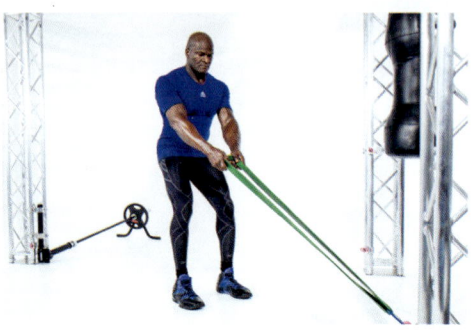
b

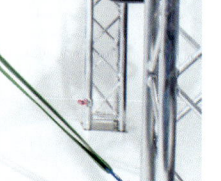
c

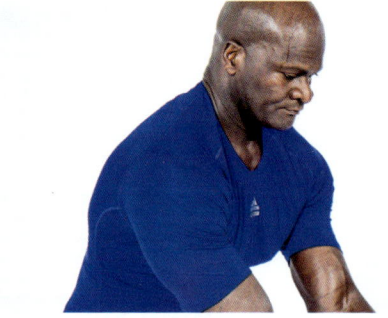
d

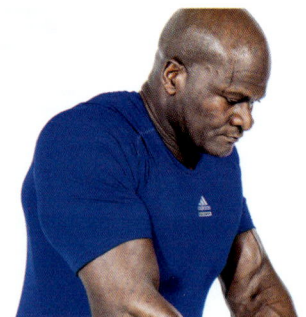
e

Fotos 31 a-e

AUSGANGSPOSITION

Du stellst dich mit dem Gesicht zum Band und fasst das Ende schulterbreit im Obergriff.

AUSFÜHRUNG

Du ziehst die Schultern nach oben hinten, so weit wie möglich. Dabei bleiben die Arme gestreckt. Nun senkst du die Schultern wieder und wiederholst die Übung.

HINWEIS

Diese Bewegung wird bei maximaler Schulterhebung schwieriger. Je nach individuellem Körperbau kann es auch ausreichend sein, die Schultern bis in die Waagerechte zu heben.

BETEILIGTE MUSKELN

PRIMÄR

Oberer Kapuzenmuskel (M. trapezius, pars descendens)

SEKUNDÄR

Mittlerer Kapuzenmuskel (M. trapezius, pars transversa)
Schulterblattheber (M. levator scapulae)

M. TRAPEZIUS, PARS DESCENDENS – OBERER KAPUZENMUSKEL

SHRUG (SCHULTERHEBEN) MIT GEWICHTSBÄLLEN ODER KURZHANTELN

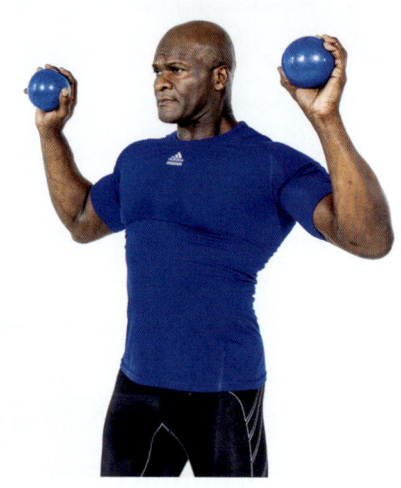

a

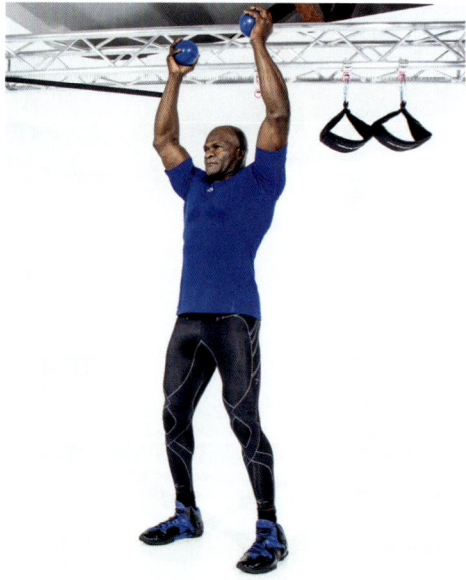

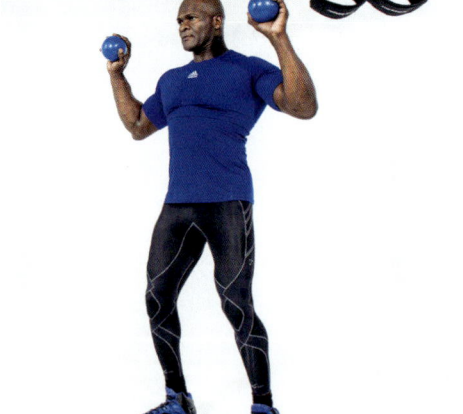

b

c

Fotos 32 a-c

AUSGANGSPOSITION

Du stehst aufrecht. Die Gewichte hältst du mit gebeugten Armen auf Kopfhöhe. Die Handflächen zeigen nach vorne.

AUSFÜHRUNG

Du streckst die Arme und ziehst noch mal aus den Schultern heraus nach oben. Dann kehrst du in die Ausgangsposition zurück.

BETEILIGTE MUSKELN

PRIMÄR

Oberer Kapuzenmuskel (M. trapezius, pars descendens)

SEKUNDÄR

Mittlerer Deltamuskel (M. deltoideus, pars acromialis)
Mittlerer Kapuzenmuskel (M. trapezius, pars transversa)

M. TRAPEZIUS, PARS TRANSVERSA – MITTLERER KAPUZENMUSKEL

RUDERN – SUPINE ROW MIT SCHLINGENTRAINER

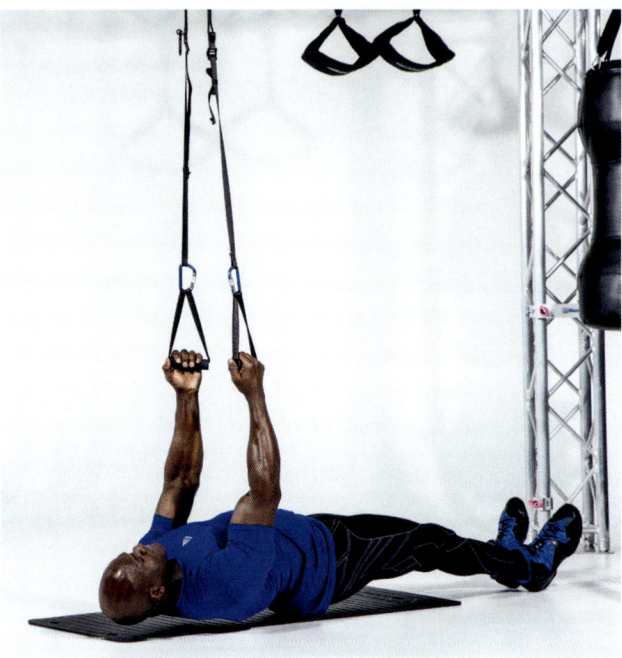

a

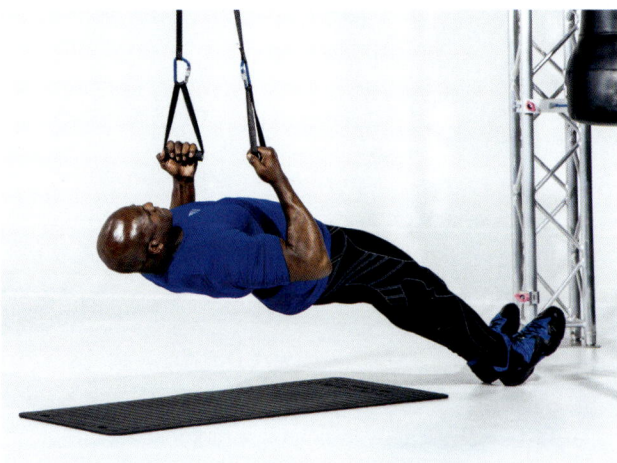

b

Fotos 33 a-b

AUSGANGSPOSITION

Du liegst auf dem Rücken unter einem Schlingentrainer. Fasse die Handschlaufen, sodass der Rumpf den Boden nicht mehr berührt.

AUSFÜHRUNG

Du ziehst deinen Körper Richtung Decke (Arme beugen). Dabei bildet dein Körper eine gerade Linie. Nun senkst du ihn wieder ab, bis die Arme gestreckt und die Schultern gedehnt sind und wiederholst die Übung.

HINWEIS

Die Handschlaufen sollten gerade so hoch hängen, dass sich bei komplett gestreckten Armen der Körper nur knapp über dem Boden befindet. Um den Widerstand zu verringern und den Schwierigkeitsgrad zu senken, können die Handschlaufen höher eingestellt oder die Übung im Sitzen ausgeführt werden. Um den Schwierigkeitsgrad zu erhöhen, stellst du die Fersen auf eine erhöhte Fläche. Diese Übung wird gewöhnlich ohne zusätzlichen Widerstand ausgeführt. Ein zusätzliches Gewicht kann aber auf dem Bauch oder Becken platziert werden.

BETEILIGTE MUSKELN

PRIMÄR

Mittlerer Kapuzenmuskel (M. trapezius, pars transversa)
Unterer Kapuzenmuskel (M. trapezius, pars ascendens)
Großer Rückenmuskel (M. latissimus dorsi)

SEKUNDÄR

Großer Rundmuskel (M. teres major)
Hinterer Deltamuskel (M. deltoideus, pars spinalis)
Untergrätenmuskel (M. infraspinatus)
Kleiner Rundmuskel (M. teres minor)
Oberarmmuskel (M. brachialis)
Oberarmspeichenmuskel (M. brachioradialis)

M. TRAPEZIUS, PARS TRANSVERSA – MITTLERER KAPUZENMUSKEL

VORGEBEUGTES RUDERN MIT LANGHANTEL

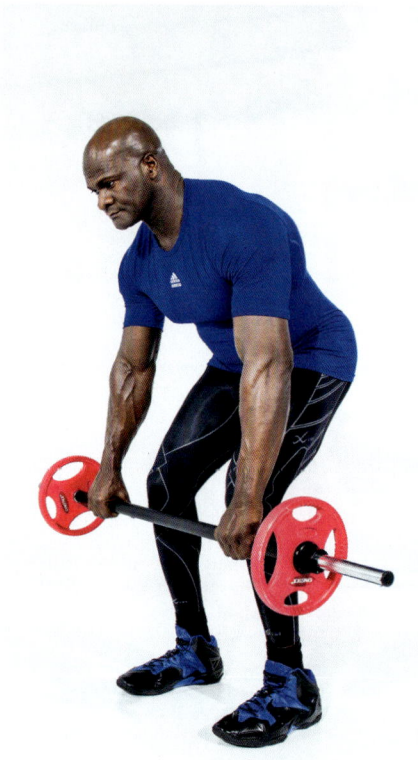
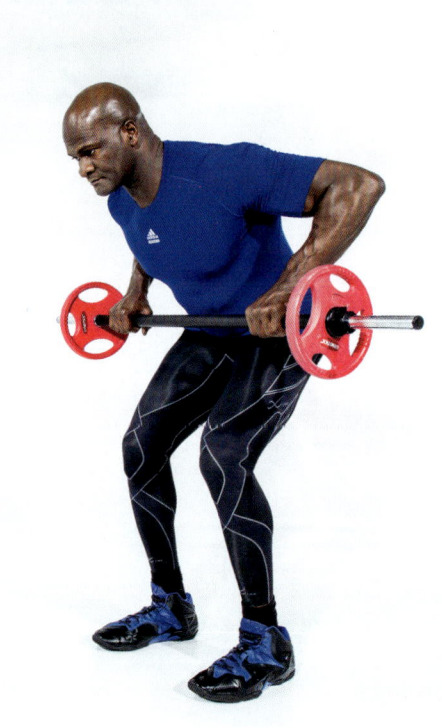

a

b

Fotos 34 a-b

AUSGANGSPOSITION

Mit leicht gebeugten Knien und geradem Rücken beugst du dich zur Hantel. Du fasst die Hantel im breiten Obergriff.

AUSFÜHRUNG

Du ziehst die Hantel zum Bauch. Nun kehrst du in die Ausgangsposition zurück, sodass die Arme komplett gestreckt und die Schultern gedehnt sind. Du wiederholst die Übung.

HINWEIS

Für eine genaue Ausführung kann der Rumpf nahezu waagerecht gehalten werden. Die Knie sind gebeugt, damit der untere Rücken gerade gehalten werden kann. Falls der untere Rücken sich rundet, weil die rückseitige Oberschenkelmuskulatur verkürzt ist, beugst du entweder die Knie stärker oder hältst den Oberkörper nicht so tief. Beide Lösungen können die Beteiligung des großen Rückenmuskels beeinträchtigen, weil diese Positionen zwangsläufig mehr transversale Schulterextension und weniger Bewegungsausmaß verlangt. Falls der untere Rücken aufgrund einer schlechten körperlichen Verfassung rund ist, hebst du das ruhende Gewicht bis in den Stand und senkst den Rumpf in die Waagerechte. Dabei sind die Knie gebeugt und der Rücken ist gerade. Ein schulterbreiter Griff oder ein Untergriff können die Beteiligung des großen Rückenmuskels erhöhen, da die Schulterextension betont wird. Ein breiter Obergriff beteiligt die Rückenmuskulatur insgesamt und betont leicht den hinteren Deltamuskel, Untergrätenmuskel und den kleinen Rundmuskel.

BETEILIGTE MUSKELN

PRIMÄR

Mittlerer Kapuzenmuskel (M. trapezius, pars transversa)
Unterer Kapuzenmuskel (M. trapezius, pars ascendens)
Großer Rückenmuskel (M. latissimus dorsi)

SEKUNDÄR

Großer Rundmuskel (M. teres major)
Hinterer Deltamuskel (M. deltoideus, pars spinalis)
Untergrätenmuskel (M. infraspinatus)
Kleiner Rundmuskel (M. teres minor)
Oberarmmuskel (M. brachialis)
Oberarmspeichenmuskel (M. brachioradialis)

M. LATISSIMUS DORSI / M. TERES MAJOR – GROSSER RÜCKENMUSKEL / GROSSER RUNDMUSKEL

KLIMMZUG

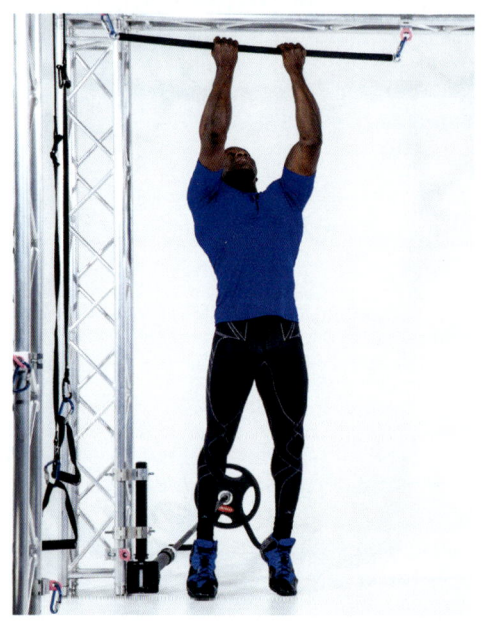

a

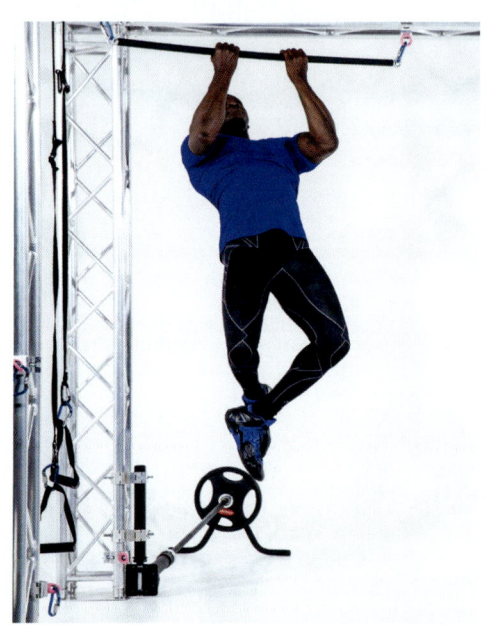

b

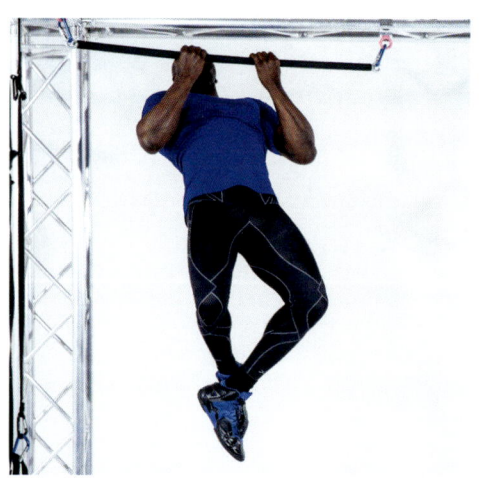

c

Fotos 35 a-c

AUSGANGSPOSITION

Du fasst die Stange etwa schulterbreit im Obergriff. Die Arme sind komplett gestreckt.

AUSFÜHRUNG

Du beugst die Arme und ziehst den Körper hoch, bis sich das Kinn auf Stangenhöhe oder leicht über der Stange befindet. Nun senkst du den Körper wieder bis zur kompletten Armstreckung ab.

HINWEIS

Während der Aufwärts- und Abwärtsbewegung sollte die Geschwindigkeit kontrolliert sein, d. h., die Übung eher langsam als schnell und schwungvoll ausgeführt werden.

BETEILIGTE MUSKELN

PRIMÄR

Großer Rückenmuskel (M. latissimus dorsi)

SEKUNDÄR

Oberarmmuskel (M. brachialis)

Oberarmspeichenmuskel (M. brachioradialis)

Zweiköpfiger Armmuskel (M. biceps brachii)

Großer Rundmuskel (M. teres major)

Schulterblattheber (M. levator scapulae)

Unterer Kapuzenmuskel (M. trapezius, pars ascendens)

Großer Rautenmuskel (M. rhomboideus major)

Kleiner Rautenmuskel (M. rhomboideus minor)

Unterschulterblattmuskel (M. subscapularis)

Hinterer Deltamuskel (M. deltoideus, pars spinalis)

M. LATISSIMUS DORSI / M. TERES MAJOR – GROSSER RÜCKENMUSKEL / GROSSER RUNDMUSKEL

BEIDARMIGES RUDERN MIT HANTELN

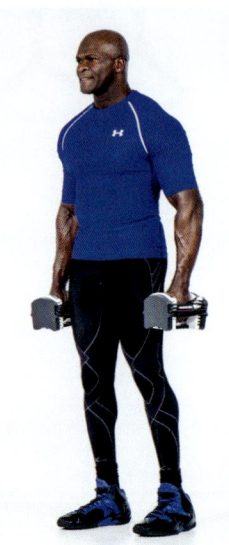

a

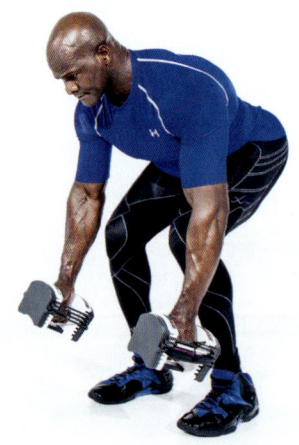

b

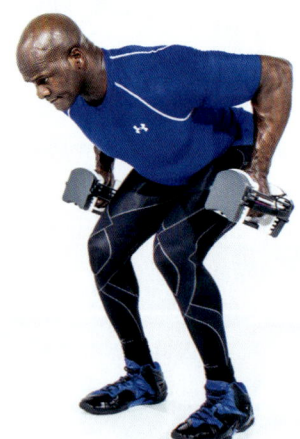

c

Fotos 36 a-c

122

AUSGANGSPOSITION

Du hältst in jeder Hand eine Hantel. Du beugst die Knie und schiebst das Gesäß so weit wie möglich nach hinten. Die Hanteln befinden sich nun knapp über dem Boden, seitlich vor dem Körper. Dein Rücken bleibt jederzeit gerade.

AUSFÜHRUNG

Du ziehst die Hanteln seitlich bis auf Bauchhöhe nach oben. Dabei werden die Schulterblätter zusammengezogen und die Ellbogen angewinkelt (Zug nach hinten oben). Der Rücken bleibt gerade. Du kehrst in die Ausgangsposition zurück.

BETEILIGTE MUSKELN

PRIMÄR
Großer Rückenmuskel (M. latissimus dorsi)

SEKUNDÄR
Zweiköpfiger Armmuskel (M. biceps brachii)
Mittlerer Kapuzenmuskel (M. trapezius, pars transversa)
Großer Rautenmuskel (M. rhomboideus major)
Kleiner Rautenmuskel (M. rhomboideus minor)

M. LATISSIMUS DORSI – GROSSER RÜCKENMUSKEL

PULLDOWN MIT ELASTISCHEM BAND UND FITNESSBALL

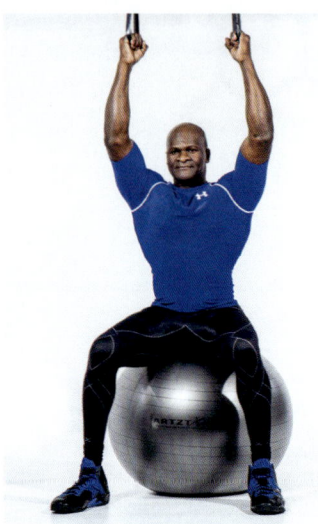

a

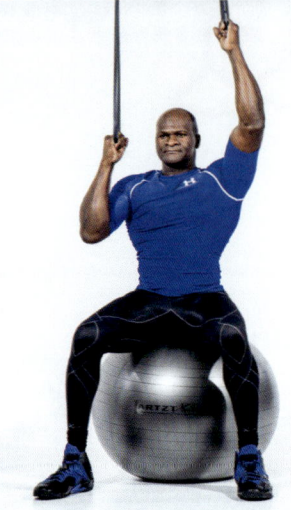

b

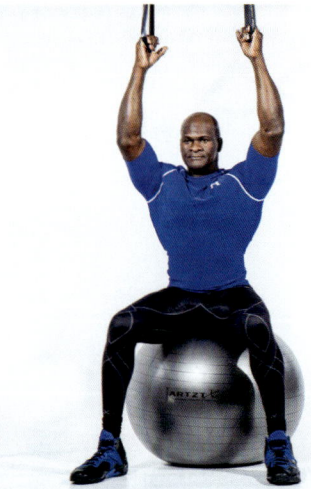

c

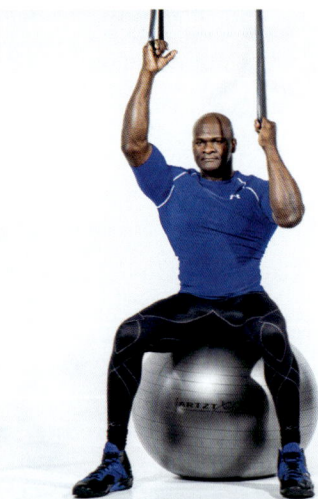

d

Fotos 37 a-d

AUSGANGSPOSITION

Im Sitz auf dem Ball greifst du die Bandenden. Die komplette Muskelkette der unteren Extremität ist angespannt.

AUSFÜHRUNG

Ziehe je ein Bandende abwechselnd von der Position über Kopf nach unten bis auf Kopfhöhe.

BETEILIGTE MUSKELN

PRIMÄR
Großer Rückenmuskel (M. latissimus dorsi)

SEKUNDÄR
Zweiköpfiger Armmuskel (M. biceps brachii)
Oberarmspeichenmuskel (M. brachioradialis)
Großer Rautenmuskel (M. rhomboideus major)
Kleiner Rautenmuskel (M. rhomboideus minor)
Großer Rundmuskel (M. teres major)
Hinterer Deltamuskel (M. deltoideus, pars spinalis)
Schulterblattheber (M. levator scapulae)
Mittlerer Kapuzenmuskel (M. trapezius, pars transversa)
Unterer Kapuzenmuskel (M. trapezius, pars ascendens)
Kleiner Brustmuskel (M. pectoralis minor)
Zweiköpfiger Armmuskel (M. biceps brachii)

M. LATISSIMUS DORSI – GROSSER RÜCKENMUSKEL

EINARMIGES RUDERN MIT KETTLEBELL

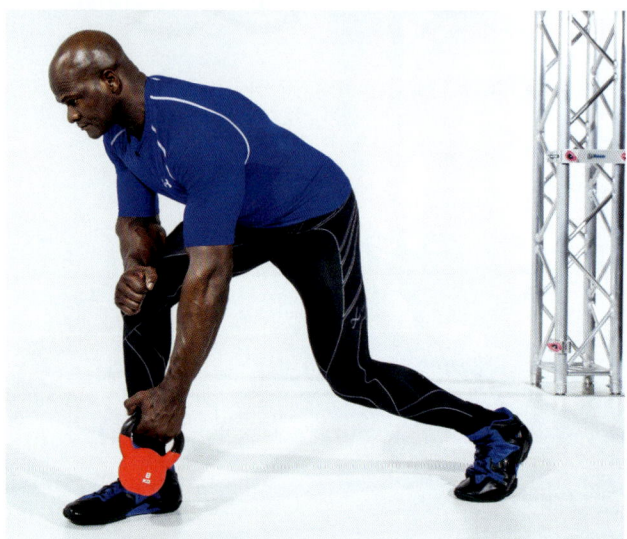

a

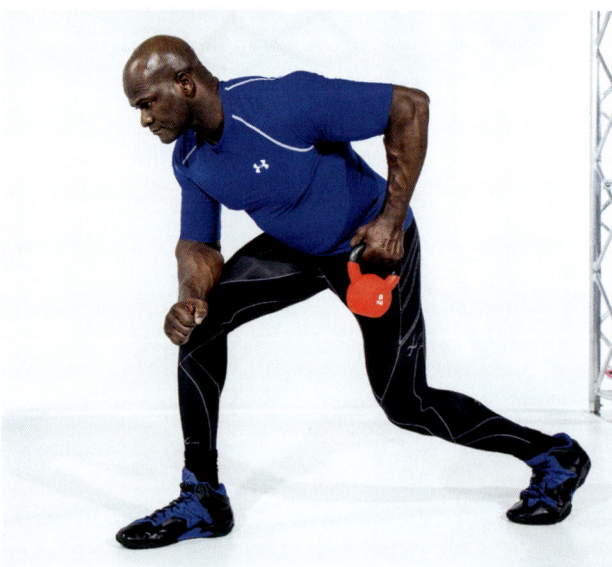

b

Fotos 38 a-b

AUSGANGSPOSITION

Ausfallschritt. Schiebe das Gesäß möglichst weit nach hinten und stütze die rechte Hand auf dem rechten Oberschenkel ab. Das Körpergewicht ist gleichmäßig auf beide Füße verteilt, der Rücken ist gerade. Mit der freien Hand greifst du die Kettlebell.

AUSFÜHRUNG

Du hebst die Kettlebell seitlich bis auf Bauchhöhe nach oben. Dabei werden die Schulterblätter zusammengezogen und der Ellbogen angewinkelt (Zug nach hinten-oben). Der Rücken bleibt gerade. Du kehrst in die Ausgangsposition zurück. Seite wechseln.

BETEILIGTE MUSKELN

PRIMÄR
Großer Rückenmuskel (M. latissimus dorsi)

SEKUNDÄR
Zweiköpfiger Armmuskel (M. biceps brachii)
Mittlerer Kapuzenmuskel (M. trapezius, pars transversa)
Großer Rautenmuskel (M. rhomboideus major)
Kleiner Rautenmuskel (M. rhomboideus minor)

M. LATISSIMUS / M. TRICEPS BRACHII – GROSSER RÜCKENMUSKEL / DREIKÖPFIGER ARMMUSKEL

KRABBENGANG

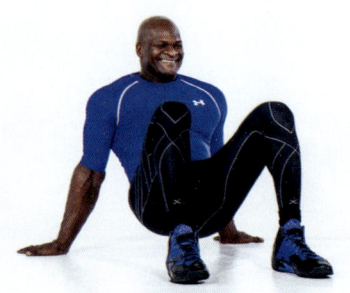

a

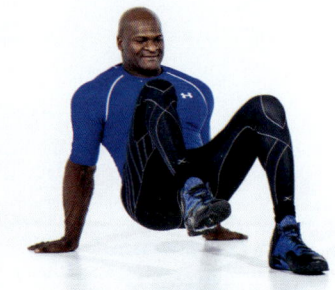

b

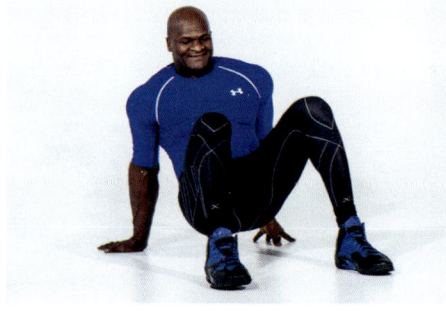

c

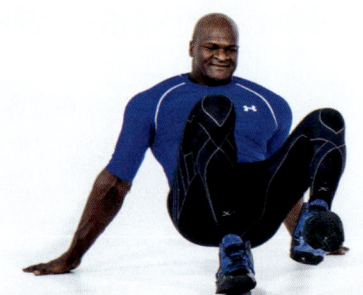

d

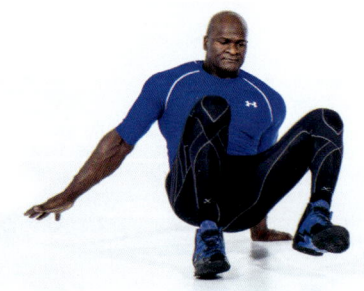

e

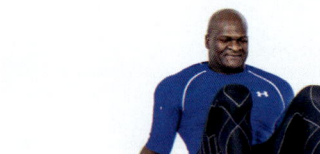

f

Fotos 39 a-f

AUSGANGSPOSITION

Rückwärtiger Vierfüßler mit Stütz auf Händen und Füßen. Strecke die Arme vollständig und halte die Knie ca. 90° gebeugt. Halte den Kopf in Verlängerung der Wirbelsäule und spanne die Rumpfmuskeln an.

AUSFÜHRUNG

In dieser Position bewegst du dich seitlich fort. Dabei startet der innere Fuß gefolgt von dem äußeren Arm und umgekehrt. Führe dieses gegengleiche Bewegungsmuster fort.

BETEILIGTE MUSKELN

PRIMÄR

Hinterer Deltamuskel (M. deltoideus, pars spinalis)

Dreiköpfiger Armmuskel, innerer Kopf (M. triceps brachii, caput mediale)

Dreiköpfiger Armmuskel, langer Kopf (M. triceps brachii, caput longum)

Dreiköpfiger Armmuskel, seitlicher Kopf (M. triceps brachii, caput laterale)

Großer Rückenmuskel (M. latissimus dorsi)

Großer Rautenmuskel (M. rhomboideus major)

Kleiner Rautenmuskel (M. rhomboideus minor)

Mittlerer Kapuzenmuskel (M. trapezius, pars transversa)

Unterer Kapuzenmuskel (M. trapezius, pars ascendens)

Zweiköpfiger Oberschenkelmuskel (M. biceps femoris)

Halbsehnenmuskel (M. semitendinosus)

Halbmembranöser Muskel (M. semimembranosus)

SEKUNDÄR

Gefiederte Muskeln (Mm. multifidii)

Längster Muskel des Brustkorbs (M. longissimus thoracis)

Innerer schräger Bauchmuskel (M. obliquus internus abdominis)

Äußerer schräger Bauchmuskel (M. obliquus externus abdominis)

M. LATISSIMUS / M. BICEPS BRACHII – GROSSER RÜCKENMUSKEL / DREIKÖPFIGER ARMMUSKEL

KLIMMZUG MIT BEINHEBEN

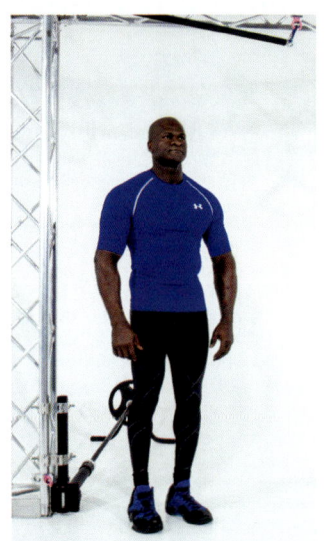
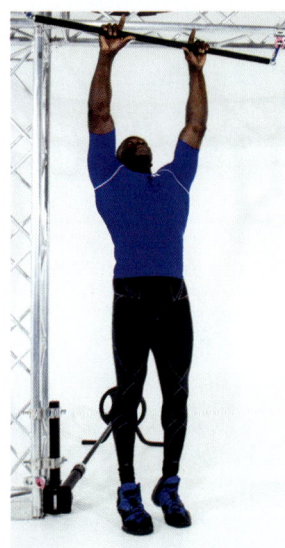
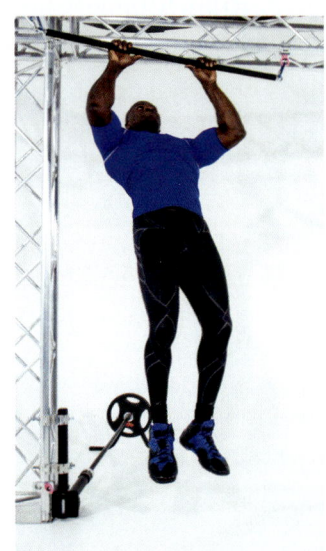

a   b   c

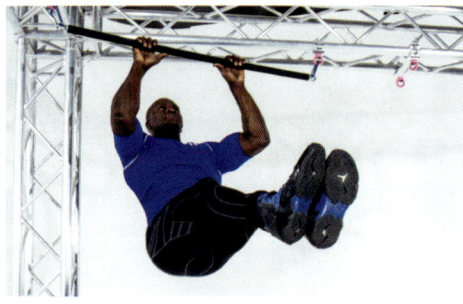

d

Fotos 40 a-d

AUSGANGSPOSITION

Du fasst die Stange etwa schulterbreit im Obergriff und beugst die Arme ca. 90°. Die Beine sind nahezu gestreckt.

AUSFÜHRUNG

In dieser Position hebst du die gestreckten Beine an, bis diese parallel zum Boden sind. Senke die Beine wieder ab und wiederhole die Übung.

HINWEIS

Der Rumpf bleibt während der gesamten Übung möglichst unbewegt (kein Schwingen).

BETEILIGTE MUSKELN

PRIMÄR

Zweiköpfiger Armmuskel (M. biceps brachii)

Ellenseitiger Handbeuger
(M. flexor carpi ulnaris)

Ellenseitiger Handstrecker
(M. extensor carpi ulnaris)

Hand- und Fingerstrecker
(M. extensor digitorum)

Kleinfingerstrecker
(M. extensor digiti minimi)

Speichenseitiger Handstrecker
(M. extensor carpi radialis)

Langer Speichenseitiger Handstrecker
(M. extensor carpi radialis longus)

Oberarmspeichenmuskel (M. brachioradialis)

Speichenseitiger Handbeuger
(M. flexor carpi radialis)

Langer Hohlhandmuskel
(M. palmaris longus)

Oberflächlicher Fingerbeuger
(M. flexor digitorum superficialis)

Runder Einwärtsdreher (M. pronator teres)

Großer Rückenmuskel (M. latissimus dorsi)

Darmbeinmuskel (M. iliacus)

Großer Lendenmuskel (M. psoas major)

SEKUNDÄR

Schenkelbindenspanner
(M. tensor fasciae latae)

Kammmuskel (M. pectineus)

Schneidermuskel (M. sartorius)

Langer Adduktor (M. adductor longus)

Kurzer Adduktor (M. adductor brevis)

Gerader Bauchmuskel
(M. rectus abdominis)

Äußerer schräger Bauchmuskel
(M. obliquus externus abdominis)

Innerer schräger Bauchmuskel
(M. obliquus internus abdominis)

M. DELTOIDEUS – MITTLERER DELTAMUSKEL

SCHULTER 90° DYNAMIC

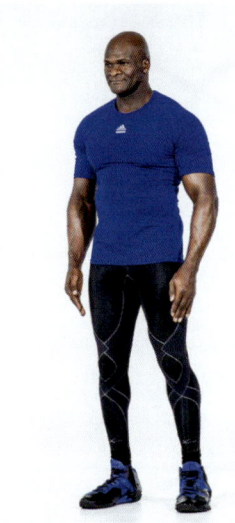
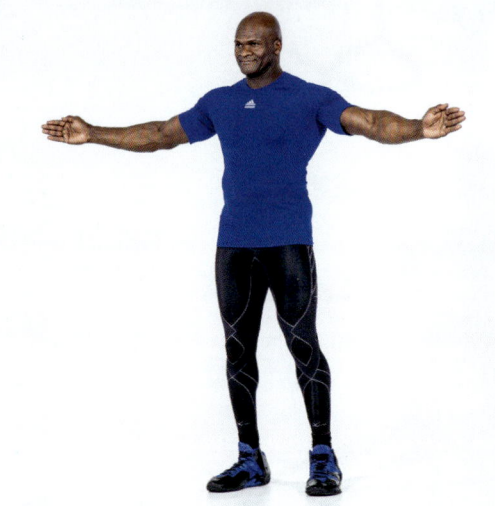

a   b

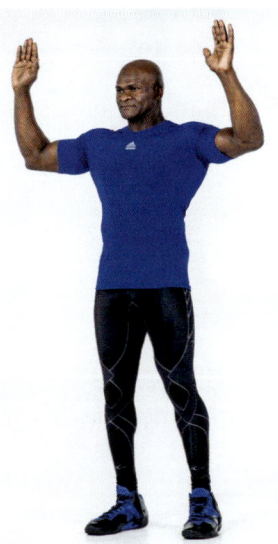

c   d

Fotos 41 a-d

AUSGANGSPOSITION

Du startest in hüftbreitem Stand. Die Arme hängen seitlich am Körper.

AUSFÜHRUNG

Du hebst die Arme seitlich bis auf Schulterhöhe und beugst die Ellbogen etwa 90°. Nun führst du die Arme auf dieser Höhe vor dem Körper zusammen. Danach führst du die Arme wieder nach außen und wiederholst die Übung.

HINWEIS

Die Ellbogen bleiben angewinkelt und der Nacken ist entspannt. Du hältst den Kopf in Verlängerung der Wirbelsäule und siehst nach vorn. Je nach Geschwindigkeit der Bewegung ändert sich die Intensität.

BETEILIGTE MUSKELN

PRIMÄR

Mittlerer Deltamuskel (M. deltoideus, pars acromialis)
Vorderer Deltamuskel (M. deltoideus, pars clavicularis)

SEKUNDÄR

Vorderer Sägemuskel (M. serratus anterior)
Zweiköpfiger Armmuskel (M. biceps brachii)
Großer Brustmuskel, Schlüsselbeinteil (M. pectoralis major, pars clavicularis)
Großer Rundmuskel (M. teres major)
Untergrätenmuskel (M. infraspinatus)
Obergrätenmuskel (M. supraspinatus)

M. DELTOIDEUS – MITTLERER DELTAMUSKEL

SCHATTENBOXEN – UPPERCUT

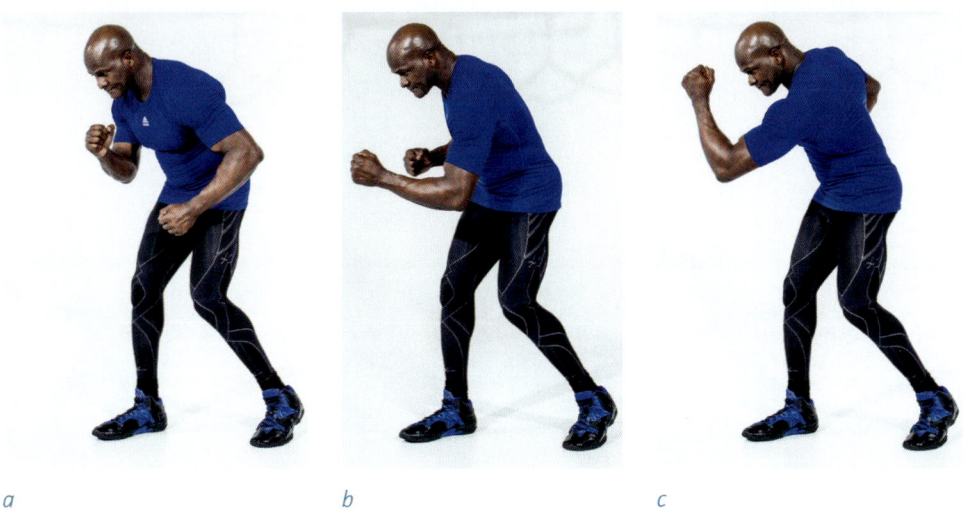

a   b   c

Fotos 42 a-c

AUSGANGSPOSITION

Du gehst in eine leichte Schrittstellung, die Beine sind etwa schulterbreit auseinander. Die Arme winkelst du vor dem Körper wie ein Boxer in Verteidigungsposition an.

AUSFÜHRUNG

Du stößt den Arm nach oben, als würdest du einem imaginären Gegner einen Schlag versetzen. Bei jedem Schlag drehst du den Körper und bringst die Hüfte nach vorn. Gleich im Anschluss wiederholst du die Übung mit dem anderen Arm. Nach jedem Schlag kehrst du in die Verteidigungsposition zurück.

HINWEIS
Um die Schlagkraft zu erhöhen, drehst du den Oberkörper. Vergiss während der Übung nicht zu atmen.

BETEILIGTE MUSKELN

PRIMÄR

Vorderer Deltamuskel (M. deltoideus, pars clavicularis)

Mittlerer Deltamuskel (M. deltoideus, pars acromialis)

Hinterer Deltamuskel (M. deltoideus, pars spinalis)

Großer Brustmuskel, Brustbein-Rippen-Abschnitt (M. pectoralis major, pars sternocostalis)

Großer Brustmuskel, Bauchabschnitt (M. pectoralis major, pars abdominalis)

Großer Brustmuskel, Schlüsselbeinabschnitt (M. pectoralis major, pars clavicularis)

Großer Rundmuskel (M. teres major)

Kleiner Rundmuskel (M. teres minor)

Großer Rückenmuskel (M. latissimus dorsi)

Untergrätenmuskel (M. infraspinatus)

Runder Einwärtsdreher (M. pronator teres)

Oberarmmuskel (M. brachialis)

Oberarmspeichenmuskel (M. brachioradialis)

Großer Rautenmuskel (M. rhomboideus major)

Kleiner Rautenmuskel (M. rhomboideus minor)

SEKUNDÄR

Äußerer schräger Bauchmuskel (M. obliquus externus abdominis)

Innerer schräger Bauchmuskel (M. obliquus internus abdominis)

Gerader Bauchmuskel (M. rectus abdominis)

M. DELTOIDEUS – MITTLERER DELTAMUSKEL

SCARECROW (VOGELSCHEUCHE) AUF DEM GROSSEN BALL MIT KURZHANTELN

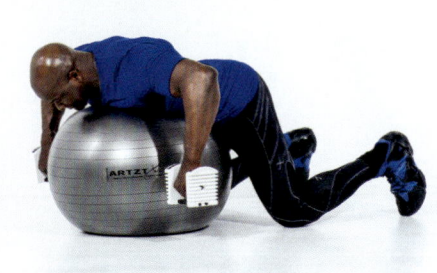

a

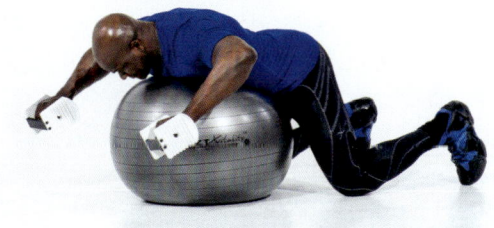

b

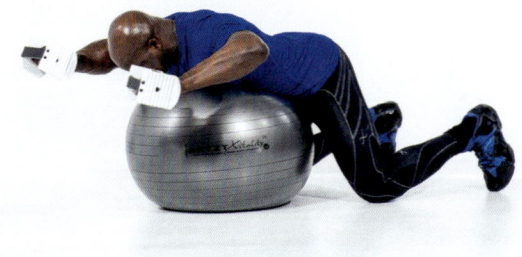

c

Fotos 43 a-c

AUSGANGSPOSITION

Du startest in Bauchlage auf dem Ball. Du hältst in jeder Hand eine Hantel im Obergriff und deine Unterarme zeigen senkrecht zum Boden.

AUSFÜHRUNG

Du hebst die Hanteln nach vorne oben, bis deine Unterarme parallel zum Boden sind. Kurz halten und in die Ausgangsposition zurückkehren.

BETEILIGTE MUSKELN

PRIMÄR
Hinterer Deltamuskel (M. deltoideus, pars spinalis)
Mittlerer Deltamuskel (M. deltoideus, pars acromialis)

SEKUNDÄR
Mittlerer Kapuzenmuskel (M. trapezius, pars transversa)
Oberer Kapuzenmuskel (M. trapezius, pars descendens)

M. DELTOIDEUS – VORDERER DELTAMUSKEL

TWISTED PRESS MIT ELASTISCHEM WIDERSTAND

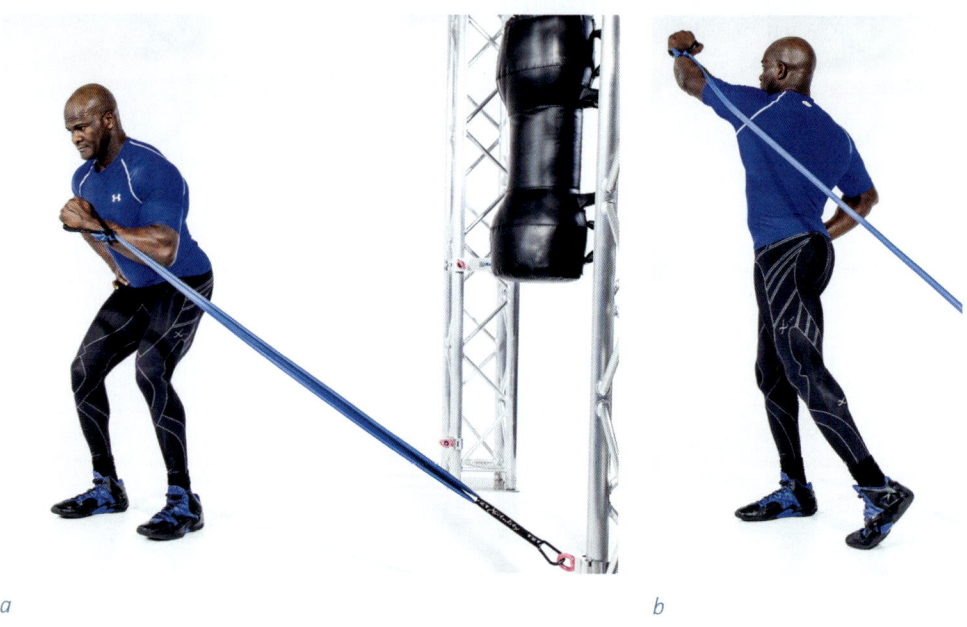

a   b

Fotos 44 a-b

AUSGANGSPOSITION

Du stellst dich neben ein auf niedriger oder mittlerer Höhe angebrachtes Band. Den Griff hältst du mit der bandnahen Hand vor der Schulter. Der Ellbogen befindet sich seitlich am Körper. Die andere Hand stützt du in die Hüfte. Die Füße stehen etwa schulterbreit auseinander und du gehst leicht in die Hocke.

AUSFÜHRUNG

Du drehst den Körper vom Fixierungspunkt weg, streckst die Beine und „stößt" den Griff diagonal nach oben in Richtung der gegenüberliegenden Körperseite. Nun kehrst du langsam in die Ausgangsposition zurück und wiederholst die Übung.

HINWEIS

Die Innenrotation der Hüfte ist deutlich stärker als die Wirbelsäulenrotation.

BETEILIGTE MUSKELN

PRIMÄR

Vorderer Deltamuskel (M. deltoideus, pars clavicularis)

Dreiköpfiger Armmuskel, seitlicher Kopf (M. triceps brachii, caput laterale)

Dreiköpfiger Armmuskel, langer Kopf (M. triceps brachii, caput longum)

Dreiköpfiger Armmuskel, innerer Kopf (M. triceps brachii, caput mediale)

SEKUNDÄR

Mittlerer Deltamuskel (M. deltoideus, pars acromialis)

Dreiköpfiger Armmuskel, seitlicher Kopf (M. triceps brachii, caput laterale)

Dreiköpfiger Armmuskel, langer Kopf (M. triceps brachii, caput longum)

Dreiköpfiger Armmuskel, innerer Kopf (M. triceps brachii, caput mediale)

Mittlerer Kapuzenmuskel (M. trapezius, pars transversa)

Unterer Kapuzenmuskel (M. trapezius, pars ascendens)

Vorderer Sägemuskel (M. serratus anterior)

Großer Gesäßmuskel (M. glutaeus maximus)

Großer Adduktor (M. adductor magnus)

Gerader Oberschenkelmuskel (M. rectus femoris)

Äußerer breiter Oberschenkelmuskel (M. vastus lateralis)

Schollenmuskel (M. soleus)

Äußerer schräger Bauchmuskel (M. obliquus externus abdominis)

Innerer schräger Bauchmuskel (M. obliquus internus abdominis)

Großer Lendenmuskel (M. psoas major)

Darmbein-Rippen-Muskel (M. iliocostalis)

Oberschenkelbindenspanner (M. tensor fasciae latae)

Mittlerer Gesäßmuskel (M. glutaeus medius)

Obergrätenmuskel (M. supraspinatus)

Mittlerer breiter Oberschenkelmuskel (M. vastus intermedius)

Quadratischer Lendenmuskel (M. quadratus lumborum)

M. DELTOIDEUS – VORDERER DELTAMUSKEL
JERK, SPLIT – STOSSEN MIT LANGHANTEL

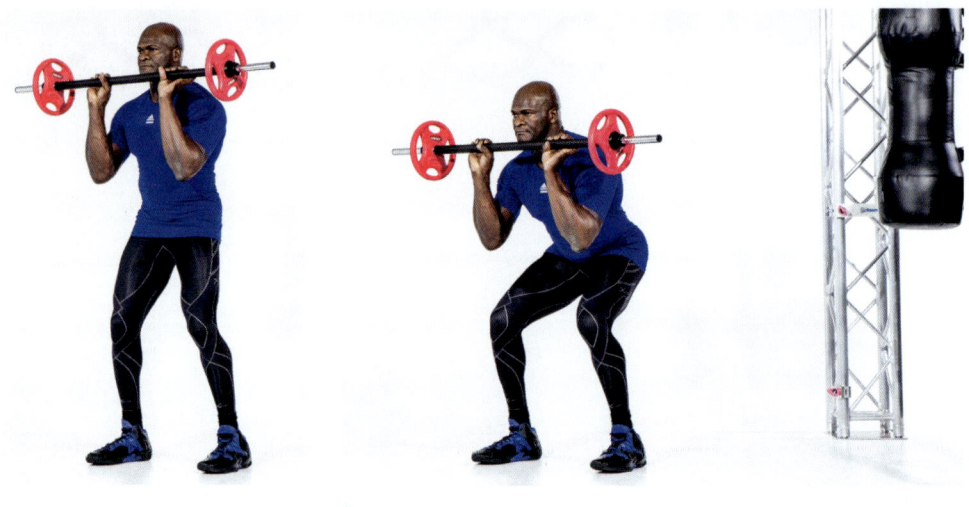

a   b

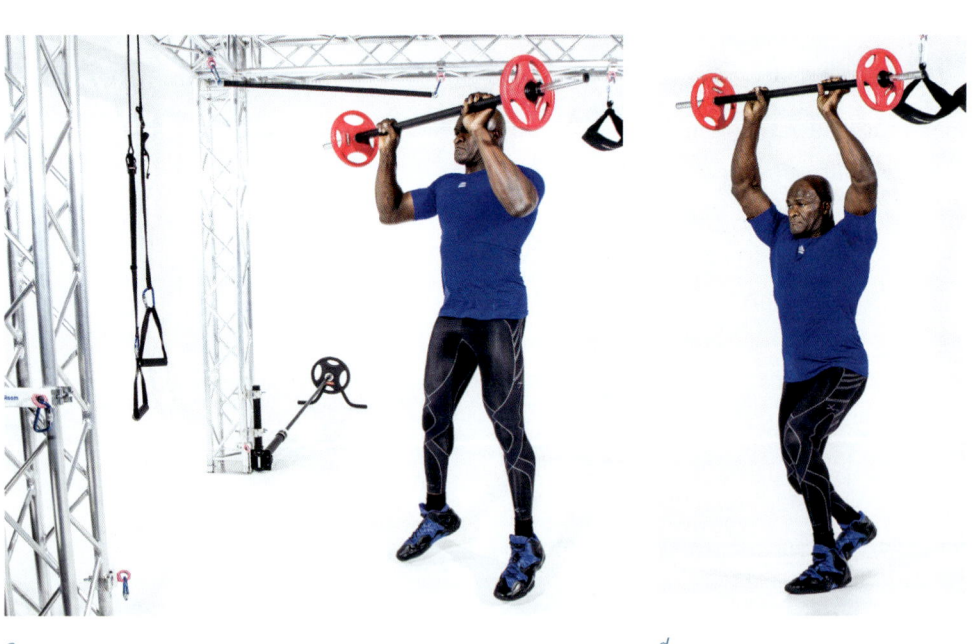

c   d

Fotos 45 a-d

AUSGANGSPOSITION

Du startest im Stand, deine Füße stehen etwa schulterbreit auseinander.

AUSFÜHRUNG

Du beugst deine Knie leicht, um dich auf einen Sprung vorzubereiten. Dann springst du ab, stößt dabei die Langhantel über Kopfhöhe und landest in Schrittstellung. Langsam kehrst du in die Ausgangsposition zurück.

BETEILIGTE MUSKELN

PRIMÄR

Vorderer Deltamuskel (M. deltoideus, pars clavicularis)

SEKUNDÄR

Zweiköpfiger Wadenmuskel, innerer Kopf (M. gastrocnemius, caput mediale)

Zweiköpfiger Wadenmuskel, seitlicher Kopf (M. gastrocnemius, caput laterale)

Mittlerer Gesäßmuskel (M. glutaeus medius)

Großer Gesäßmuskel (M. glutaeus maximus)

Gerader Oberschenkelmuskel (M. rectus femoris)

Innerer breiter Oberschenkelmuskel (M. vastus medialis)

Äußerer breiter Oberschenkelmuskel (M. vastus lateralis)

Mittlerer breiter Oberschenkelmuskel (M. vastus intermedius)

Schollenmuskel (M. soleus)

M. DELTOIDEUS – MITTLERER DELTAMUSKEL

SEITHEBEN GEGEN WIDERSTAND (GYMSTICK/TUBE ODER KABELZUG)

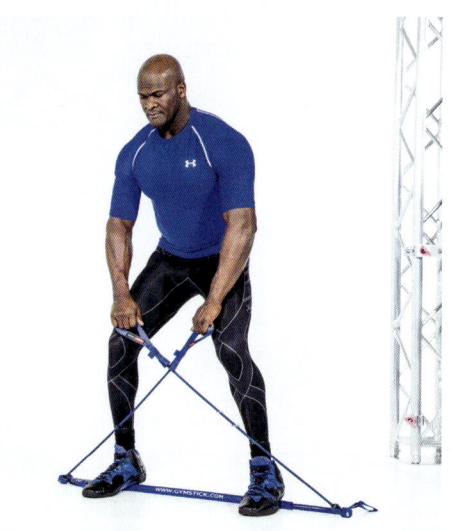

a

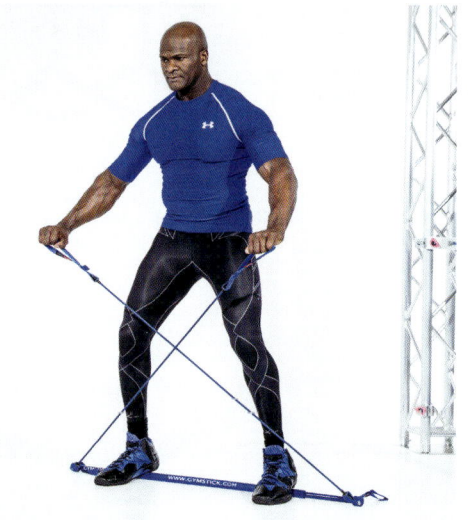

b

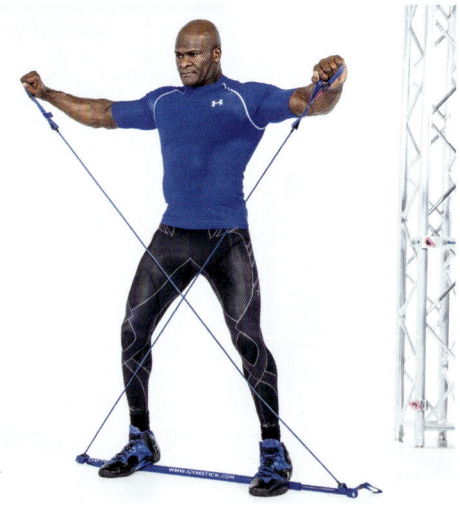

c

Fotos 46 a-c

AUSGANGSPOSITION

Du stehst aufrecht zwischen zwei Zügen. Den linken Griff fasst du mit der rechten Hand und den rechten Griff mit der linken Hand.

AUSFÜHRUNG

Du hebst die Arme mit leicht angewinkelten Ellbogen, bis die Ellbogen auf Schulterhöhe sind. Nun senkst du die Arme langsam und wiederholst die Übung.

HINWEIS

Die Ellbogen sind während der gesamten Übung in einer gleichbleibend gebeugten Position. Die Griffe werden durch Schulterabduktion, nicht durch Außenrotation gehoben.

BETEILIGTE MUSKELN

PRIMÄR

Mittlerer Deltamuskel (M. deltoideus, pars acromialis)

SEKUNDÄR

Vorderer Deltamuskel (M. deltoideus, pars clavicularis)

Mittlerer Kapuzenmuskel (M. trapezius, pars transversa)

Unterer Kapuzenmuskel (M. trapezius, pars ascendens)

Vorderer Sägemuskel (M. serratus anterior)

Obergrätenmuskel (M. supraspinatus)

BRUST/SCHULTER

M. PECTORALIS/M. DELTOIDEUS – GROSSER BRUSTMUSKEL/VORDERER DELTAMUSKEL

KETTLEBELL FLOOR PRESS – EXTENDED RANGE

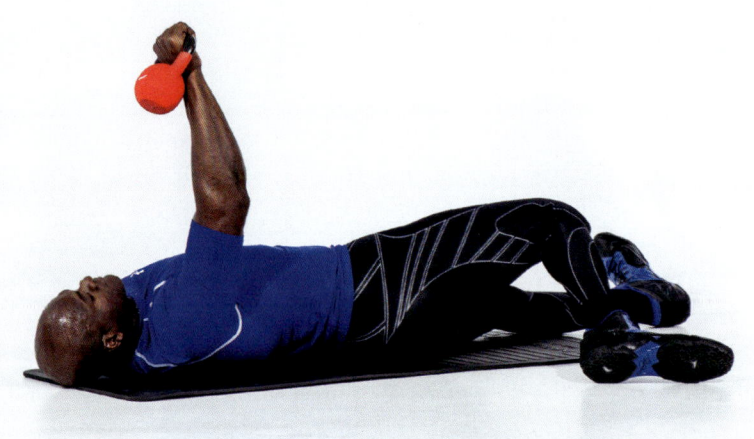

a

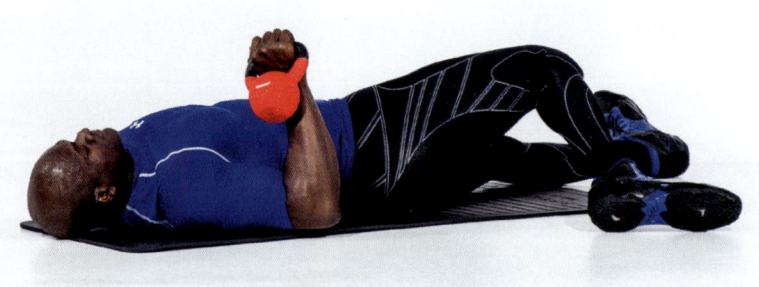

b

Fotos 47 a-b

144

AUSGANGSPOSITION

Du liegst flach auf der Seite. Nun legst du den oberen Rücken auf dem Boden ab. Dabei bewegt sich die Hüfte nicht. Du drückst das Gewicht mit komplett gestrecktem Arm nach oben.

AUSFÜHRUNG

Du senkst die Hantel Richtung Brust und drehst das Handgelenk in Richtung deiner Körpermittellinie. Du kehrst in die Ausgangsposition zurück.

BETEILIGTE MUSKELN

PRIMÄR

Großer Brustmuskel, Brustbein-Rippen-Abschnitt (M. pectoralis major, pars sternocostalis)

SEKUNDÄR

Vorderer Deltamuskel (M. deltoideus, pars clavicularis)
Dreiköpfiger Armmuskel, langer Kopf (M. triceps brachii, caput longum)
Dreiköpfiger Armmuskel, seitlicher Kopf (M. triceps brachii, caput laterale)

M. PECTORALIS / M. DELTOIDEUS – GROSSER BRUSTMUSKEL / HINTERER DELTAMUSKEL

PULLOVER (ÜBERZUG) MIT GEBEUGTEN ARMEN AUF DEM GROSSEN BALL MIT KURZHANTEL ODER GEWICHTSBALL

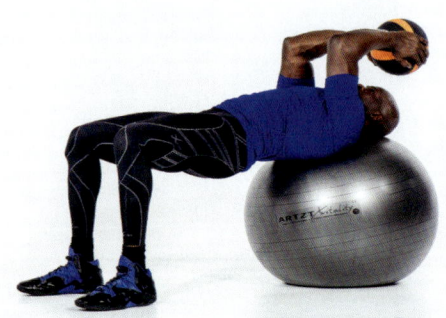

a

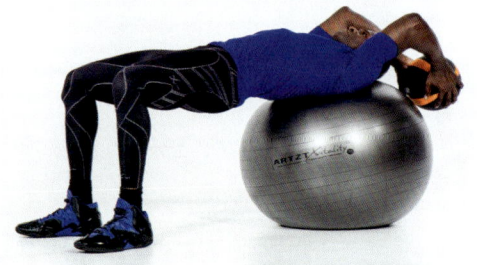

b

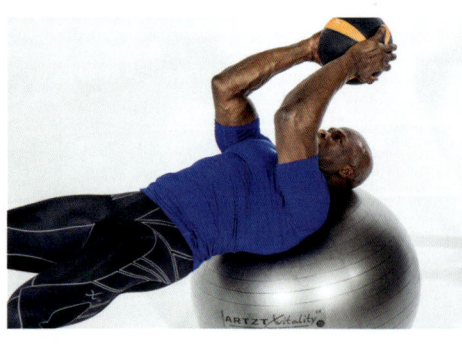

c   d

Fotos 48 a-d

146

AUSGANGSPOSITION

Du startest in Rückenlage auf dem Ball. Du nimmst einen Gewichtsball in beide Hände und hältst ihn mit angewinkelten Ellbogen über dem Kopf. Die Unterarme sind parallel zum Boden und Unter- und Oberarme bilden etwa einen rechten Winkel.

AUSFÜHRUNG

Du senkst den Gewichtsball langsam hinter deinem Kopf ab, bis die Oberarme parallel zum Boden sind. Die Ellbogen bleiben dabei angewinkelt. Nun kehrst du in die Ausgangsposition zurück.

BETEILIGTE MUSKELN

PRIMÄR
Großer Brustmuskel, Brustbein-Rippen-Abschnitt (M. pectoralis major, pars sternocostalis)

SEKUNDÄR
Dreiköpfiger Armmuskel, langer Kopf (M. triceps brachii, caput longum)
Dreiköpfiger Armmuskel, seitlicher Kopf (M. triceps brachii, caput laterale)
Hinterer Deltamuskel (M. deltoideus, pars spinalis)
Großer Rückenmuskel (M. latissimus dorsi)
Kleiner Brustmuskel (M. pectoralis minor)
Oberarmmuskel (M. brachialis)
Großer Rautenmuskel (M. rhomboideus major)
Kleiner Rautenmuskel (M. rhomboideus minor)
Großer Rundmuskel (M. teres major)
Kleiner Rundmuskel (M. teres minor)
Schulterblattheber (M. levator scapulae)

M. PECTORALIS / M. DELTOIDEUS – GROSSER BRUSTMUSKEL / HINTERER DELTAMUSKEL

GEHALTENE HOCKE

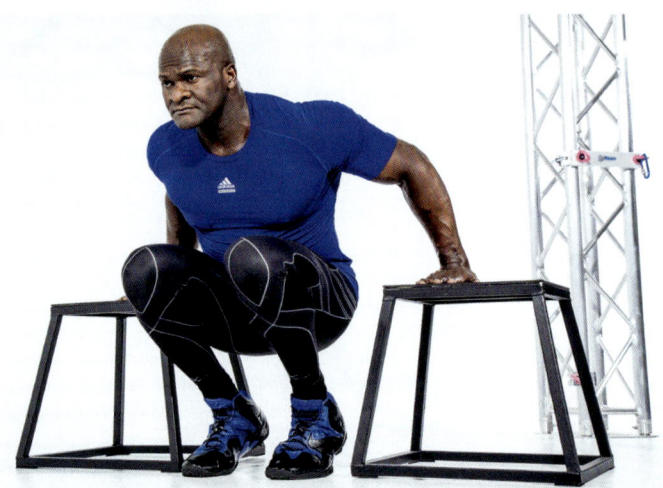

a

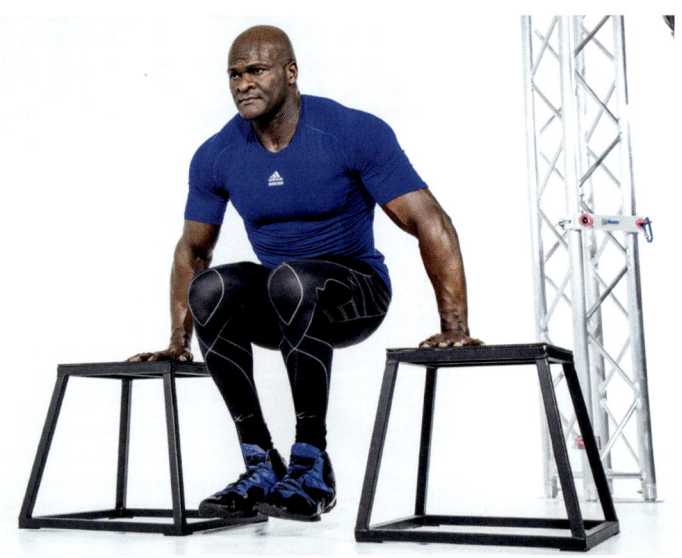

b

Fotos 49 a-b

AUSGANGSPOSITION

Du stellst dich zwischen zwei erhöhte Flächen, die gleich hoch sind und dein Körpergewicht tragen können.

AUSFÜHRUNG

Du stützt dich auf deine gestreckten Arme. Nun hebst du deine Knie, bis Ober- und Unterschenkel etwa einen rechten Winkel bilden. Diese Position hältst du so lange wie möglich. Du senkst die Beine und wiederholst die Übung.

HINWEIS

Während dieser Übung hältst du den Kopf in Verlängerung der Wirbelsäule und spannst die Rumpfmuskulatur an. Die Schultern ziehst du nach hinten und die Zehenspitzen zeigen nach vorne.

BETEILIGTE MUSKELN

PRIMÄR

Mittlerer Deltamuskel (M. deltoideus, pars acromialis)
Großer Brustmuskel, Schlüsselbeinabschnitt (M. pectoralis major, pars clavicularis)
Großer Brustmuskel, Brustbein-Rippen-Abschnitt (M. pectoralis major, pars sternocostalis)
Mittlerer Kapuzenmuskel (M. trapezius, pars transversa)
Zweiköpfiger Armmuskel (M. biceps brachii)

SEKUNDÄR

Untergrätenmuskel (M. infraspinatus)
Obergrätenmuskel (M. supraspinatus)

M. PECTORALIS/M. DELTOIDEUS – GROSSER BRUSTMUSKEL/DELTAMUSKEL

HAND-STEP-UPS MIT LABILEN UNTERLAGEN

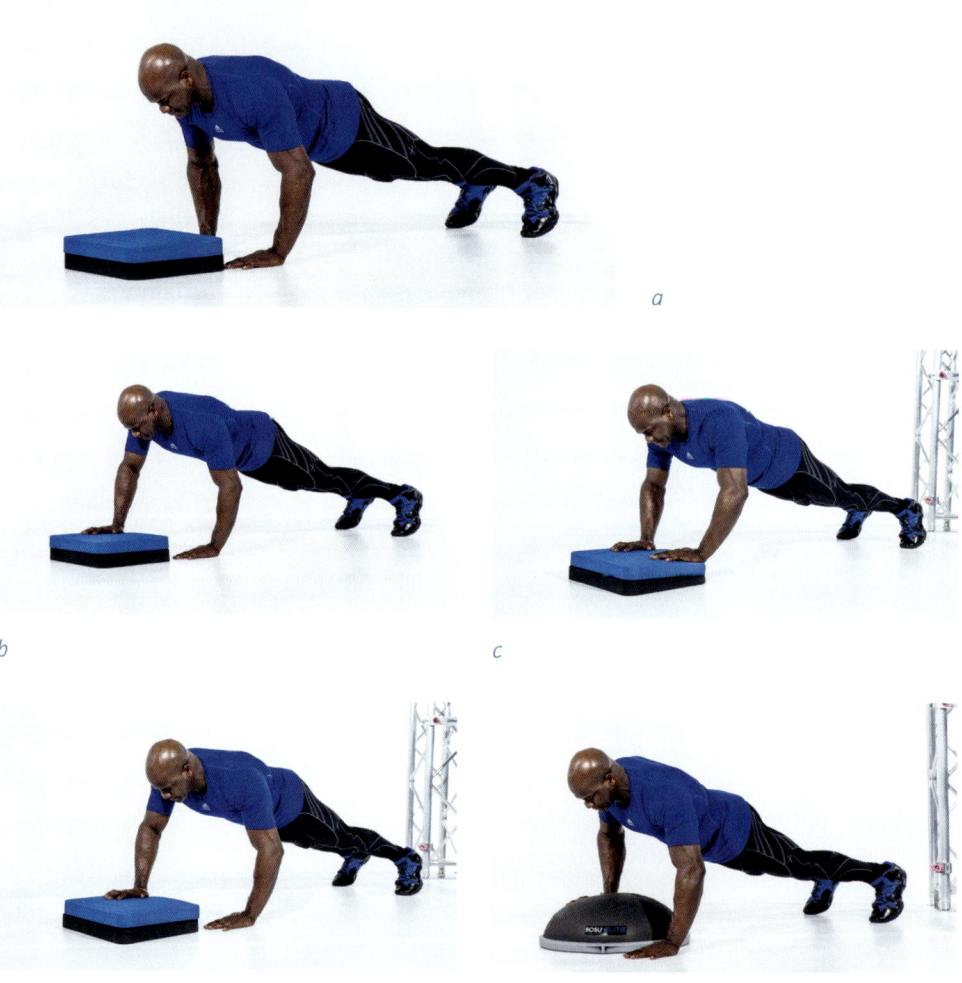

a

b

c

d

e: Alternative

Fotos 50 a-e

AUSGANGSPOSITION

Du startest in der Liegestützposition. Die Hände sind schulterbreit und die Füße etwa hüftbreit auseinander. Den Kopf hältst du in Verlängerung der Wirbelsäule und dein Körper bildet eine gerade Linie.

AUSFÜHRUNG

Du hebst einen Arm und setzt die Hand auf die labile Unterlage. Gleich im Anschluss folgt die andere Hand. Danach kehren beide Hände in die Ausgangsposition zurück. Die Übung wiederholst du fortlaufend.

HINWEIS

Achte darauf, dein Kinn nicht nach vorn zu strecken und die Hüfte nicht durchhängen zu lassen. Die Geschwindigkeit bleibt konstant und die Rumpfmuskulatur ist während der Bewegung angespannt. Um den Schwierigkeitsgrad zu erhöhen, können die Hände breiter auseinandergestellt oder die Geschwindigkeit verändert werden. Die Ausgangsposition der Hände kann vor oder neben der labilen Unterlage sein.

BETEILIGTE MUSKELN

PRIMÄR

Mittlerer Deltamuskel (M. deltoideus, pars acromialis)

Vorderer Deltamuskel (M. deltoideus, pars clavicularis)

Hinterer Deltamuskel (M. deltoideus, pars spinalis)

Großer Brustmuskel, Brustbein-Rippen-Abschnitt (M. pectoralis major, pars sternocostalis)

Großer Brustmuskel, Schlüsselbeinabschnitt (M. pectoralis major, pars clavicularis)

SEKUNDÄR

Großer Rautenmuskel (M. rhomboideus major)

Kleiner Rautenmuskel (M. rhomboideus minor)

Mittlerer Kapuzenmuskel (M. trapezius, pars transversa)

M. PECTORALIS / M. DELTOIDEUS – GROSSER BRUSTMUSKEL / VORDERER DELTAMUSKEL

ASSISTED DIPS MIT BÄNDERN

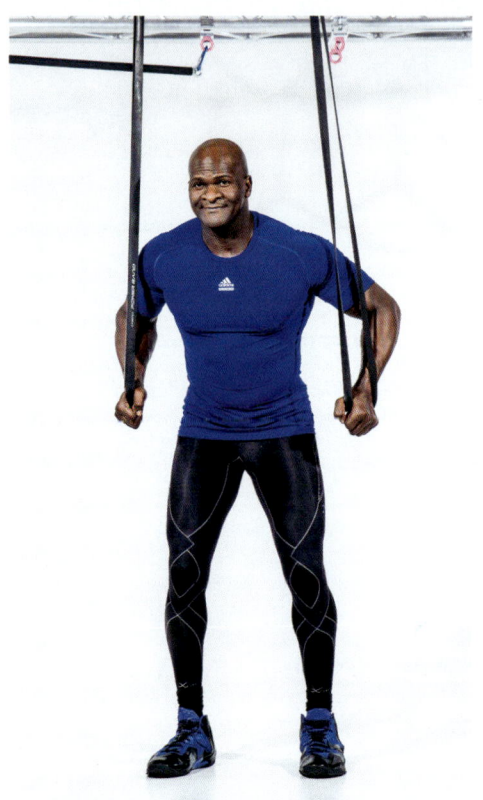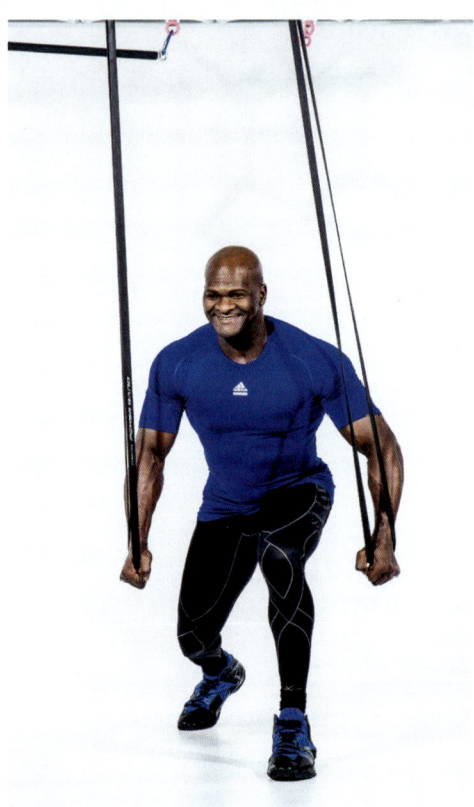

a   b

Fotos 51 a-b

AUSGANGSPOSITION

Du greifst die Bänder von oben auf Hüfthöhe, stabilisierst deinen Rumpf und öffnest die Füße schulterbreit, um die gesamte Muskelkette die für den Dip benötigt wird, vorzubereiten.

AUSFÜHRUNG

Bereite dich vor, indem du die Ellbogen leicht beugst (Ellbogen bewegen sich leicht nach außen). Sobald du eine leichte Dehnung in Brust- oder Schulterbereich spürst, drücke die Bänder Richtung Boden, bis zur vollständigen Armstreckung und führe gleichzeitig einen rückwärtigen Ausfallschritt (Lunge) aus. Wiederhole die Übung (Lunge mit dem anderen Bein).

HINWEIS

Diese Übung ist ein funktionaler dynamischer Dip und erfordert daher eine stehende Ausgangsposition und einen Lunge rückwärts. Für Einsteiger gibt es Maschinen, die eine ähnliche Übungsausführung im Kniestand (assisted) ermöglichen.

BETEILIGTE MUSKELN

PRIMÄR

Großer Brustmuskel, Brustbein-Rippen-Abschnitt (M. pectoralis major, pars sternocostalis)
Großer Brustmuskel, Bauchabschnitt (M. pectoralis major, pars abdominalis)

SEKUNDÄR

Vorderer Deltamuskel (M. deltoideus, pars clavicularis)
Dreiköpfiger Armmuskel, seitlicher Kopf (M. triceps brachii, caput laterale)
Dreiköpfiger Armmuskel, langer Kopf (M. triceps brachii, caput longum)
Dreiköpfiger Armmuskel, innerer Kopf (M. triceps brachii, caput mediale)
Schulterblattheber (M. levator scapulae)
Großer Rückenmuskel (M. latissimus dorsi)
Großer Rundmuskel (M. teres major)
Kleiner Brustmuskel (M. pectoralis minor)

M. PECTORALIS / M. DELTOIDEUS – GROSSER BRUSTMUSKEL / VORDERER DELTAMUSKEL

T-PUSH-UP

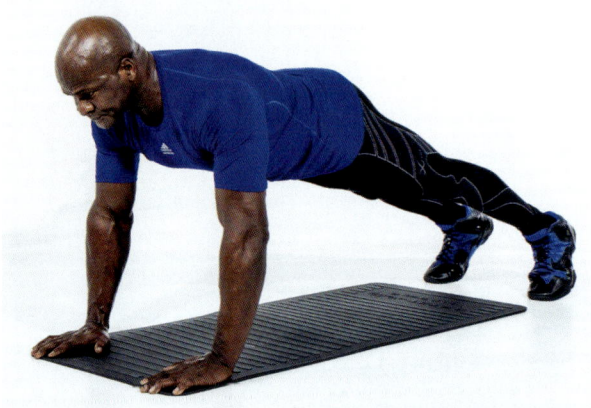

a

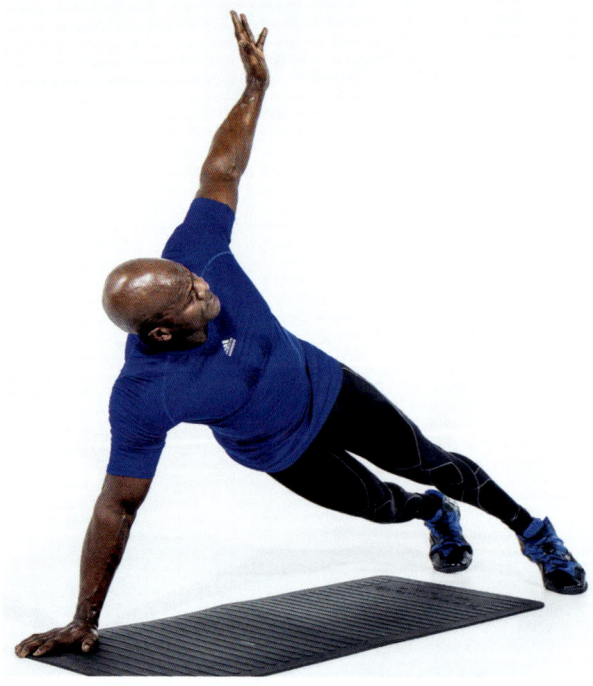

b

Fotos 52 a-b

AUSGANGSPOSITION

Du gehst mit gestreckten Armen in die Liegestützposition.

AUSFÜHRUNG

Während du dich in der Liegestützposition befindest, drehst du deinen Rumpf, hebst eine Hand vom Boden und streckst den Arm Richtung Decke. Den Körper hältst du in einer geraden Linie (Fußspitzen bleiben aufgestellt). Nun wiederholst du die Übung auf der anderen Seite.

BETEILIGTE MUSKELN

PRIMÄR

Großer Brustmuskel, Schlüsselbeinabschnitt (M. pectoralis major, pars clavicularis)
Großer Brustmuskel, Brustbein-Rippen-Abschnitt (M. pectoralis major, pars sternocostalis)

SEKUNDÄR

Äußerer schräger Bauchmuskel (M. obliquus externus abdominis)
Innerer schräger Bauchmuskel (M. obliquus internus abdominis)
Dreiköpfiger Armmuskel, langer Kopf (M. triceps brachii, caput longum)
Dreiköpfiger Armmuskel, seitlicher Kopf (M. triceps brachii, caput laterale)
Vorderer Deltamuskel (M. deltoideus, pars clavicularis)

BAUCH

M. RECTUS ABDOMINIS – GERADER BAUCHMUSKEL

PLANK – WECHSELSEITIGES ARM- UND BEINSTRECKEN

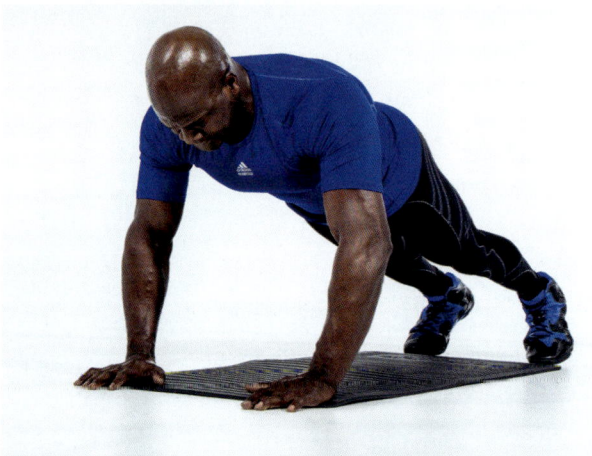

a

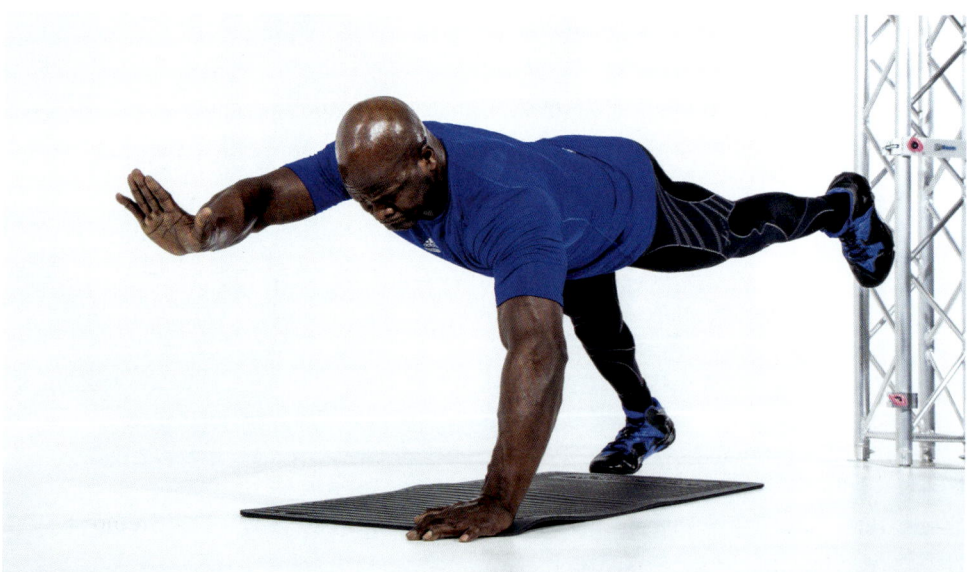

b

Fotos 53 a-b

156

AUSGANGSPOSITION

Du gehst in die Liegestützposition mit Stütz auf den Zehenspitzen und den schulterbreit auseinanderstehenden Händen. Den Kopf hältst du in Verlängerung der Wirbelsäule und der Rücken bleibt gerade.

AUSFÜHRUNG

Du streckst einen Arm nach vorn und gleichzeitig das gegenüberliegende Bein nach hinten, bis Arm und Bein komplett gestreckt sind. Nun führst du den Arm und das gegenüberliegende Bein zusammen. Du wiederholst die Übung und wechselst die Seite.

HINWEIS

Den Kopf hältst du während der Bewegung in Verlängerung der Wirbelsäule und die Bauchmuskulatur spannst du an. Du streckst Arme und Beine, bis sie parallel zum Boden sind. Zum Einstieg kann die Übung auf den Knien durchgeführt werden.

BETEILIGTE MUSKELN

PRIMÄR

Gerader Bauchmuskel (M. rectus abdominis)

SEKUNDÄR

Äußerer schräger Bauchmuskel (M. obliquus externus abdominis)

Innerer schräger Bauchmuskel (M. obliquus internus abdominis)

Darmbeinmuskel (M. iliacus)

Großer Lendenmuskel (M. psoas major)

Schneidermuskel (M. sartorius)

Großer Brustmuskel (M. pectoralis major)

Vorderer Sägemuskel (M. serratus anterior)

Großer Brustmuskel, Brustbein-Rippen-Abschnitt (M. pectoralis major, pars sternocostalis)

Äußerer breiter Oberschenkelmuskel (M. vastus lateralis)

Mittlerer breiter Oberschenkelmuskel (M. vastus intermedius)

Innerer breiter Oberschenkelmuskel (M. vastus medialis)

M. RECTUS ABDOMINIS – GERADER BAUCHMUSKEL

HÜFTHEBEN

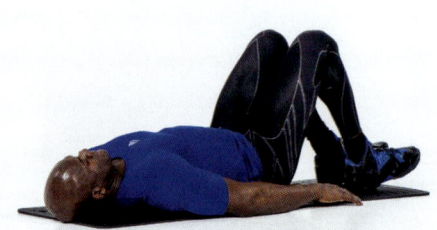

a

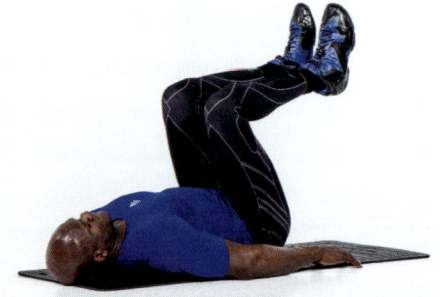

b

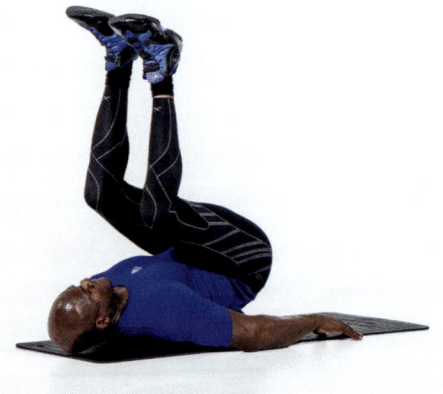

c

Fotos 54 a-c

AUSGANGSPOSITION

Du legst dich auf den Rücken. Beide Füße stehen flach auf dem Boden und die Arme ruhen neben dem Körper.

AUSFÜHRUNG

Du hebst Beine und Hüfte vom Boden, sodass sich die Knie leicht in Richtung Kopf bewegen (nach vorne oben) und der untere Rücken den Boden nicht mehr berührt. Die Arme dienen nur der Stabilisierung und sollten das Anheben der Hüfte so wenig wie möglich unterstützen.

BETEILIGTE MUSKELN

PRIMÄR
Gerader Bauchmuskel (M. rectus abdominis)

SEKUNDÄR
Äußerer schräger Bauchmuskel (M. obliquus externus abdominis)
Innerer schräger Bauchmuskel (M. obliquus internus abdominis)
Gefiederte Muskeln (Mm. multifidii)
Quadratischer Lendenmuskel (M. quadratus lumborum)
Längster Muskel des Brustkorbs (M. longissimus thoracis)
Großer Rückenmuskel (M. latissimus dorsi)

M. RECTUS ABDOMINIS – GERADER BAUCHMUSKEL

PLANK JACKS IM UNTERARMSTÜTZ

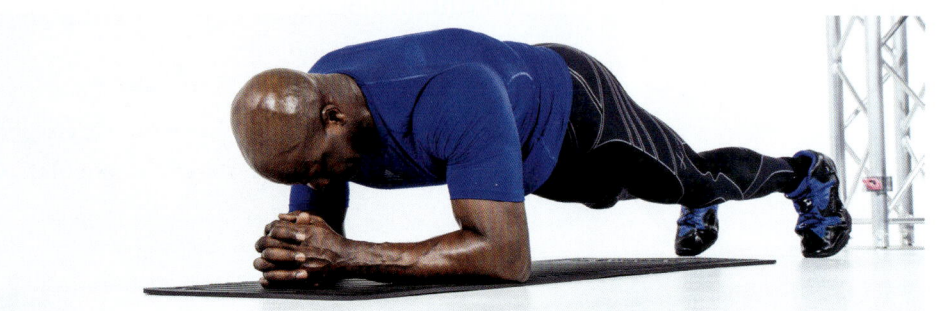

a

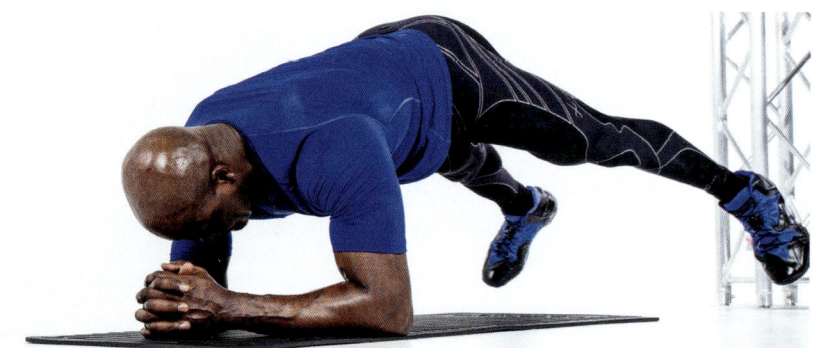

b

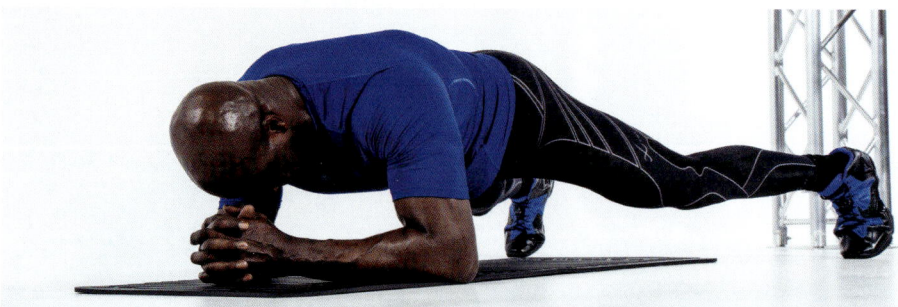

c

Fotos 55 a-c

AUSGANGSPOSITION

Du hebst den Körper aus der Bauchlage, sodass nur die Unterarme und Zehen den Boden berühren. Den Rücken hältst du gerade.

AUSFÜHRUNG

Die Hände hältst du für mehr Stabilität eng zusammen. Dein Körper bildet eine gerade Linie. Nun springst du mit den Beinen über Schulterbreite hinaus nach außen. Stabilisiere kurz die Position und springe in die Ausgangsposition zurück. Wiederhole die Übung.

BETEILIGTE MUSKELN

PRIMÄR

Gerader Bauchmuskel (M. rectus abdominis)

Quer verlaufender Bauchmuskel (M. transversus abdominis)

SEKUNDÄR

Äußerer schräger Bauchmuskel (M. obliquus externus abdominis)

Innerer schräger Bauchmuskel (M. obliquus internus abdominis)

Gefiederte Muskeln (Mm. multifidii)

Quadratischer Lendenmuskel (M. quadratus lumborum)

Längster Muskel des Brustkorbs (M. longissimus thoracis)

Darmbein-Rippen-Muskel (M. iliocostalis)

Großer Rückenmuskel (M. latissimus dorsi)

M. RECTUS ABDOMINIS – GERADER BAUCHMUSKEL

WINDMÜHLE MIT KETTLEBELL

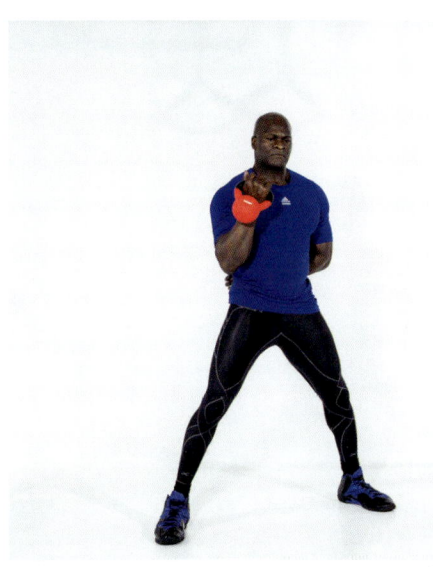

a

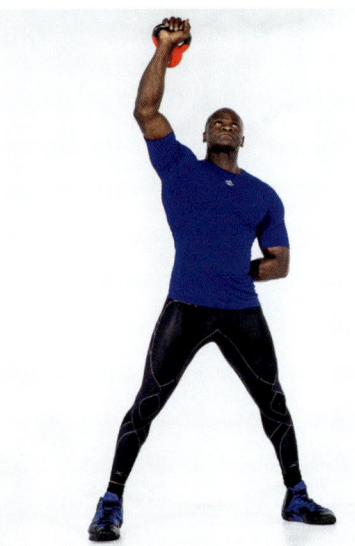

b

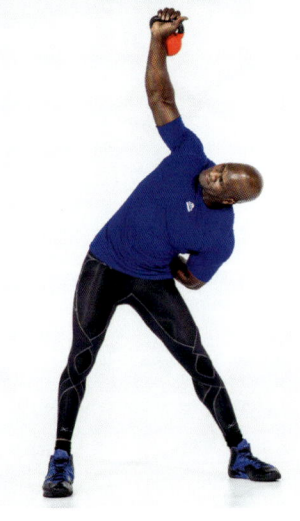

c

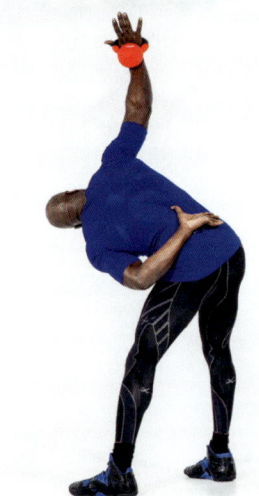

d

Fotos 56 a-d

AUSGANGSPOSITION

Deine Beine stehen mehr als schulterbreit auseinander. Zunächst hebst du die Kettlebell mit einem Arm auf Schulterhöhe, danach drückst du sie über Kopfhöhe.

AUSFÜHRUNG

Du hältst die Kettlebell fest in der Hand und senkst deinen Körper durch Beugung der Hüfte langsam nach vorne. Gleichzeitig folgt dein Blick der Kettlebell, wodurch eine leicht Rotation des Oberkörpers erfolgt. Der Arm bleibt dabei gerade.

BETEILIGTE MUSKELN

PRIMÄR
Gerader Bauchmuskel (M. rectus abdominis)
Äußerer schräger Bauchmuskel (M. obliquus externus abdominis)
Innerer schräger Bauchmuskel (M. obliquus internus abdominis)

SEKUNDÄR
Mittlerer Gesäßmuskel (M. glutaeus medius)
Großer Gesäßmuskel (M. glutaeus maximus)
Zweiköpfiger Oberschenkelmuskel (M. biceps femoris)

M. RECTUS ABDOMINIS – GERADER BAUCHMUSKEL

CHOP MIT MEDIZINBALL ÜBER DEM KOPF

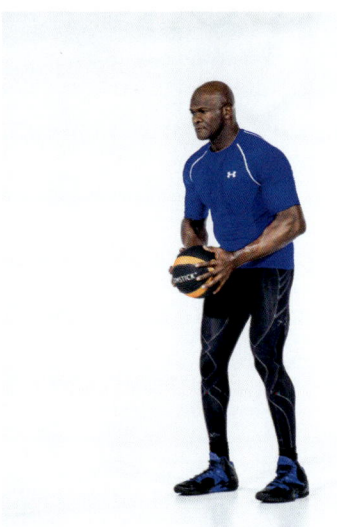

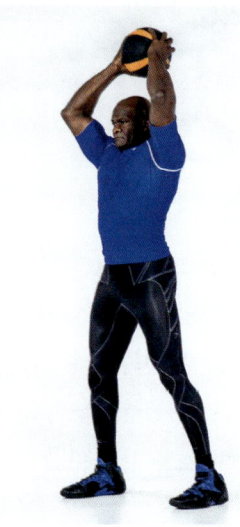

a

b

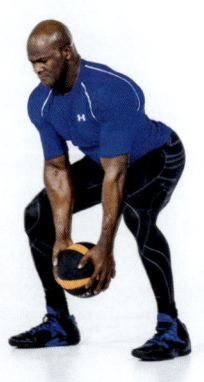
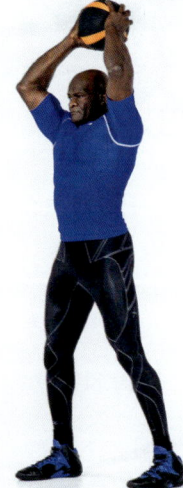

c

d

Fotos 57 a-d

164

AUSGANGSPOSITION

Du stehst gerade, die Füße etwas mehr als schulterbreit auseinander. Den Medizinball hältst du mit leicht gebeugten Armen über dem Kopf.

AUSFÜHRUNG

Im Stand beugst du die Knie und führst den Medizinball nach unten zwischen die Beine. Nun kehrst du in die Ausgangsposition zurück.

BETEILIGTE MUSKELN

PRIMÄR

Gerader Bauchmuskel (M. rectus abdominis)

Äußerer schräger Bauchmuskel (M. obliquus externus abdominis)

Innerer schräger Bauchmuskel (M. obliquus internus abdominis)

Vorderer Deltamuskel (M. deltoideus, pars clavicularis)

SEKUNDÄR

Äußerer breiter Oberschenkelmuskel (M. vastus lateralis)

Mittlerer breiter Oberschenkelmuskel (M. vastus intermedius)

Innerer breiter Oberschenkelmuskel (M. vastus medialis)

Gerader Oberschenkelmuskel (M. rectus femoris)

M. TRANSVERSUS ABDOMINIS – SCHRÄGER/QUER VERLAUFENDER BAUCHMUSKEL

HOLZFÄLLER (MEDIZINBALL)

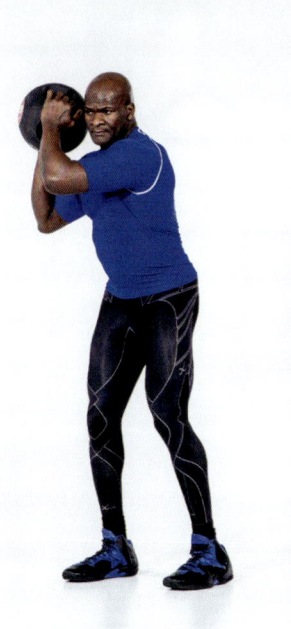

a

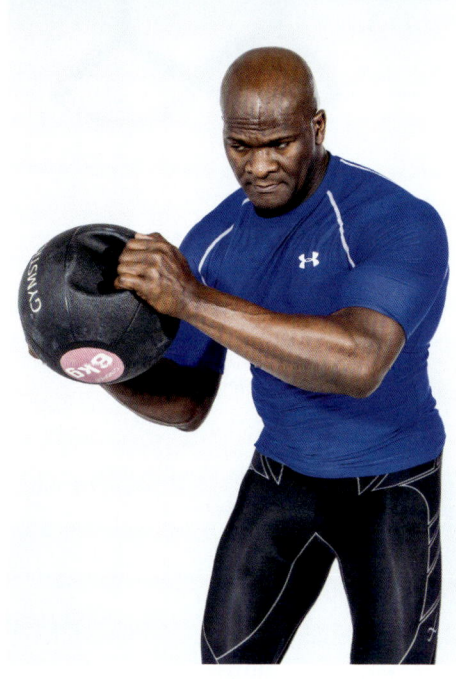

b

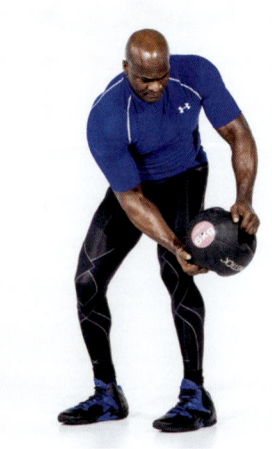

c

Fotos 58 a-c

AUSGANGSPOSITION

Du stehst gerade, die Füße sind schulterbreit auseinander. Den Medizinball hältst du neben deiner Schulter. Um den Ball halten zu können, befindet sich ein Arm vor deinem Oberkörper. Den Oberkörper drehst du zum Ball.

AUSFÜHRUNG

Von der Ausgangsposition führst du den Medizinball vor deinem Körper schräg nach unten zu deinem linken Knie (Außenseite). Das rechte Knie beugst du leicht, um diese tiefe Position zu erreichen. Nun kehrst du in die Ausgangsposition zurück und wiederholst die Übung auf der anderen Seite.

BETEILIGTE MUSKELN

PRIMÄR

Äußerer schräger Bauchmuskel (M. obliquus externus abdominis)
Innerer schräger Bauchmuskel (M. obliquus internus abdominis)
Vorderer Deltamuskel (M. deltoideus, pars clavicularis)

SEKUNDÄR

Quer verlaufender Bauchmuskel (M. transversus abdominis)

M. TRANSVERSUS ABDOMINIS – SCHRÄGER/QUER VERLAUFENDER BAUCHMUSKEL

PLANK – BEINLIFT MIT SCHLINGENTRAINER

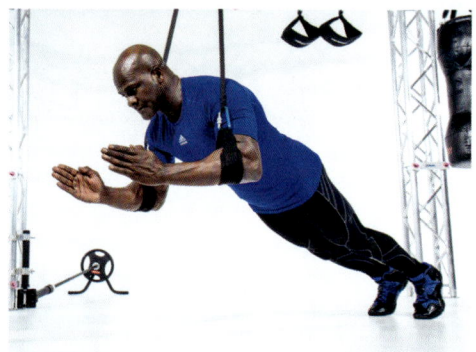

a

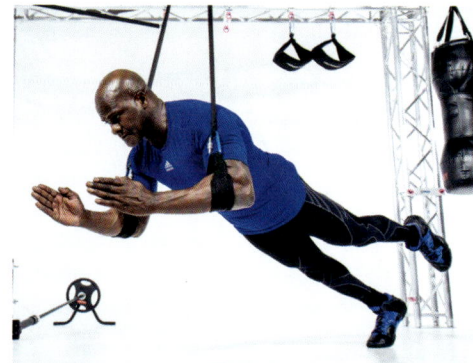

b

Fotos 59 a-b

AUSGANGSPOSITION

Du legst die Unterarme in die Handschlaufen des Schlingentrainers und stützt dich auf Unterarme und Zehen. Die Unterarme sind schulterbreit, die Füße etwa hüftbreit auseinander. Den Kopf hältst du in Verlängerung der Wirbelsäule und dein Körper bildet eine gerade Linie.

AUSFÜHRUNG

Du bleibst in dieser Position und hebst ein Bein. Das Bein ist gestreckt und die Hüfte bleibt gerade (parallel zum Boden) ausgerichtet. Nun kehrst du in die Ausgangsposition zurück und wiederholst die Übung mit dem anderen Bein.

HINWEIS

Achte darauf, das Kinn nicht an die Brust zu ziehen und die Hüfte nicht durchhängen zu lassen. Die Rumpfmuskulatur ist während des Haltens angespannt. Je nach Geschwindigkeit der Bewegung ändert sich die Intensität.

BETEILIGTE MUSKELN

PRIMÄR

Äußerer schräger Bauchmuskel (M. obliquus externus abdominis)
Innerer schräger Bauchmuskel (M. obliquus internus abdominis)

SEKUNDÄR

Mittlerer Gesäßmuskel (M. glutaeus medius)
Kleiner Gesäßmuskel (M. glutaeus minimus)
Oberschenkelbindenspanner (M. tensor fasciae latae)
Quadratischer Lendenmuskel (M. quadratus lumborum)
Großer Lendenmuskel (M. psoas major)
Kammmuskel (M. pectinaeus)
Schlanker Muskel (M. qracilis)
Großer Gesäßmuskel (M. glutaeus maximus)
Großer Rückenmuskel (M. latissimus dorsi)
Kleiner Brustmuskel (M. pectoralis minor)
Großer Brustmuskel, Brustbein-Rippen-Abschnitt (M. pectoralis major, pars sternocostalis)
Schulterblattheber (M. levator scapulae)
Kurzer Adduktor (M. adductor brevis)
Langer Adduktor (M. adductor longus)
Großer Adduktor (M. adductor magnus)

GESÄSS

M. GLUTAEUS MAXIMUS – GROSSER GESÄSSMUSKEL

HÜFTSTRECKUNG MIT BAND

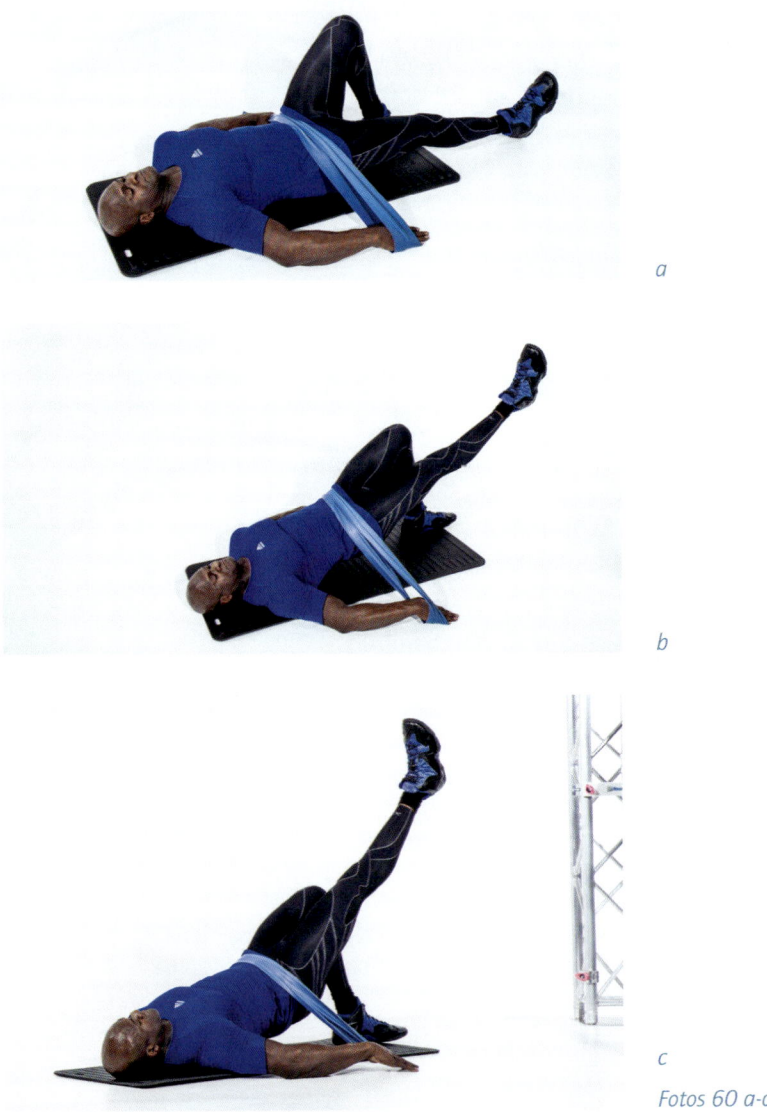

a

b

c

Fotos 60 a-c

AUSGANGSPOSITION

Du startest in Rückenlage auf dem Boden oder auf einer Gymnastikmatte. Ein Bein ist gestreckt, das andere ist angewinkelt und der Fuß wird flach auf den Boden oder die Matte gestellt. Die Arme liegen seitlich am Körper und halten das Band auf Spannung.

AUSFÜHRUNG

Du hebst den Körper gegen den Bandwiderstand, indem du die Hüfte auf der Seite des angewinkelten Beins streckst. Dabei bleiben das gestreckte Bein und die Hüfte gerade. Nun senkst du den Körper und hältst das gestreckte Bein und die Hüfte weiterhin gerade. Du wiederholst die Übung und wechselst das Bein.

HINWEIS

Die rückseitige Oberschenkelmuskulatur des Stützbeins bleibt während der Bewegung in aktiver Insuffizienz, weil das Knie deutlich gebeugt ist, die Hüfte aber nicht stärker als 90°. Der große Adduktor unterstützt nicht, weil er nicht komplett gebeugt ist, wenn die Hüfte gestreckt wird.

BETEILIGTE MUSKELN

PRIMÄR
Großer Gesäßmuskel (M. glutaeus maximus)

M. GLUTAEUS MAXIMUS – GROSSER GESÄSSMUSKEL

SPRUNG NACH OBEN

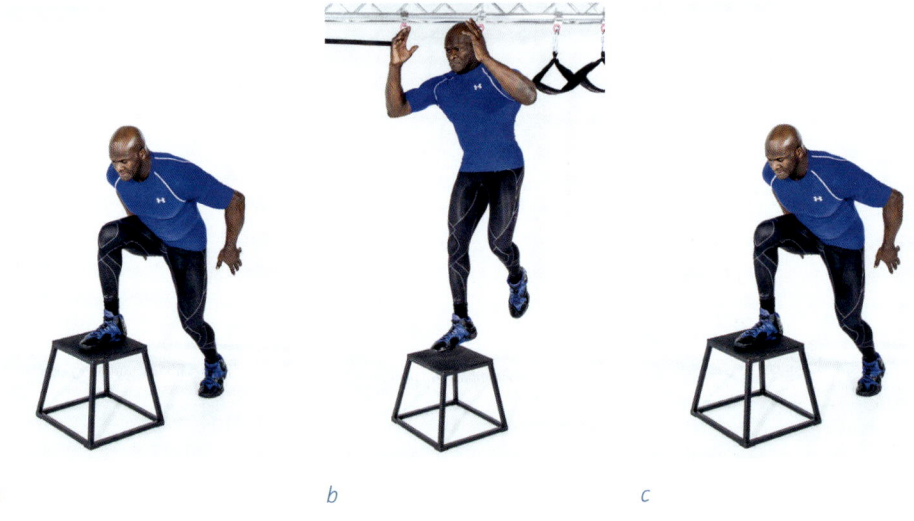

a   b   c

Fotos 61 u-c

AUSGANGSPOSITION

Du stehst aufrecht, die Beine sind etwa hüftbreit auseinander. Die Arme hängen seitlich am Körper.

AUSFÜHRUNG

Du stellst einen Fuß auf eine erhöhte Fläche. Schnell beugst du Knie und Hüfte und springst sofort so hoch wie möglich nach oben. Du bleibst dabei in Schrittstellung. Du landest weich und kehrst in die aufrechte Ausgangsposition zurück. Nun wiederholst du die Übung. Das vordere Knie sollte nicht über die Zehen hinausragen.

HINWEIS

Wenn du die Arme im Rhythmus der Bewegung mitschwingen lässt, erhältst du zusätzlichen Schwung. Die Brust streckst du heraus und die Rumpfmuskulatur spannst du an. Um den Schwierigkeitsgrad zu erhöhen, kannst du die Zeit zwischen der Landung und dem nächsten Sprung verringern. Achte auf eine möglichst sanfte (leise) Landung und einen impulsiven Absprung.

BETEILIGTE MUSKELN

PRIMÄR

Großer Gesäßmuskel (M. glutaeus maximus)

Halbsehnenmuskel (M. semitendinosus)

Halbmembranöser Muskel (M. semimembranosus)

Zweiköpfiger Oberschenkelmuskel (M. biceps femoris)

Großer Adduktor (M. adductor magnus)

Gerader Oberschenkelmuskel (M. rectus femoris)

Äußerer breiter Oberschenkelmuskel (M. vastus lateralis)

Innerer breiter Oberschenkelmuskel (M. vastus medialis)

Mittlerer breiter Oberschenkelmuskel (M. vastus intermedius)

Zweiköpfiger Wadenmuskel, innerer Kopf (M. gastrocnemius, caput mediale)

Zweiköpfiger Wadenmuskel, seitlicher Kopf (M. gastrocnemius, caput laterale)

Schollenmuskel (M. soleus)

Achillessehne

Vorderer Schienbeinmuskel (M. tibialis anterior)

Langer Zehenstrecker (M. extensor digitorum longus)

SEKUNDÄR

Mittlerer Deltamuskel (M. deltoideus, pars acromialis)

Vorderer Deltamuskel (M. deltoideus, pars clavicularis)

Obergrätenmuskel (M. supraspinatus)

Großer Brustmuskel, Schlüsselbeinabschnitt (M. pectoralis major, pars clavicularis)

Zweiköpfiger Armmuskel (M. biceps brachii)

Unterer Kapuzenmuskel (M. trapezius, pars ascendens)

Mittlerer Kapuzenmuskel (M. trapezius, pars transversa)

Vorderer Sägemuskel (M. serratus anterior)

Gerader Bauchmuskel (M. rectus abdominis)

GESÄSS/BEINE

M. GLUTAEUS / M. PIRIFORMIS – GESÄSSMUSKEL / BIRNENFÖRMIGER MUSKEL

SEITLICHE HÜFTABDUKTION IM STAND MIT ELASTISCHEM WIDERSTAND

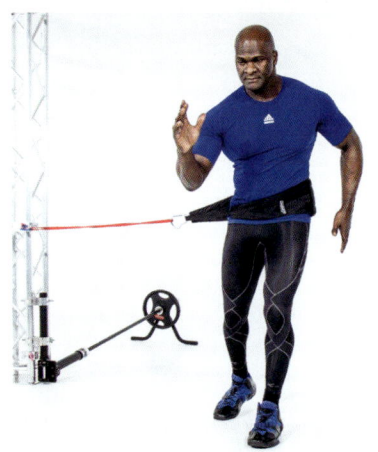
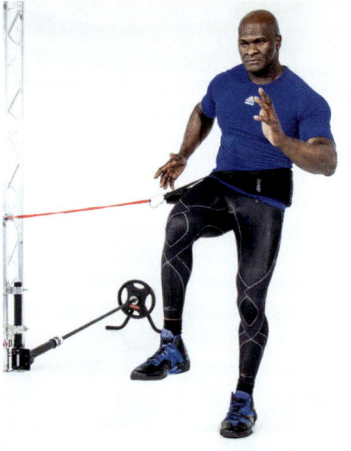

a   b

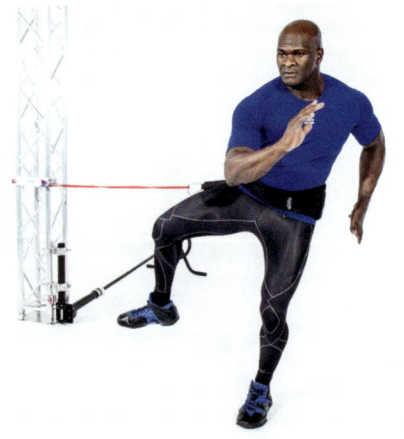
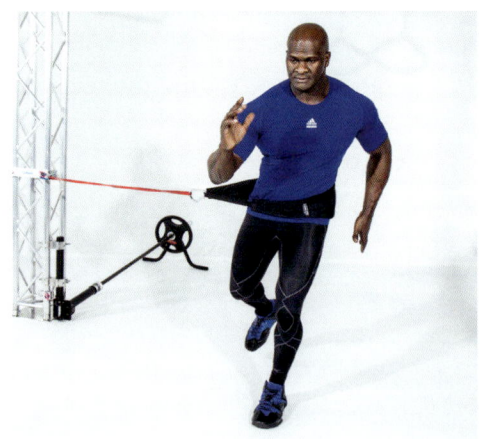

c   d

Fotos 62 a-d

AUSGANGSPOSITION

Du stehst aufrecht, die Beine sind etwa hüftbreit auseinander. Die Arme sind gebeugt und angehoben und unterstützen die Bewegung. Du hebst ein Bein etwa im rechten Winkel, sodass der Oberschenkel parallel zum Boden ist.

AUSFÜHRUNG

Du drehst das Knie so weit wie möglich nach außen (Abduktion). Nun kehrst du in die Ausgangsposition zurück (Adduktion) und wiederholst die Übung.

HINWEIS

Während der Übung hältst du den Kopf in Verlängerung der Wirbelsäule und spannst die Rumpfmuskulatur an. Der Oberschenkel bleibt parallel zum Boden.

BETEILIGTE MUSKELN

PRIMÄR

Mittlerer Gesäßmuskel (M. glutaeus medius)
Kleiner Gesäßmuskel (M. glutaeus minimus)
Oberschenkelbindenspanner (M. tensor fasciae latae)

SEKUNDÄR

Schneidermuskel (M. sartorius)
Birnenförmiger Muskel (M. piriformis)

M. GLUTAEUS / M. PIRIFORMIS – GESÄSSMUSKEL / BIRNENFÖRMIGER MUSKEL

SHUFFLE MIT ELASTISCHEM WIDERSTAND

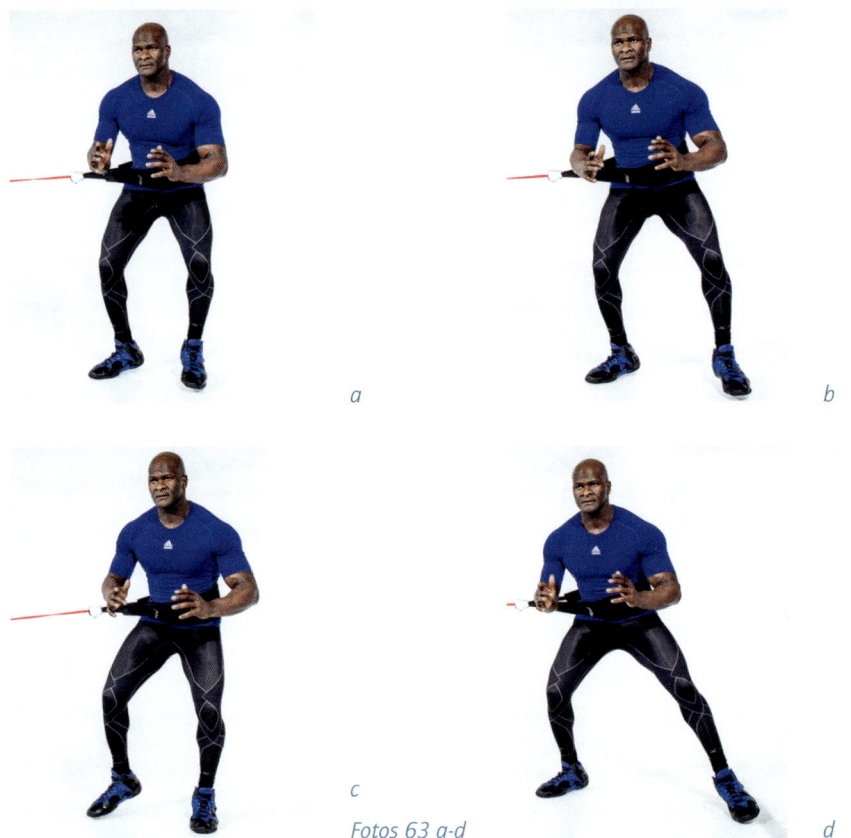

a

b

c

d

Fotos 63 a-d

AUSGANGSPOSITION

Du stehst aufrecht, die Beine sind etwa hüftbreit auseinander. Die Arme werden locker auf Hüfthöhe gehalten.

AUSFÜHRUNG

Du gehst leicht in die Hocke. Hüfte, Knie und Fußgelenke sind leicht gebeugt. Nun bewegst du die Füße zur Seite und hebst sie dabei kaum vom Boden. Achte darauf, dass die

Füße sich nicht berühren und du im tiefen Stand bleibst. Du wiederholst die Übung und wechselst die Richtung.

HINWEIS

Während der Übung ist dein Blick nach vorn gerichtet, der Rücken ist gerade und die Rumpfmuskulatur angespannt. Je nach Geschwindigkeit verändert sich die Intensität.

BETEILIGTE MUSKELN

PRIMÄR

Langer Adduktor (M. adductor longus)

Kurzer Adduktor (M. adductor brevis)

Großer Adduktor (M. adductor magnus)

Mittlerer breiter Oberschenkelmuskel (M. vastus intermedius)

Äußerer breiter Oberschenkelmuskel (M. vastus lateralis)

Innerer breiter Oberschenkelmuskel (M. vastus medialis)

Gerader Oberschenkelmuskel (M. rectus femoris)

Birnenförmiger Muskel (M. piriformis)

Zweiköpfiger Wadenmuskel, seitlicher Kopf (M. gastrocnemius, caput laterale)

Zweiköpfiger Wadenmuskel, innerer Kopf (M. gastrocnemius, caput mediale)

Halbsehnenmuskel (M. semitendinosus)

Schollenmuskel (M. soleus)

Großer Gesäßmuskel (M. glutaeus maximus)

Oberschenkelbindenspanner (M. tensor fasciae latae)

Schneidermuskel (M. sartorius)

Schlanker Muskel (M. gracilis)

Langer Wadenbeinmuskel (M. fibularis longus)

Achillessehne

SEKUNDÄR

Mittlerer Gesäßmuskel (M. glutaeus medius)

Kleiner Gesäßmuskel (M. glutaeus minimus)

Äußerer schräger Bauchmuskel (M. obliquus externus abdominis)

Innerer schräger Bauchmuskel (M. obliquus internus abdominis)

M. GLUTAEUS/M. PIRIFORMIS – GESÄSSMUSKEL/BIRNENFÖRMIGER MUSKEL

SIDE-TWIST-HÜFTDEHNUNG

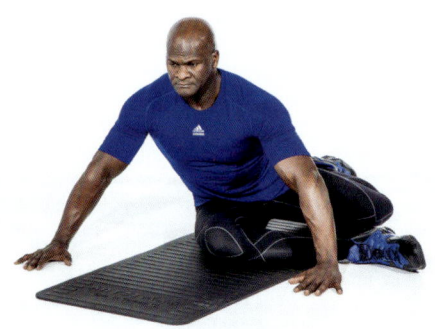

a

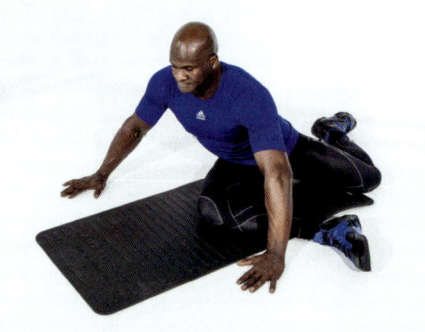

b

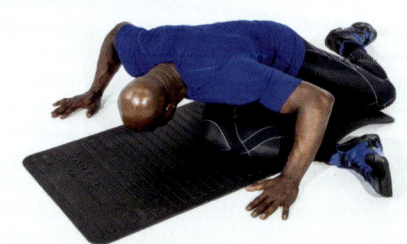

c

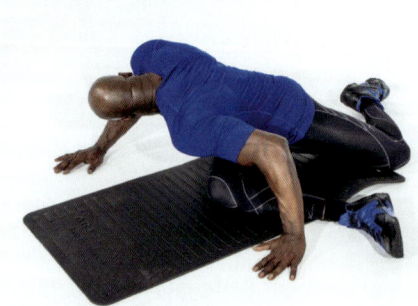

Fotos 64 a-d   d

AUSGANGSPOSITION

Du sitzt auf dem Boden oder auf einer Gymnastikmatte, deine Knie sind etwa 90° gebeugt. Nun drehst du den Rumpf etwa 90°, sodass der Rumpf und der Oberschenkel, in dessen Richtung du dich drehst, eine Linie bilden. Die Hände stellst du etwas mehr als schulterbreit auf den Boden.

AUSFÜHRUNG

Du lehnst dich in Richtung Boden und drehst dann Brust und Becken noch weiter auf, bis du eine deutliche Dehnung spürst. Diese Position hältst du 20-30 Sekunden. Nun kehrst du in die Ausgangsposition zurück, wiederholst die Übung und wechselst die Seite.

HINWEIS

Alternativ kann das Bein, in dessen Richtung du dich drehst, auch gestreckt sein (Hürdensitz).

BETEILIGTE MUSKELN

PRIMÄR

Mittlerer Gesäßmuskel (M. glutaeus medius)
Kleiner Gesäßmuskel (M. glutaeus minimus)
Birnenförmiger Muskel (M. piriformis)

SEKUNDÄR

Äußerer schräger Bauchmuskel (M. obliquus externus abdominis)
Innerer schräger Bauchmuskel (M. obliquus internus abdominis)

M. SEMITENDINOSUS / M. BICEPS FEMORIS – OBERSCHENKELMUSKULATUR

CLEAN & JERK – UMSETZEN UND STOSSEN MIT DER LANGHANTEL

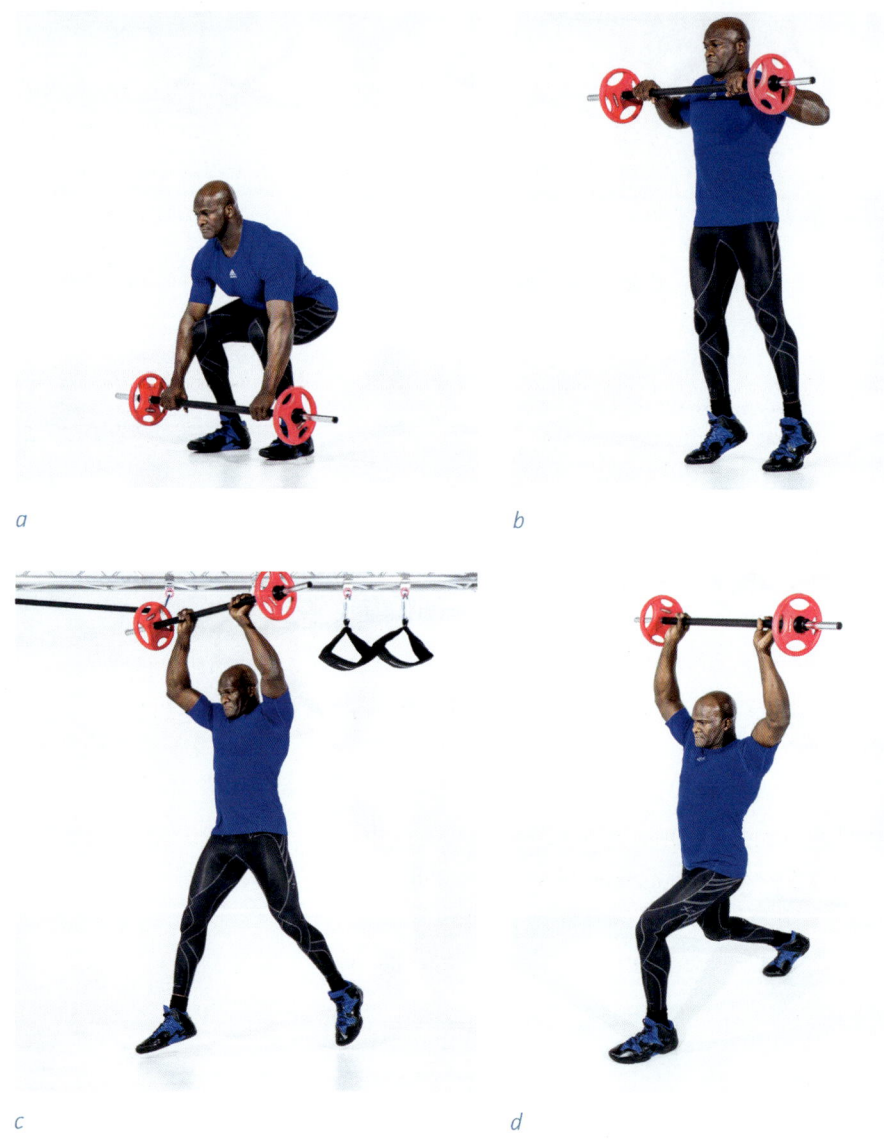

a

b

c

d

Fotos 65 a-d

AUSGANGSPOSITION

Du stehst aufrecht und beugst die Knie. Dabei bleibt der Rücken gerade. Du greifst die Langhantel schulterbreit. Die Handflächen zeigen nach unten.

AUSFÜHRUNG

Mit geradem Rücken hebst du die Hantel auf Schienbeinhöhe. Danach ziehst du sie aus den Oberschenkeln heraus Richtung Brust bis in die aktive Zehenstreckung. Wenn die Hantel fast auf Brusthöhe ist, greifst du um, sodass deine Handflächen nach oben zur Decke zeigen. Dabei springst du ab und stößt das Gewicht über den Kopf und landest in Schrittstellung.

BETEILIGTE MUSKELN

PRIMÄR
Halbsehnenmuskel (M. semitendinosus)
Zweiköpfiger Oberschenkelmuskel (M. biceps femoris)
Halbmembranöser Muskel (M. semimembranosus)

SEKUNDÄR
Zweiköpfiger Wadenmuskel, seitlicher Kopf (M. gastrocnemius, caput laterale)
Zweiköpfiger Wadenmuskel, innerer Kopf (M. gastrocnemius, caput mediale)
Mittlerer Gesäßmuskel (M. glutaeus medius)
Großer Gesäßmuskel (M. glutaeus maximus)
Innerer breiter Oberschenkelmuskel (M. vastus medialis)
Gerader Oberschenkelmuskel (M. rectus femoris)
Mittlerer breiter Oberschenkelmuskel (M. vastus intermedius)
Schollenmuskel (M. soleus)

M. SEMITENDINOSUS / M. BICEPS FEMORIS – OBERSCHENKELMUSKULATUR
LEG CURLS MIT ELASTISCHEM BAND ODER KABELZUG

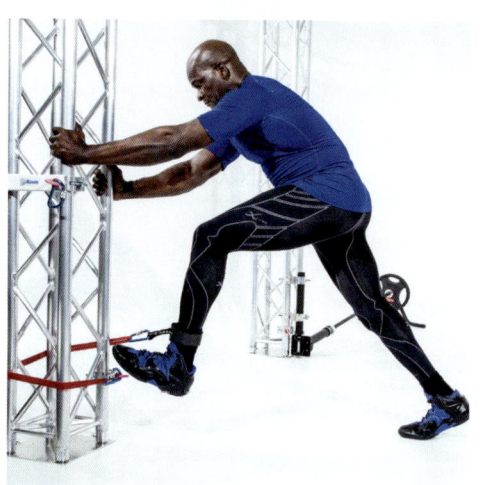
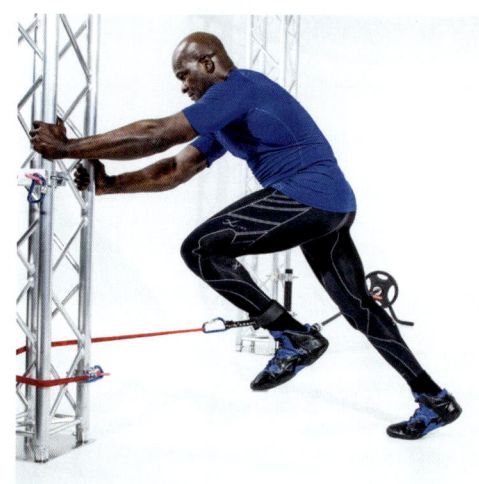

a

b

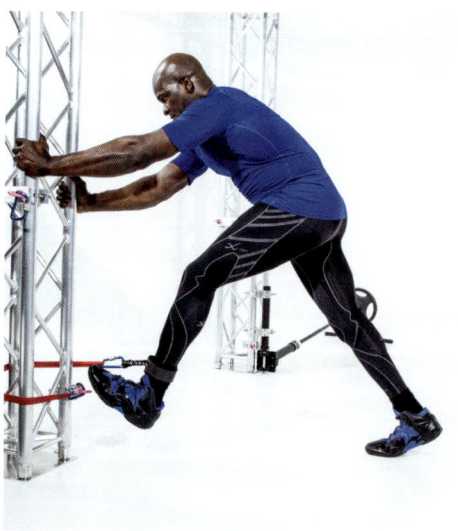

c

Fotos 66 a-c

AUSGANGSPOSITION

Befestige das Band mithilfe einer Fußmanschette an deinem Fußgelenk. Halte dich an dem Fixierungspunkt vor dir fest und stelle das Standbein so weit wie möglich nach hinten (schräge Körperposition). Die Arme sind gerade, der Fuß mit dem Widerstand ist nah an dem Fixierungspunkt.

AUSFÜHRUNG

Ziehe nun die Ferse gegen den Widerstand durch Knieflexion nach hinten. Wenn das Knie komplett gebeugt ist, kehre langsam in die Ausgangsposition zurück und wechsle das Bein.

HINWEIS

Führe die Bewegung sehr langsam aus und halte die Hüfte nahezu stabil. Eine Dorsalflexion im Fußgelenk ermöglicht der Wadenmuskulatur (M. gastrocnemius) die Knieflexion zu unterstützen.

BETEILIGTE MUSKELN

PRIMÄR

Halbsehnenmuskel (M. semitendinosus)

Zweiköpfiger Oberschenkelmuskel (M. biceps femoris)

Halbmembranöser Muskel (M. semimembranosus)

SEKUNDÄR

Zweiköpfiger Wadenmuskel, seitlicher Kopf (M. gastrocnemius, caput laterale)

Zweiköpfiger Wadenmuskel, innerer Kopf (M. gastrocnemius, caput mediale)

Mittlerer Gesäßmuskel (M. glutaeus medius)

Großer Gesäßmuskel (M. glutaeus maximus)

Innerer breiter Oberschenkelmuskel (M. vastus medialis)

Gerader Oberschenkelmuskel (M. rectus femoris)

Mittlerer breiter Oberschenkelmuskel (M. vastus intermedius)

Schollenmuskel (M. soleus)

M. SEMITENDINOSUS/M. BICEPS FEMORIS – OBERSCHENKELMUSKULATUR

BEIN-CURLS MIT DEM GROSSEN FITNESSBALL

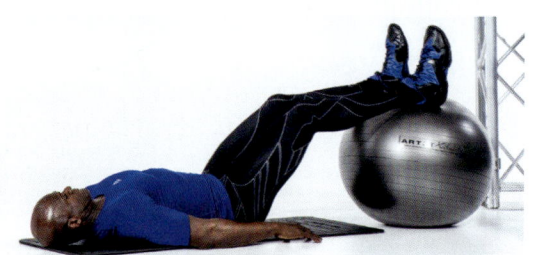

a

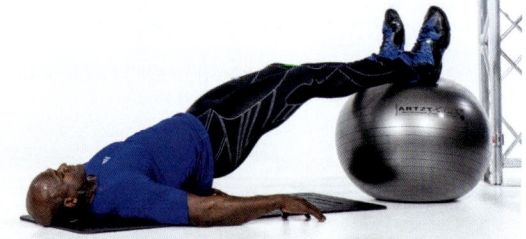

b

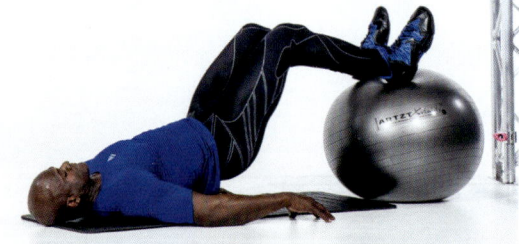

c

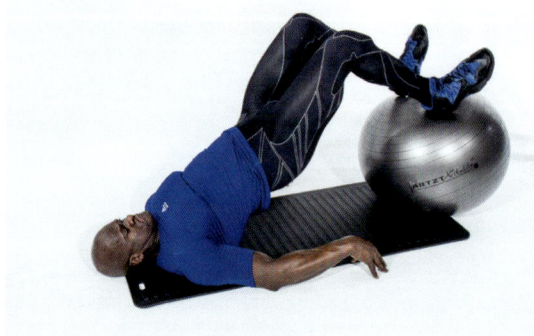

d

Fotos 67 a-d

AUSGANGSPOSITION

Du startest in Rückenlage auf dem Boden. Deine Unterschenkel befinden sich auf dem Ball. Die Arme liegen seitlich neben dem Körper auf dem Boden. Nun streckst du Knie und Hüfte und hebst dadurch den unteren Rücken und die Hüfte vom Boden ab.

AUSFÜHRUNG

Bei gestreckter Hüfte beugst du die Knie und ziehst die Fersen in Richtung Gesäß. Jetzt sollten nur noch die Füße (Fersen) auf dem Ball liegen. Du streckst die Knie wieder, kehrst in die Ausgangsposition zurück und wiederholst die Übung.

HINWEIS

Während der Bewegung hältst du die Hüfte gerade. Die Dorsalflexion des Fußgelenks verringert die aktive Insuffizienz des zweiköpfigen Wadenmuskels, sodass er zur Kniebeugung beitragen kann.

BETEILIGTE MUSKELN

PRIMÄR

Zweiköpfiger Oberschenkelmuskel (M. biceps femoris)
Halbsehnenmuskel (M. semitendinosus)
Halbmembranöser Muskel (M. semimembranosus)

SEKUNDÄR

Zweiköpfiger Wadenmuskel, seitlicher Kopf (M. gastrocnemius, caput laterale)
Zweiköpfiger Wadenmuskel, innerer Kopf (M. gastrocnemius, caput mediale)
Schneidermuskel (M. sartorius)
Schlanker Muskel (M. gracilis)

M. SEMITENDINOSUS / M. BICEPS FEMORIS – OBERSCHENKELMUSKULATUR

WHEEL LUNGE GEGEN BANDZUG – AUSFALLSCHRITTVARIATION

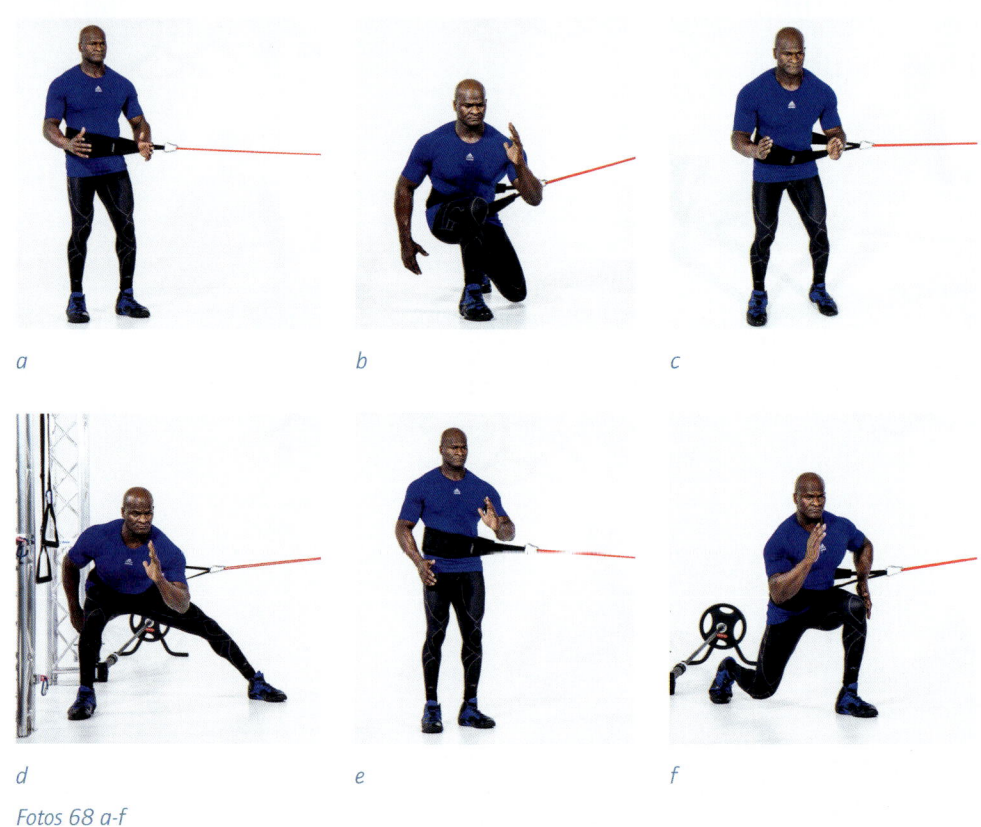

a   b   c

d   e   f

Fotos 68 a-f

AUSGANGSPOSITION

Du stehst aufrecht, die Beine sind etwa hüftbreit auseinander. Die Arme werden locker auf Hüfthöhe gehalten.

AUSFÜHRUNG

Du machst einen Schritt gerade nach vorn. Dabei beugst du Knie und Hüfte, bis das hintere Knie fast den Boden berührt. Dann kehrst du wieder in die aufrechte Ausgangsposition zurück. Nun machst du einen Schritt schräg nach vorn (etwa im 45°-Winkel) und kehrst wieder in die Ausgangsposition zurück. Zum Schluss machst du einen Schritt zur Seite. Dabei beugst du das Knie und die Hüfte, während das Standbein gerade bleibt. Jeden dieser Schritte wiederholst du mit dem anderen Bein.

HINWEIS
Die Brust ist herausgestreckt, die Bauchmuskulatur angespannt und die Schultern werden nach hinten gezogen. Du landest weich und setzt bei dem vorderen Fuß auch die Ferse auf. Das vordere Knie sollte nicht über die Zehen hinausragen.

BETEILIGTE MUSKELN

PRIMÄR
Gerader Oberschenkelmuskel (M. rectus femoris)
Äußerer breiter Oberschenkelmuskel (M. vastus lateralis)
Innerer breiter Oberschenkelmuskel (M. vastus medialis)
Mittlerer breiter Oberschenkelmuskel (M. vastus intermedius)
Halbsehnenmuskel (M. semitendinosus)
Halbmembranöser Muskel (M. semimembranosus)
Zweiköpfiger Oberschenkelmuskel (M. biceps femoris)

SEKUNDÄR
Mittlerer Gesäßmuskel (M. glutaeus medius)
Großer Gesäßmuskel (M. glutaeus maximus)
Langer Adduktor (M. adductor longus)
Kurzer Adduktor (M. adductor brevis)
Großer Adduktor (M. adductor magnus)
Schlanker Muskel (M. gracilis)
Zweiköpfiger Wadenmuskel, innerer Kopf (M. gastrocnemius, caput mediale)
Zweiköpfiger Wadenmuskel, seitlicher Kopf (M. gastrocnemius, caput laterale)
Schollenmuskel (M. soleus)

M. SEMITENDINOSUS / M. BICEPS FEMORIS – OBERSCHENKELMUSKULATUR

SEITLICHE SPRÜNGE ÜBER EIN „HINDERNIS"

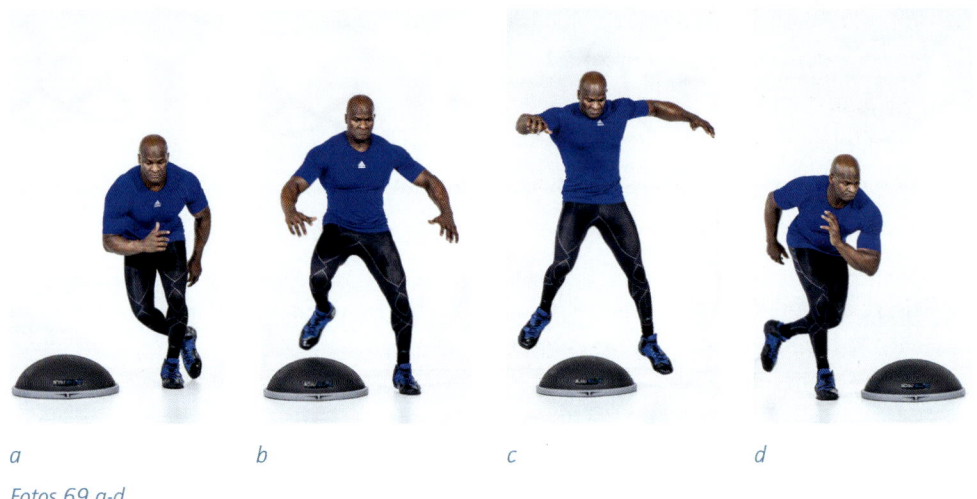

a   b   c   d

Fotos 69 a-d

AUSGANGSPOSITION

Du stehst aufrecht, die Beine sind etwa hüftbreit auseinander. Die Arme sind gebeugt und unterstützen den Sprung.

AUSFÜHRUNG

Du gehst leicht in die Hocke, indem du Knie, Hüfte und Fußgelenk beugst. Sofort springst du hoch und so weit wie möglich zur Seite und landest auf dem anderen Fuß. Du wiederholst die Übung und wechselst dabei Sprung- und Landebein.

HINWEIS

Wenn du die Arme im Rhythmus der Bewegung mitschwingen lässt, erhältst du zusätzlichen Schwung. Die Brust streckst du heraus und die Rumpfmuskulatur spannst du an. Um den Schwierigkeitsgrad zu erhöhen, kannst du die Zeit zwischen der Landung und dem nächsten Sprung verringern.

BETEILIGTE MUSKELN

PRIMÄR

Halbsehnenmuskel (M. semitendinosus)

Halbmembranöser Muskel (M. semimembranosus)

Zweiköpfiger Oberschenkelmuskel (M. biceps femoris)

Großer Adduktor (M. adductor magnus)

Gerader Oberschenkelmuskel (M. rectus femoris)

Äußerer breiter Oberschenkelmuskel (M. vastus lateralis)

Innerer breiter Oberschenkelmuskel (M. vastus medialis)

Mittlerer breiter Oberschenkelmuskel (M. vastus intermedius)

Schlanker Muskel (M. gracilis)

Zweiköpfiger Wadenmuskel, innerer Kopf (M. gastrocnemius, caput mediale)

Zweiköpfiger Wadenmuskel, seitlicher Kopf (M. gastrocnemius, caput laterale)

Schollenmuskel (M. soleus)

Hinterer Schienbeinmuskel (M. tibialis posterior)

Vorderer Schienbeinmuskel (M. tibialis anterior)

Mittlerer Gesäßmuskel (M. glutaeus medius)

Kleiner Gesäßmuskel (M. glutaeus minimus)

Oberschenkelbindenspanner (M. tensor fasciae latae)

SEKUNDÄR

Gerader Bauchmuskel (M. rectus abdominis)

Quer verlaufender Bauchmuskel (M. transversus abdominis)

Längster Muskel des Brustkorbs (M. longissimus thoracis)

Viel gefiederte Muskeln (Mm. multifidii)

Äußerer schräger Bauchmuskel (M. obliquus externus abdominis)

Innerer schräger Bauchmuskel (M. obliquus internus abdominis)

M. GRACILIS – SCHLANKER MUSKEL

HÜFTADDUKTION IM LIEGEN MIT ELASTISCHEM WIDERSTAND

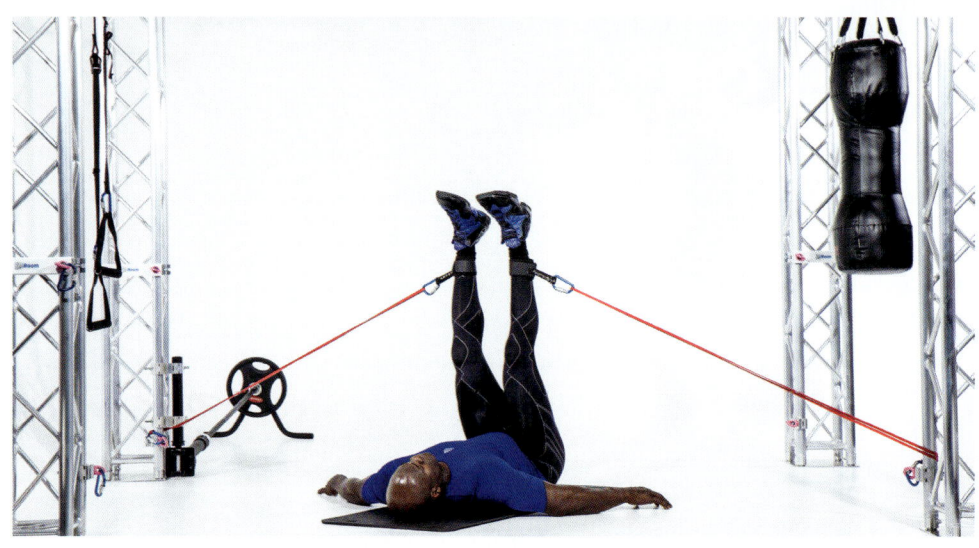

a

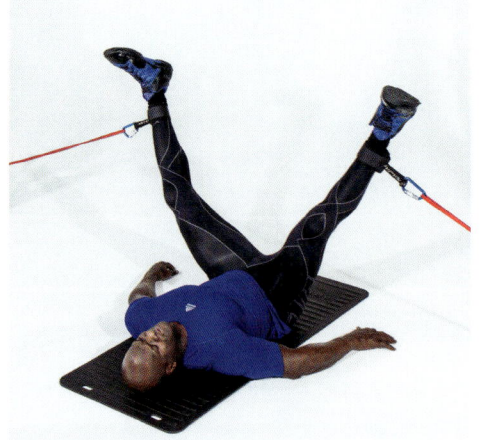

b

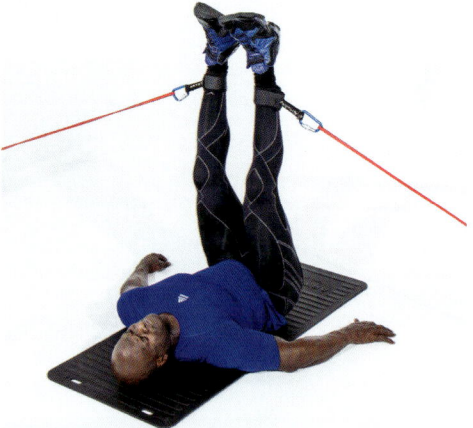

c

Fotos 70 a-c

AUSGANGSPOSITION

Du sitzt zwischen zwei Widerstandsbändern (Kabelzügen) und befestigst an jedem Fußgelenk eine Fußmanschette. Achte darauf, dass deine Hüfte sich zwischen den beiden Zügen befindet. Nun legst du dich auf den Rücken und hebst die Beine senkrecht nach oben.

AUSFÜHRUNG

Du spreizt die Beine, bis du an den Oberschenkelinnenseiten eine Dehnung spürst. Du führst die Beine wieder zusammen und wiederholst die Übung.

BETEILIGTE MUSKELN

PRIMÄR
Großer Adduktor (M. adductor magnus)
Kurzer Adduktor (M. adductor brevis)
Langer Adduktor (M. adductor longus)

SEKUNDÄR
Kammmuskel (M. pectinaeus)
Schlanker Muskel (M. gracilis)

M. TENSOR FASCIAE LATAE – OBERSCHENKELBINDENSPANNER

HÜFTABDUKTION MIT ELASTISCHEM WIDERSTAND ODER KABELZUG

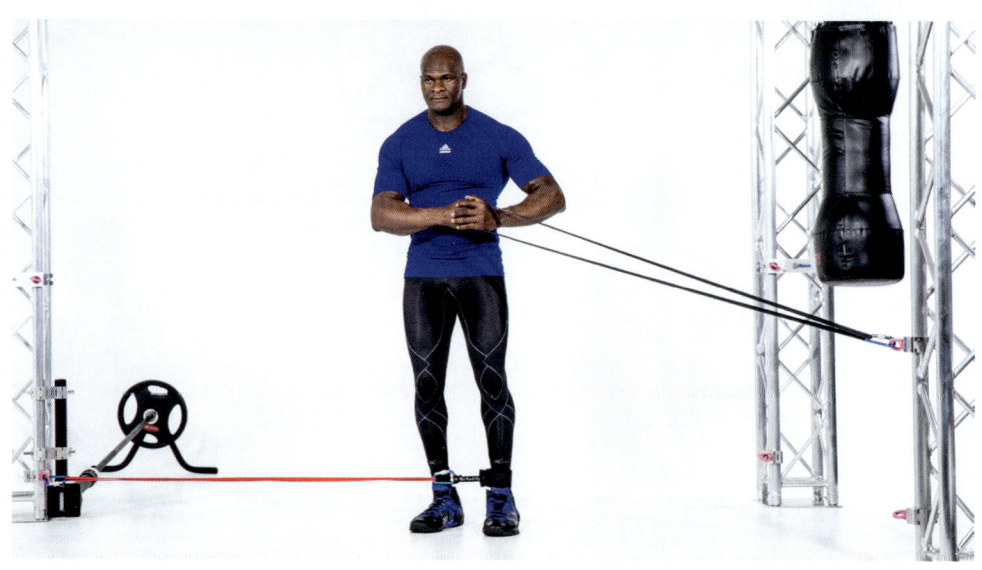

a

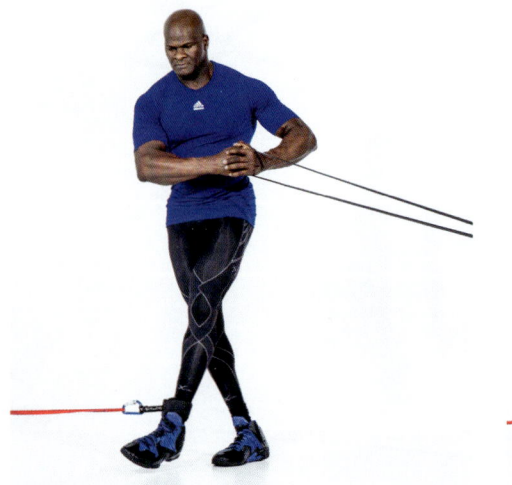

b

c

Fotos 71 a-c

AUSGANGSPOSITION

Du stehst vor dem unteren Zug und befestigst die Fußmanschette oder das Band an deinem Fußgelenk. Nun machst du mit dem anderen Bein einen Schritt nach hinten und drehst dich leicht zur Seite, sodass das Bein, an dem das Seil oder Band befestigt ist, weiter vom Zug entfernt ist als das andere. Um das Gleichgewicht zu halten, kannst du dich an der Haltestange oder mithilfe des Bands leicht „abstützen". Du stehst auf dem Bein, das sich näher am Zug befindet. Das andere Bein kann sich so vor dem Standbein bewegen.

AUSFÜHRUNG

Löse das Bein mit dem Widerstand vom Boden und führe es zunächst leicht nach innen (über das Standbein hinaus). Nun ziehst du das Bein so weit wie möglich nach außen. Dabei bewegt sich dein Rumpf nicht. Du kehrst in die Ausgangsposition zurück, wiederholst die Übung und wechselst das Bein.

HINWEIS

Achte darauf, dass das Band wie auf dem Foto befestigt ist, damit die Übung richtig ausgeführt werden kann. Wie außerdem auf den Bildern zu sehen ist, kannst du dich mit einem oder beiden Armen abstützen.

BETEILIGTE MUSKELN

PRIMÄR

Großer Gesäßmuskel (M. glutaeus maximus)

Oberschenkelbindenspanner (M. tensor fasciae latae)

Kleiner Gesäßmuskel (M. glutaeus minimus)

M. SOLEUS – WADENMUSKULATUR

KNIEBEUGE MIT SPRUNG IN SCHRITTSTELLUNG

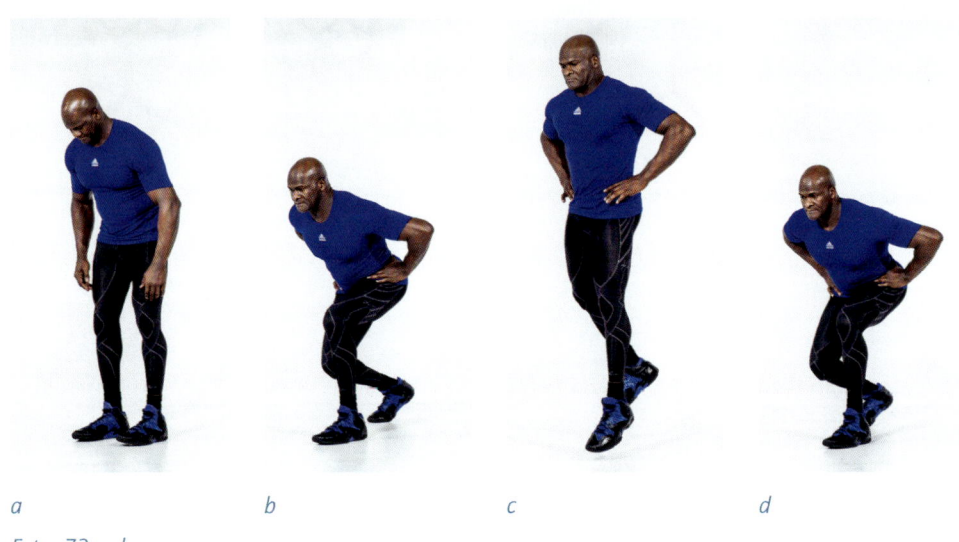

a   b   c   d

Fotos 72 a-d

AUSGANGSPOSITION

Du stehst aufrecht, die Beine sind etwa hüftbreit auseinander. Die Arme hängen seitlich am Körper. Du machst einen Schritt nach vorn.

AUSFÜHRUNG

Du beugst die Knie und die Hüfte, bis das hintere Knie den Boden berührt. Sofort springst du so hoch wie möglich. Dabei bleiben deine Beine in Schrittstellung. Du landest weich, kehrst zurück in die aufrechte Ausgangsposition und wiederholst die Übung mit demselben Bein. Das vordere Knie sollte nicht über die Zehen hinausragen. Nach 10 Sprüngen wechselst du das Bein und wiederholst die Übung mit der anderen Seite.

HINWEIS

Wenn du die Arme im Rhythmus der Bewegung mitschwingen lässt, erhältst du zusätzlichen Schwung. Die Brust streckst du heraus und die Rumpfmuskulatur spannst du an. Um den Schwierigkeitsgrad zu erhöhen, kannst du die Zeit zwischen der Landung und dem nächsten Sprung verringern.

BETEILIGTE MUSKELN

PRIMÄR

Großer Gesäßmuskel (M. glutaeus maximus)

Mittlerer Gesäßmuskel (M. glutaeus medius)

Gerader Oberschenkelmuskel (M. rectus femoris)

Gerader Oberschenkelmuskel (M. rectus femoris)

Äußerer breiter Oberschenkelmuskel (M. vastus lateralis)

Innerer breiter Oberschenkelmuskel (M. vastus medialis)

Mittlerer breiter Oberschenkelmuskel (M. vastus intermedius)

Halbsehnenmuskel (M. semitendinosus)

Halbmembranöser Muskel (M. semimembranosus)

Zweiköpfiger Oberschenkelmuskel (M. biceps femoris)

Zweiköpfiger Wadenmuskel, innerer Kopf (M. gastrocnemius, caput mediale)

Zweiköpfiger Wadenmuskel, seitlicher Kopf (M. gastrocnemius, caput laterale)

Schollenmuskel (M. soleus)

Achillessehne

SEKUNDÄR

Gerader Bauchmuskel (M. rectus abdominis)

Quer verlaufender Bauchmuskel (M. transversus abdominis)

Längster Muskel des Brustkorbs (M. longissimus thoracis)

Gefiederte Muskeln (Mm. multifidii)

Quadratischer Lendenmuskel (M. quadratus lumborum)

M. TIBIALIS ANTERIOR – VORDERER SCHIENBEINMUSKEL

VERTIKALER SPRUNG

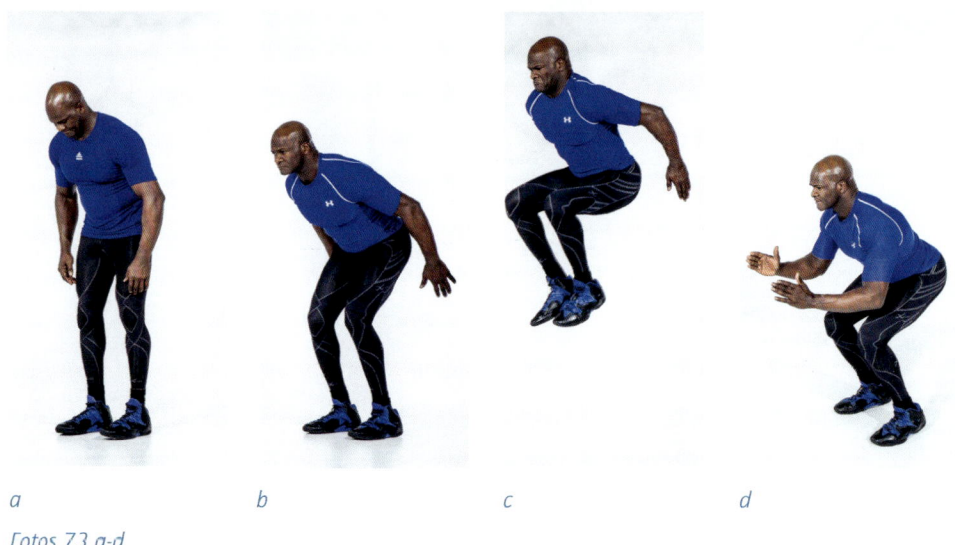

a   b   c   d

Fotos 73 a-d

AUSGANGSPOSITION

Du stehst aufrecht, die Beine sind etwa hüftbreit auseinander. Die Arme hängen seitlich am Körper.

AUSFÜHRUNG

Du gehst leicht in die Hocke, indem du Knie, Hüfte und Fußgelenke beugst. Sofort springst du so hoch wie möglich nach oben. Du landest weich und wiederholst die Übung.

HINWEIS

Wenn du die Arme im Rhythmus der Bewegung mitschwingen lässt, erhältst du zusätzlichen Schwung. Die Brust streckst du heraus und die Rumpfmuskulatur spannst du an. Um den Schwierigkeitsgrad zu erhöhen, kannst du die Zeit zwischen der Landung und dem nächsten Sprung verringern.

BETEILIGTE MUSKELN

PRIMÄR

Großer Gesäßmuskel (M. glutaeus maximus)

Halbsehnenmuskel (M. semitendinosus)

Halbmembranöser Muskel (M. semimembranosus)

Zweiköpfiger Oberschenkelmuskel (M. biceps femoris)

Großer Adduktor (M. adductor magnus)

Gerader Oberschenkelmuskel (M. rectus femoris)

Äußerer breiter Oberschenkelmuskel (M. vastus lateralis)

Innerer breiter Oberschenkelmuskel (M. vastus medialis)

Mittlerer breiter Oberschenkelmuskel (M. vastus intermedius)

Zweiköpfiger Wadenmuskel, innerer Kopf (M. gastrocnemius, caput mediale)

Zweiköpfiger Wadenmuskel, seitlicher Kopf (M. gastrocnemius, caput laterale)

Schollenmuskel (M. soleus)

Achillessehne

Vorderer Schienbeinmuskel (M. tibialis anterior)

Langer Zehenstrecker (M. extensor digitorum longus)

SEKUNDÄR

Vorderer Deltamuskel (M. deltoideus, pars clavicularis)

Mittlerer Deltamuskel (M. deltoideus, pars acromialis)

Obergrätenmuskel (M. supraspinatus)

Großer Brustmuskel, Schlüsselbeinabschnitt (M. pectoralis major, pars clavicularis)

Zweiköpfiger Armmuskel (M. biceps brachii)

Unterer Kapuzenmuskel (M. trapezius, pars ascendens)

Mittlerer Kapuzenmuskel (M. trapezius, pars transversa)

Vorderer Sägemuskel (M. serratus anterior)

Gerader Bauchmuskel (M. rectus abdominis)

M. RECTUS FEMORIS – GERADER OBERSCHENKELMUSKEL

MOUNTAIN CLIMBER

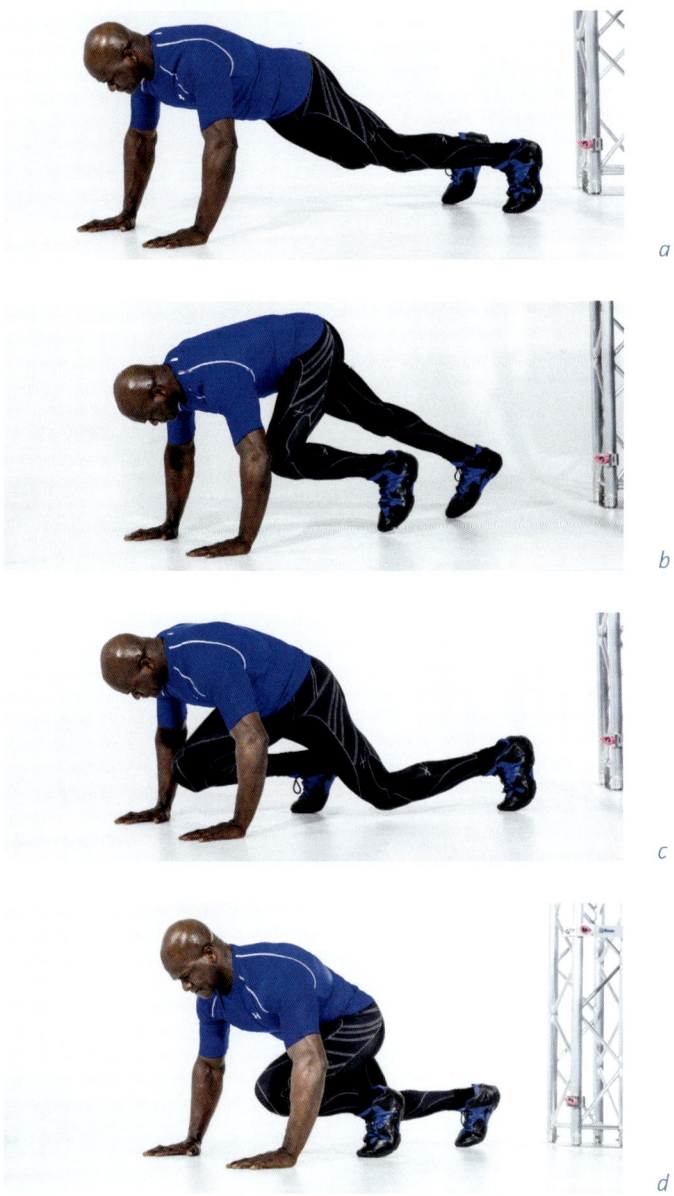

a

b

c

d

Fotos 74 a-d

AUSGANGSPOSITION

Du stützt dich auf Hände und Knie und streckst dann die Beine nach hinten aus.

AUSFÜHRUNG

Nun ziehst du ein Bein nach vorn zur Brust und streckst es wieder nach hinten. Direkt im Anschluss ziehst du das andere Bein nach vorne und streckst es wieder.

BETEILIGTE MUSKELN

PRIMÄR

Quer verlaufender Bauchmuskel (M. transversus abdominis)

Gerader Oberschenkelmuskel (M. rectus femoris)

Äußerer breiter Oberschenkelmuskel (M. vastus lateralis)

Innerer breiter Oberschenkelmuskel (M. vastus medialis)

Mittlerer breiter Oberschenkelmuskel (M. vastus intermedius)

SEKUNDÄR

Gerader Bauchmuskel (M. rectus abdominis)

Mittlerer Gesäßmuskel (M. gluteus medius)

Großer Gesäßmuskel (M. glutaeus maximus)

Vorderer Deltamuskel (M. deltoideus, pars clavicularis)

M. VASTUS MEDIALIS/LATERALIS – INNERER/ÄUSSERER OBERSCHENKELMUSKEL

SUMO-KREUZHEBEN (LANGHANTEL)

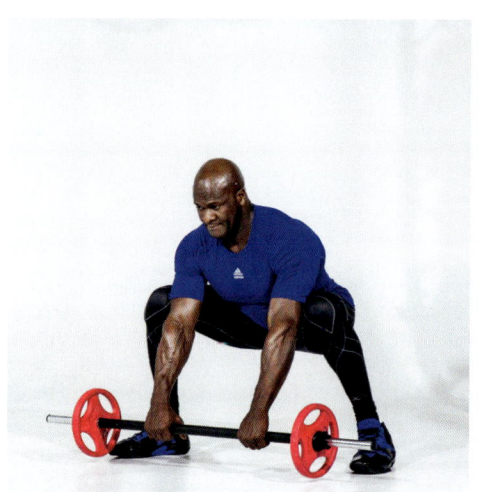

a

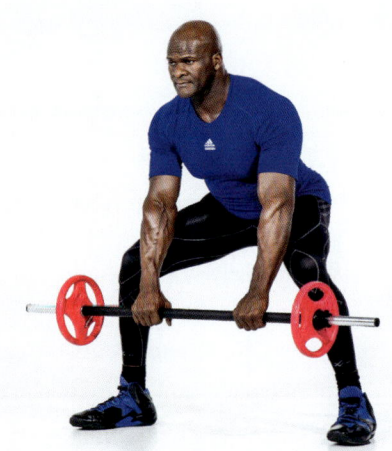

b

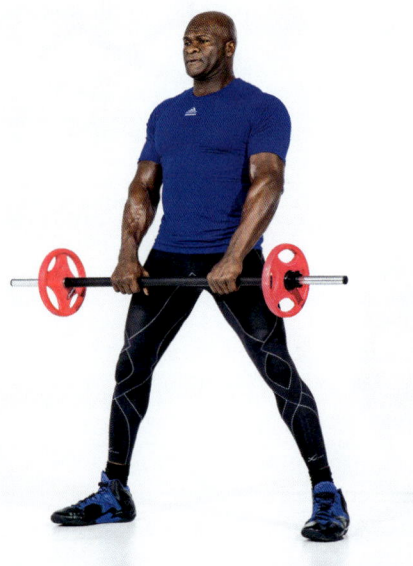

c

Fotos 75 a-c

AUSGANGSPOSITION

Du stellst die Füße sehr weit auseinander unter die Hantelstange. Nun gehst du in die Hocke und fasst die Stange zwischen den Beinen schulterbreit oder etwas enger im Kreuzgriff.

AUSFÜHRUNG

Du ziehst die Hantel nach oben, indem du Hüfte und Knie komplett streckst. Wenn die Hantel ihre höchste Position erreicht hat, ziehst du die Schultern zurück. Du kehrst in die Ausgangsposition zurück und wiederholst die Übung.

HINWEIS

Beim Heben hältst du die Hüfte tief, die Schultern oben, Arme und Rücken gerade. Die Knie zeigen während der Bewegung in dieselbe Richtung wie die Füße. Um den mechanischen Hebel zu verbessern, ziehst du die Hantel nah am Körper nach oben.

BETEILIGTE MUSKELN

PRIMÄR
Großer Gesäßmuskel (M. glutaeus maximus)

SEKUNDÄR
Gerader Oberschenkelmuskel (M. rectus femoris)
Innerer breiter Oberschenkelmuskel (M. vastus medialis)
Äußerer breiter Oberschenkelmuskel (M. vastus lateralis)
Großer Adduktor (M. adductor magnus)
Schollenmuskel (M. soleus)
Mittlerer breiter Oberschenkelmuskel (M. vastus intermedius)

5.2 KOMPLEXITÄT MIT SYSTEM – SÄULEN UND EBENEN

Im diesem Praxiskapitel folgen komplexe Übungen, die größtenteils mit Kleingeräten, die die Komplexität unterstützen und den Alltagstransfer optimieren, ausgeführt werden. Hier steht das „Säulen und Ebenen"-Konzept im Vordergrund. Freut euch auf die „Best of Lamar"-Übungen, die euch eure individuellen Grenzen und Möglichkeiten aufzeigen.

5.2.1 BAND-UND-PULLEY-TRAINING I+II

Es gibt verschiedene Möglichkeiten, die Bänder an einem externen Fixpunkt zu befestigen, z. B. in der Tür (Türanker), an stabilen Stangen oder Griffen, Autotüren oder mithilfe eines Partners etc.. Verschiedene Schwierigkeitsstufen können erreicht werden, wenn die Bänder in unterschiedlichen Höhen (oben, mittig, unten) befestig werden. Die aktiven Bandenden können mit oder ohne Handgriffe bzw. -schlaufen gegriffen oder an der Taille befestigt werden.

I. IM STEHEN ZIEHEN (HOCH, MITTEL UND NIEDRIG)

Progressions-Stufen:

1. NUR OBERKÖRPER

Beide Arme gleichzeitig ▸ Arme abwechselnd ▸ mit Bewegung des Oberkörpers ▸ nur ein Arm ▸ ein Arm mit Bewegung des Oberkörpers

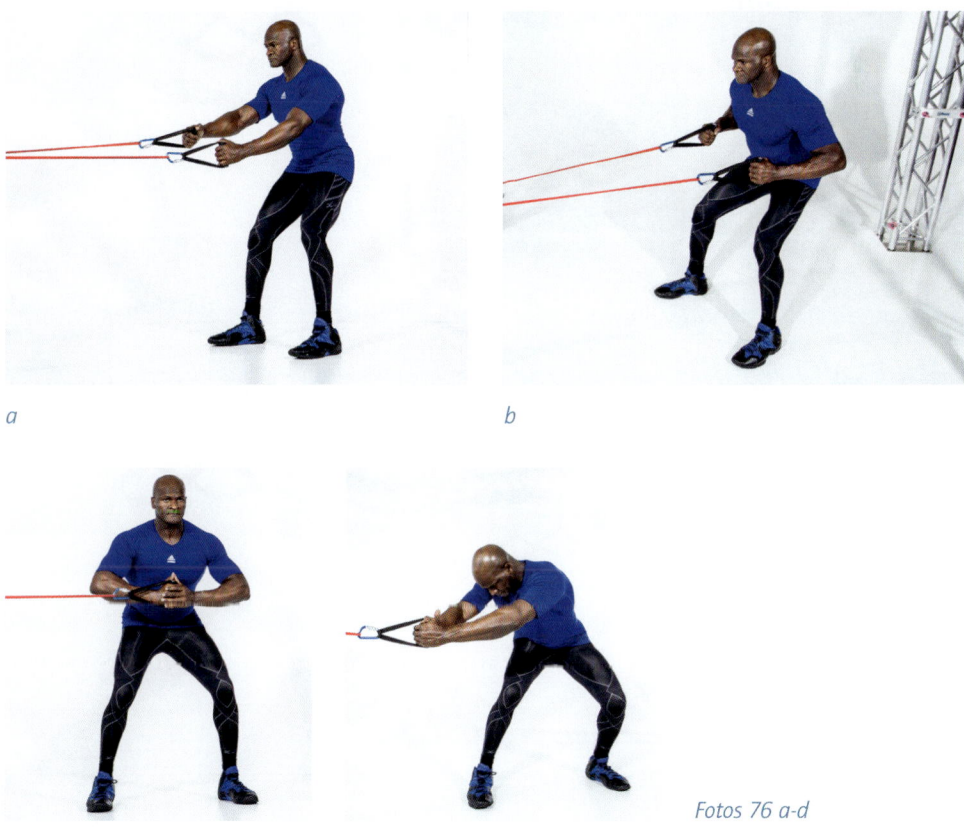

a

b

c

d

Fotos 76 a-d

Die Progression beim Ziehen beginnt im Parallelstand mit gleichzeitigem Ziehen. Eine Variante ist der Stand seitlich zum Befestigungpunkt, der mehrere Bewegungsebenen anspricht (Sagittalebene, Frontalebene, Transversalebene).

2. OBERKÖRPER UND UNTERKÖRPER

Beide Arme gleichzeitig ▶ Arme abwechselnd ▶ nur ein Arm SOWIE

Parallelstand ▶ Ausfallschritt (klein/groß) ▶ auf einem Bein

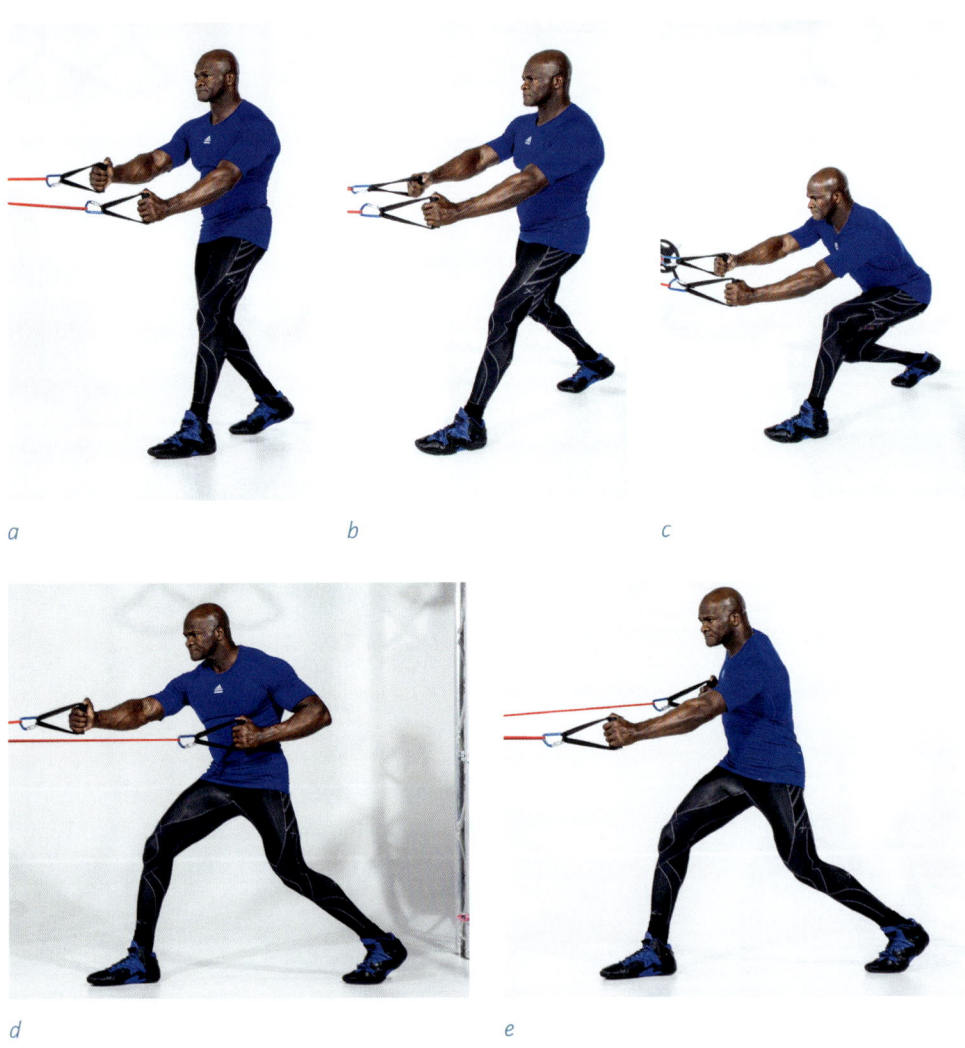

a   *b*   *c*

d   *e*

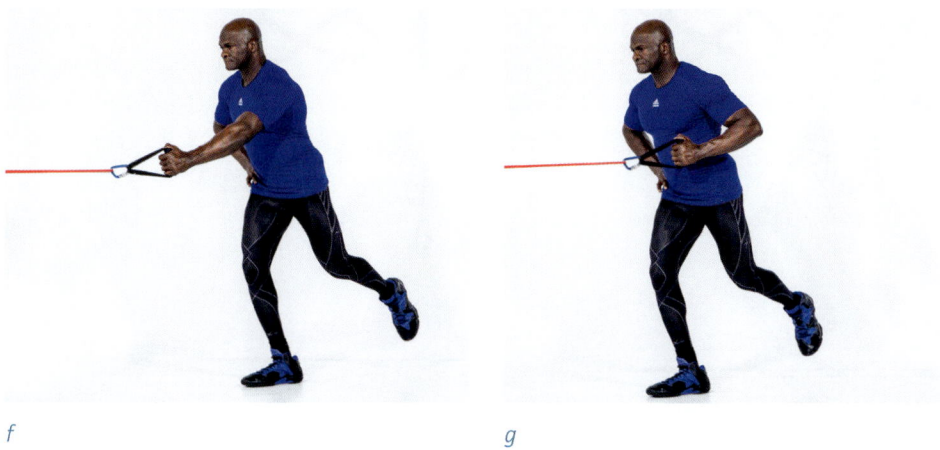

f   g

Fotos 77 a-g

Der Ausfallschritt verlängert die Basis für das Ziehen. Eine engere Basis verbessert das Gleichgewicht und erleichtert so die Übung. Das Greifen und Ziehen auf einem Bein ist eine der besten Übungsprogressionen, um Fortbewegungsübungen zu erweitern.

3. GANZKÖRPER

Beide Arme gleichzeitig ▸ Arme abwechselnd ▸ mit Bewegung des Oberkörpers ▸ nur ein Arm ▸ ein Arm mit Bewegung des Oberkörpers SOWIE

Parallelstand ▸ Ausfallschritt (klein/groß) ▸ auf einem Bein SOWIE

Aufrecht ▸ vorgebeugt ▸ gedreht ▸ kombiniert ▸ stepping (Sagittalebene, Frontalebene, Transversalebene)

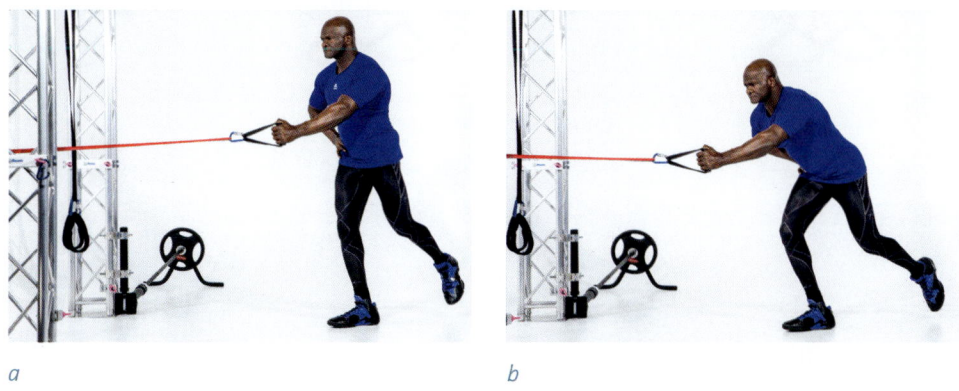

a   b

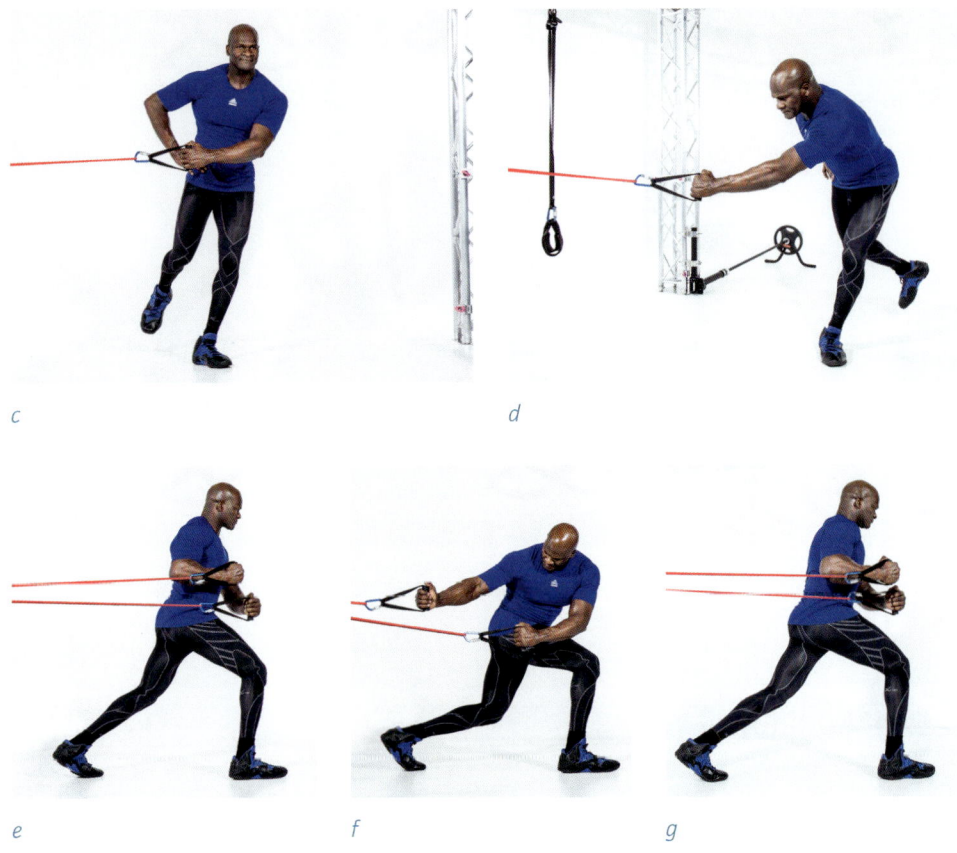

c   d

e   f   g

Fotos 78 a-g

Das Bandziehen in der vorgebeugten Stellung erhöht die Anforderungen an die Abbrems-progression.

II. IM STEHEN DRÜCKEN (HOCH, MITTEL UND NIEDRIG)

Progressions-Stufen:

1. NUR OBERKÖRPER

Beide Arme gleichzeitig ▸ Arme abwechselnd ▸ mit Bewegung des Oberkörpers ▸ nur ein Arm ▸ ein Arm mit Bewegung des Oberkörpers

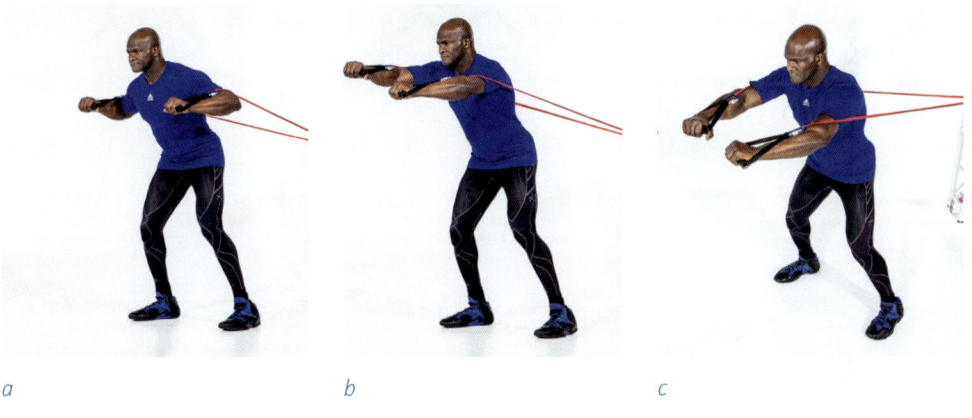

a   b   c

Fotos 79 a-c

Auch die Progression beim Drücken beginnt im Parallelstand mit gleichzeitigem Drücken.

2. OBERKÖRPER UND UNTERKÖRPER

Beide Arme gleichzeitig ► Arme abwechselnd ► nur ein Arm SOWIE
Parallelstand ► Ausfallschritt (klein/groß) ► auf einem Bein

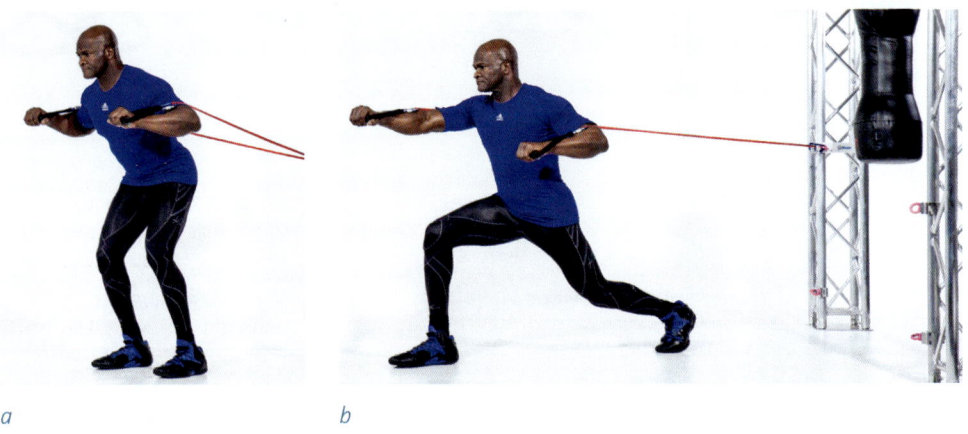

a   *b*

Fotos 80 a-b

Der Ausfallschritt ist die beste Position, um dem Widerstand rückwärts entgegenzuwirken, aber er erfordert ein besseres Gleichgewicht, besonders wenn ein abwechselndes Armmuster beim Drücken benutzt wird.

Beim Einnehmen der Hockeposition bzw. des Ausfallschrittes etwas vorbeugen. In der Wiederaufrichte-Phase den Oberkörper in die Senkrechte bringen.

3. GANZKÖRPER

Beide Arme gleichzeitig ► Arme abwechselnd ► mit Bewegung des Oberkörpers ► nur ein Arm ► ein Arm mit Bewegung des Oberkörpers SOWIE
Parallelstand ► Ausfallschritt (klein/groß) ► auf einem Bein SOWIE
Aufrecht ► vorgebeugt ► gedreht ► kombiniert ► stepping (Sagittalebene, Frontalebene, Transversalebene)

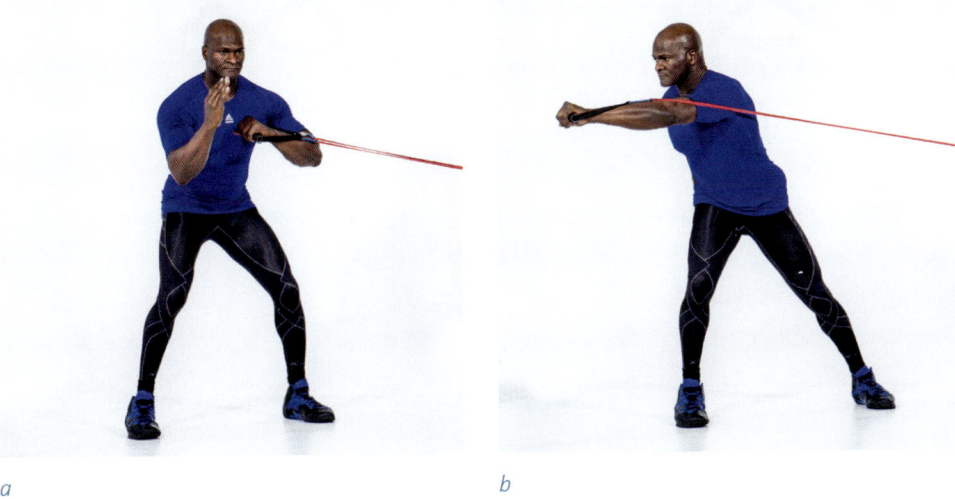

a   *b*

Fotos 81 a-b

Stepping während des Drückens bringt eine dynamische Qualität in diese Ganzkörperprogression.

5.2.2 FITNESSBALL-TRAINING I+II

I. BRUSTKORB, SCHULTERN, GLEICHGEWICHT

BRUSTKORB

1. Liegestütz

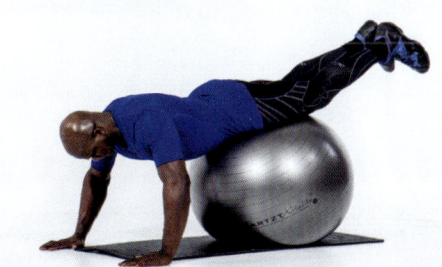
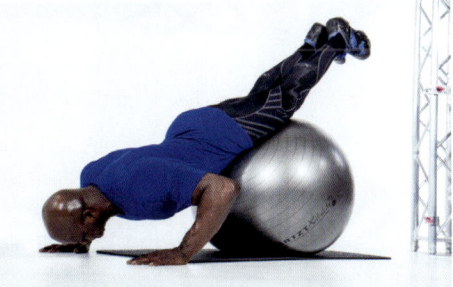

a   *b*

Fotos 82 a-b

a) Beide Beine auf dem Ball (Fotos 81 a-b)

b) Ein Bein auf dem Ball
Progression: Auflage Hüfte ▸ Rist ▸ Zehenspitzen

c) Beide Hände auf dem Ball, beide Füße am Boden
Progression: Hochdrücken ▸ Gewichtsverlagerungen ▸ ein Bein anheben

2. Arm-Sprünge in Bauchlage
Progression: Auflage Hüfte ▸ Rist ▸ Zehenspitzen SOWIE
Variation der Sprunghöhe und -richtung (vorwärts, rückwärts, seitwärts ...)

SCHULTERN

Eine frühere „Schwäche" des Trainings mit dem Fitnessball lag in der Arbeit im Schulterbereich. Es gab keine Gewichtsübungen mit dem Ball, die das Drücken über dem Kopf mit
weniger als dem Körpergewicht simulieren konnten. Bis jetzt!

1. Stützvariationen
a) mit gebeugten Knien
Ellbogen beugen und wieder hochdrücken (Fotos 82 a-b).

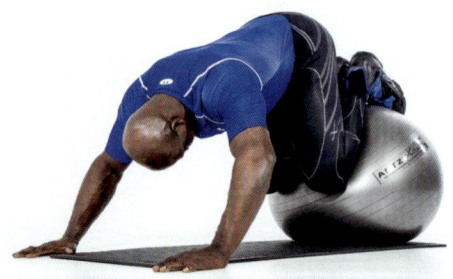 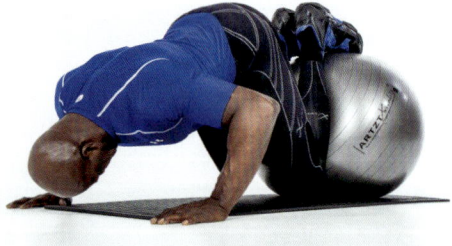

a   b

Fotos 83 a-b

b) Pike Press, mit gestreckten Beinen
Aus der Anfangsposition von a) stellst du die Fußspitzen auf und streckst die Beine
durch. Nun ebenfalls Ellbogen beugen und wieder strecken.

c) Pike Press auf einem Bein

Wie b) aber das Gewicht auf ein Bein verlagern und aus dieser Position Liegestütze ausführen.

2. Achterbahn (mit 2 Bällen)

Leg dich mit der Brust auf den Ball und stütze die Füße am Boden ab. Zwischen die gebeugten Knie klemmst du einen weiteren, etwas kleineren Ball. Roll über den Ball in den Stütz und hebe gleichzeitig die gebeugten Beine mit dem Ball an. Führe einen Liegestütz aus und drück dich sofort zurück in die Ausgangsposition.

RÜCKEN

Mit dem Fitnessball können verschiedene Muskelpartien des Rückens gezielt trainiert werden. Sowohl die kleinen Muskelpartien, die stabilisieren, als auch die großen, die primär für Bewegungen verantwortlich sind.

1. Ausrollen

a) Aus einer knieenden Position, Schultern mit geraden Armen ausrollen (erst die Arme dann kommt die Hüfte nach) (Fotos 83 a-b).

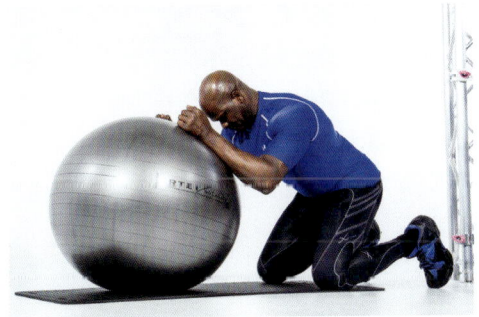 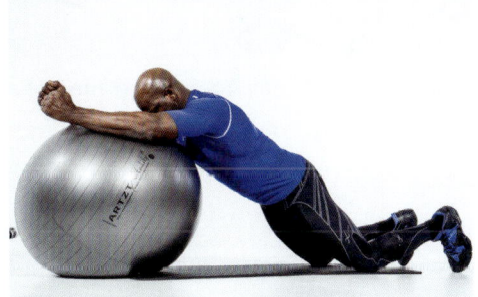

a   b

Fotos 84 a-b

b) Wie bei a), aber mit gestreckten Beinen starten (Bewegung rein aus den Armen).
Der Ball kann zudem benutzt werden, um eine instabile Umgebung (Sitz, Stützfläche) für herkömmliche Rückenübungen (z. B. Ruderbewegungen mit Gewichten) zu schaffen.

GLEICHGEWICHT, KRAFT UND STABILITÄT

Gleichgewichts- und Stabilitätstraining sind grundlegende Bestandteile bei der Arbeit mit dem Fitnessball. Man kann diese Elemente aber auch einzeln hervorheben, indem sie das Hauptmerkmal bzw. der begrenzende Faktor einer Übung werden. Hier sind einige Beispiele dafür:

1. Gleichgewicht im Sitzen durch Anheben der Beine, Armbewegungen, Gewichtsverlagerungen etc.

2. Vier-Punkte-Gleichgewicht Progression (Knie und Hände) (Foto 85)

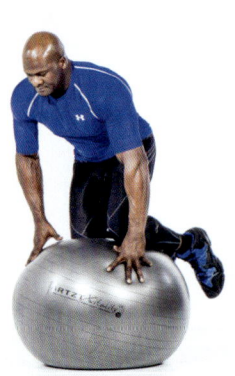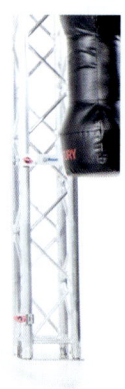

Foto 85

3. Zwei-Punkte-Gleichgewicht (Knie auf dem Ball) (Foto 86)
Armbewegungen in verschiedenen Ebenen erschweren die Übung.

Foto 86

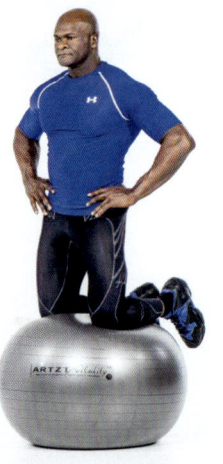

4. Aufprall Training (Shock-Lockouts)
Aus dem aufrechten Stand vor dem Ball lässt du dich gerade (Rumpfspannung) auf den vor dir liegenden Ball fallen und stabilisierst die liegende Position. Diese Übung kann als azyklisches Aufprall Training z. B. mit Liegestützvarianten kombiniert werden.

II. BEINE, HÜFTE, RUMPF

BEINE UND HÜFTE

1. Gleiten an der Wand

Die Gleitübungen an der Wand eignen sich hervorragend, um intensivere Beinarbeit vorzubereiten oder um den Unterkörper zu kräftigen. Gleitübungen können von jeder Personengruppe benutzt werden, um die Beine funktional und progressiv zu stärken.

a) mit dem Rücken zur Wand
Progression: mit zwei Beinen ▸ mit einem Bein ▸ mit einem Bein, das freie Bein gestreckt

b) mit dem Gesicht zur Wand
Progression: mit zwei Beinen ▸ mit einem Bein

c) seitlich zur Wand
Progression: mit zwei Beinen ▸ mit dem äußeren/inneren Bein

2. Hocken

a) rückwärts mit einem Bein vom Rist zu den Zehenspitzen (Fotos 87 a-f)
Progression: mit unterschiedlichen Fußpositionen ▸ in Bewegung mit Armdynamik kontralateral

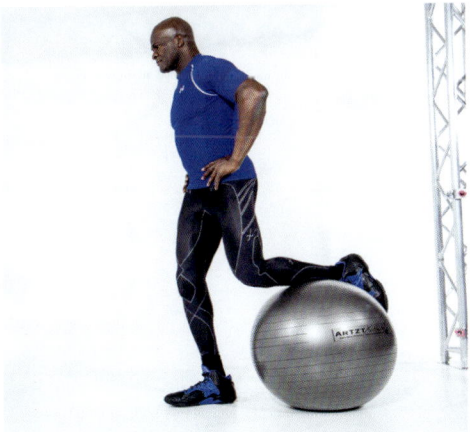 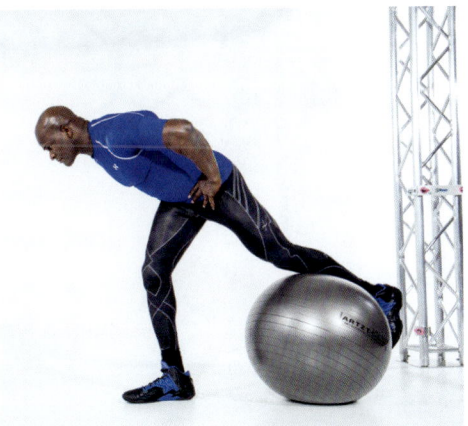

a   b

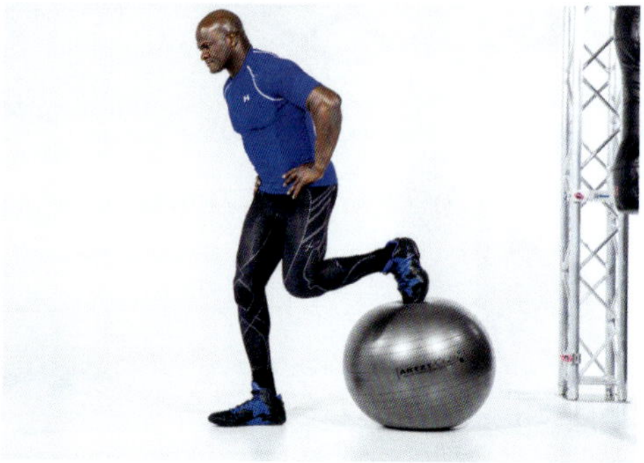

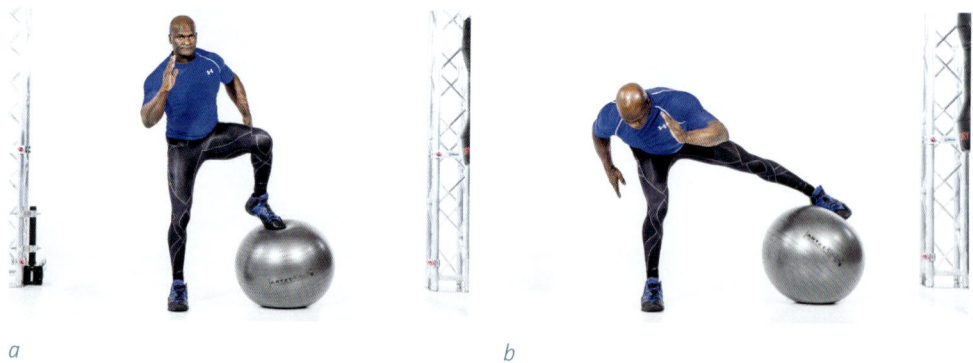

c 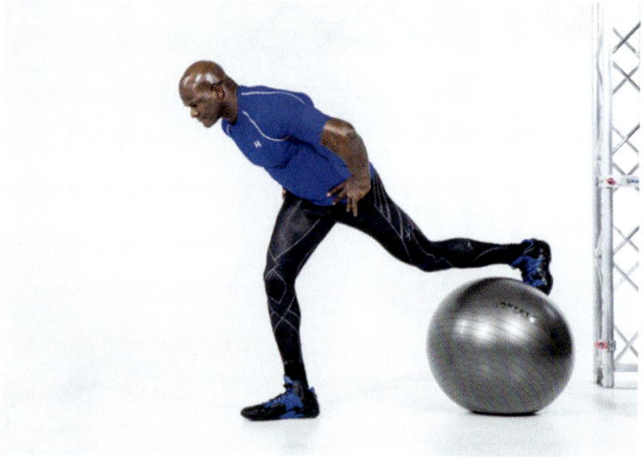 *d*

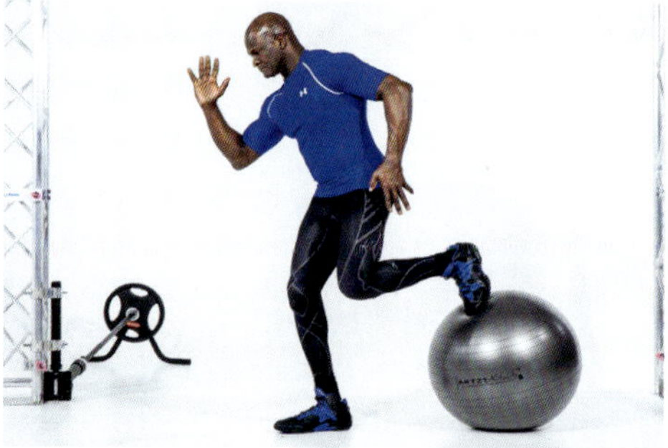

e 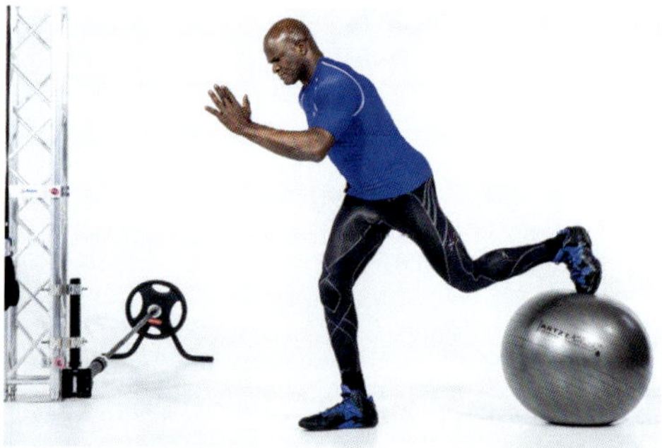 *f*

Fotos 87 a-f

b) seitwärts mit einem Bein (Fotos 88 a-b)

Progression: mit unterschiedlichen Fußpositionen ▸ in Bewegung mit Armdynamik ▸ in Bewegung mit Beinkreisen oder -achtern

a *b*

Fotos 88 a-b

Auch Gleit- und Hocksübungen können mit zusätzlichen Gewichten ausgeführt werden.

HÜFTE (LENDENBEREICH)

1. Brückenvariationen

Rückenlage mit Waden auf dem Ball. Du hebst und senkst die Hüfte.

Progression: beidbeinig ▸ einbeinig ▸ nur Fersen liegen auf ▸ Bewegung

2. Oberkörperheben

a) Knie haben Bodenkontakt, auf dem Ball liegend Oberkörper anheben

b) Füße haben Bodenkontakt, auf dem Ball liegend Oberkörper anheben (Fotos 89 a-b)

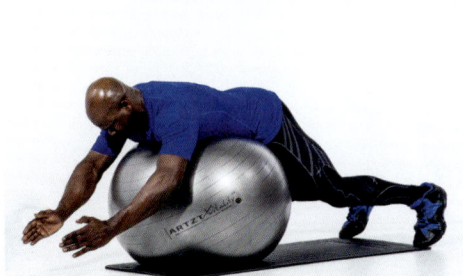 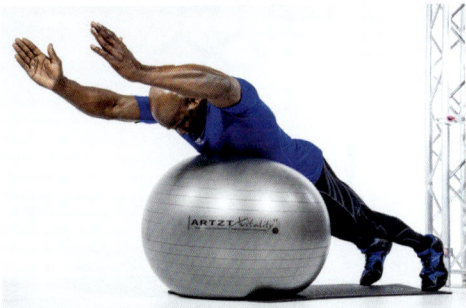

a   b

Fotos 89 a-b

c) Kontralaterale Supermans (Fotos 90 a-b)

Ganzkörper-Streckung, Vierfüßler-Position, einen Arm und das entgegengesetzte Bein strecken und halten.

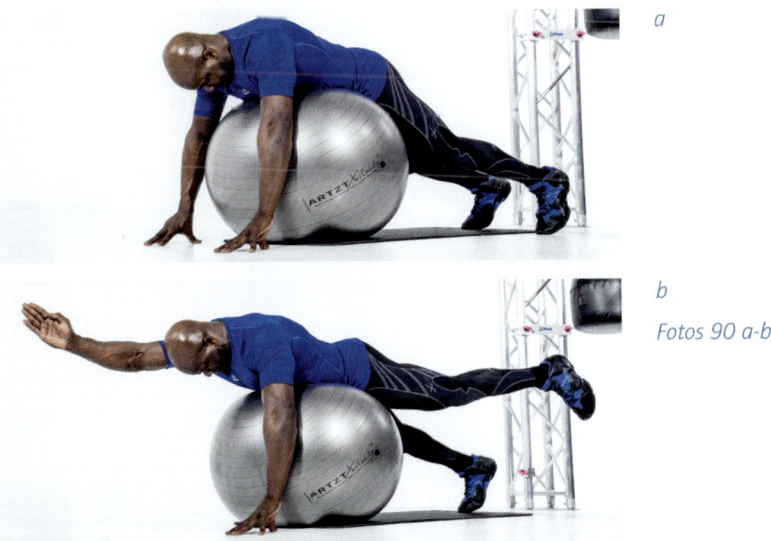

a

b

Fotos 90 a-b

3. Beinheben

Über dem Ball liegend Beine anheben (unterschiedliche Armpositionen)

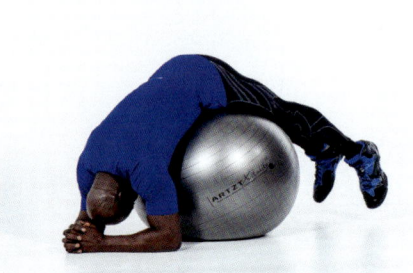 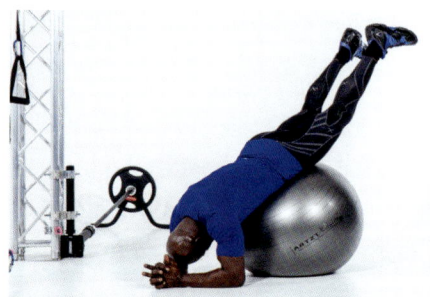

a   b

Fotos 91 a-b

HÜFTE (ABDOMINALE/SCHRÄGE BAUCHMUSKELN)

1. Beinschere

Drehungen mit dem Ball

Progression: Bewegungsausmaß ▸ Bewegungsgeschwindigkeit

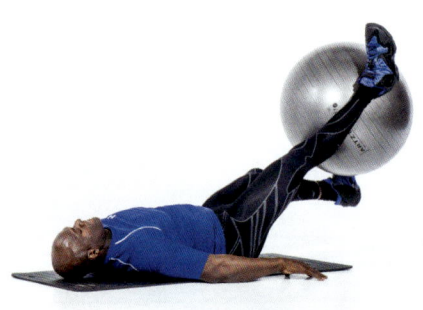 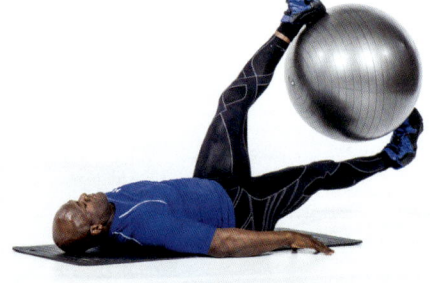

a   b

Fotos 92 a-b

2. Kniebeugen mit dem Gesicht nach unten

Progression: Fußposition ▸ Kontaktfläche ▸ beidbeinig ▸ einbeinig ▸ einbeinig mit zusätzlichen Spielbeinbewegungen

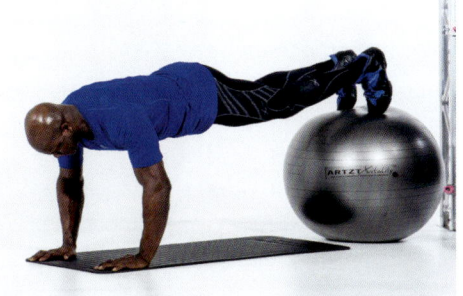 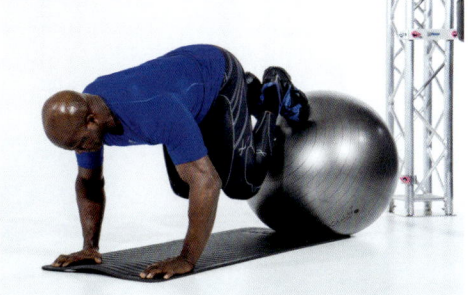

a   b

Fotos 93 a-b

3. Pike Press (siehe Schultern)

4. Ausrollen der Hüfte (siehe Rücken)

5. Hüfte drehen

Aus der Liegestützposition vom linken aufs rechte Bein drehen

Progression: Auflagefläche ▸ Bewegungsausmaß ▸ Geschwindigkeit ▸ Zwischenpositionen

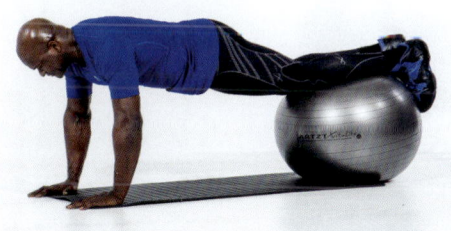 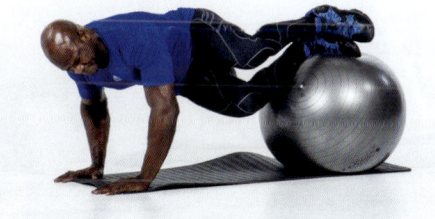

a   b

Fotos 94 a-b

ABDOMINALE/SCHRÄGE BAUCHMUSKELN

Crunches

a) Rückenlage, Unterschenkel auf dem Ball, Oberkörper anheben

b) 90° Abdominal Crunch (Fotos 95 a-c)

c) Umgekehrter Crunch, wie a), aber Ball mit den Beinen anheben

d) Seitlicher Crunch, Hüfte auf dem Ball, Beine lang und geöffnet (Scherenposition), Oberkörper anheben.

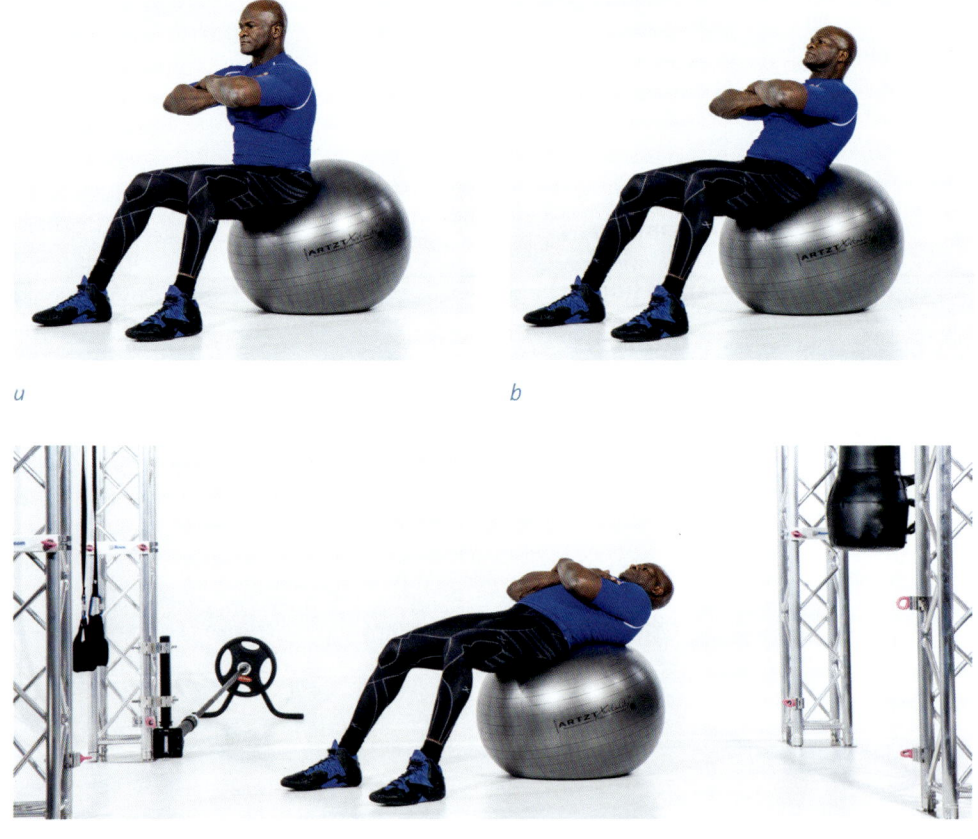

u   *b*

c

Fotos 95 a-c

5.2.3 STROOPS & STIK

Die mit Karabinern ausgestatteten Widerstandsbänder (Stroops) lassen sich problemlos an stabilen Stangen, Sprossenwänden etc. befestigen und bilden zusammen mit dem Stik ein ideales Trainings-Tool für dein Ebenentraining. Auch hier können – wie bei Band und Pulley – verschiedene Schwierigkeitsstufen erreicht werden, wenn die Stroops in unterschiedlichen Höhen (oben, mittig, unten) befestigt werden. „Säulen und Ebenen" sind weiterhin unser Thema. Zur Erinnerung:

DER VIER SÄULEN DER MENSCHLICHEN BEWEGUNG

1. Säule: Stehen und Bewegung

2. Säule: Ebenenwechsel des Körperschwerpunkts

3. Säule: Ziehen und Drücken.

4. Säule: Rotation-Richtungswechsel und Drehmomenterzeugung

DER DREI EBENEN DER BEWEGUNG

❭ Die senkrechte Ebene teilt uns in eine rechte und eine linke Seite.

❭ Die frontale Ebene unterscheidet zwischen Vorne und Hinten.

❭ Die horizontale Ebene ist die Rotationsebene, welche Oben und Unten trennt.

I STROOP & STICK VON OBEN

1. Lift/Chop

Schrittstellung ▸ Zug mit dem kontralateralen Arm von hinten nach vorne ▸ a) oben ▸ b) mittig ▸ c) unten

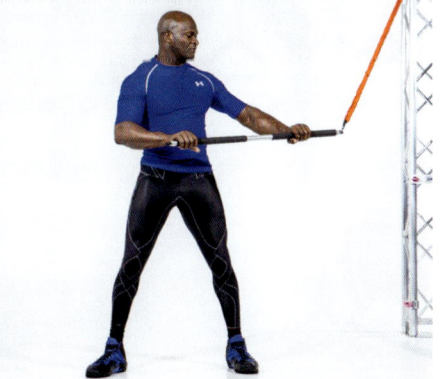

Foto 96

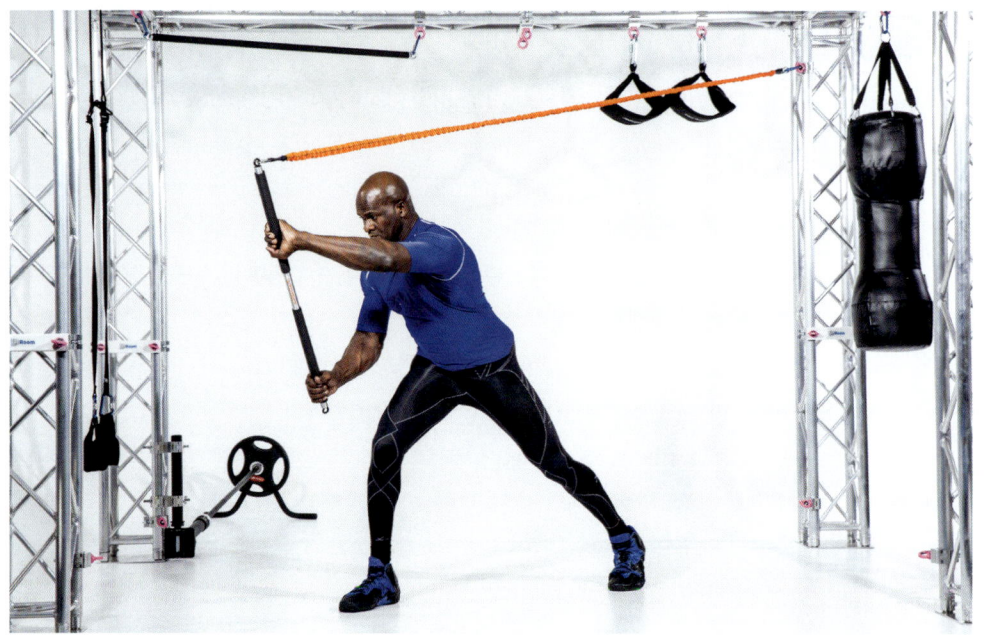

a

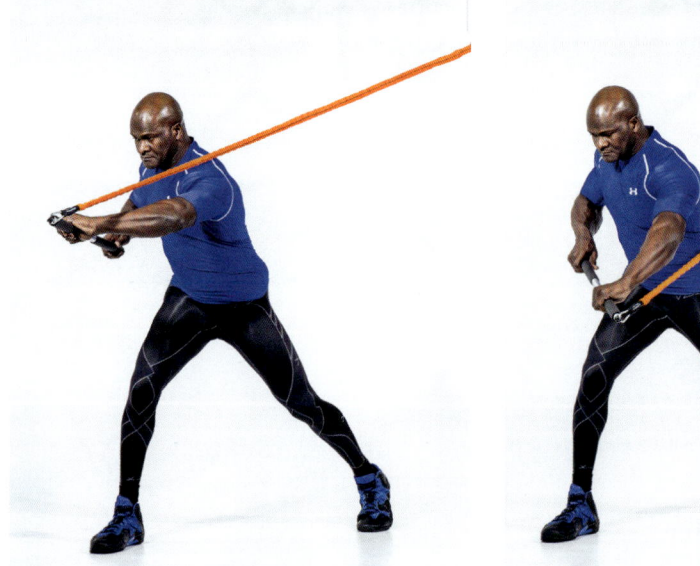

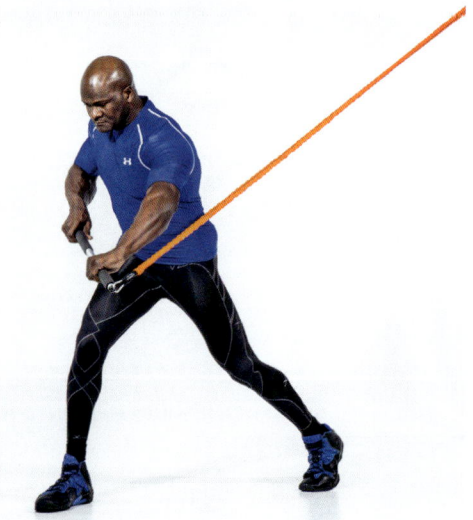

b

c

Fotos 96 a-c

II STROOP & STIK MITTIG

1. Circles/Rotationen

Weite Schrittstellung ▸ kreisende Bewegungen der Arme ▸ beide Rotationsrichtungen möglich

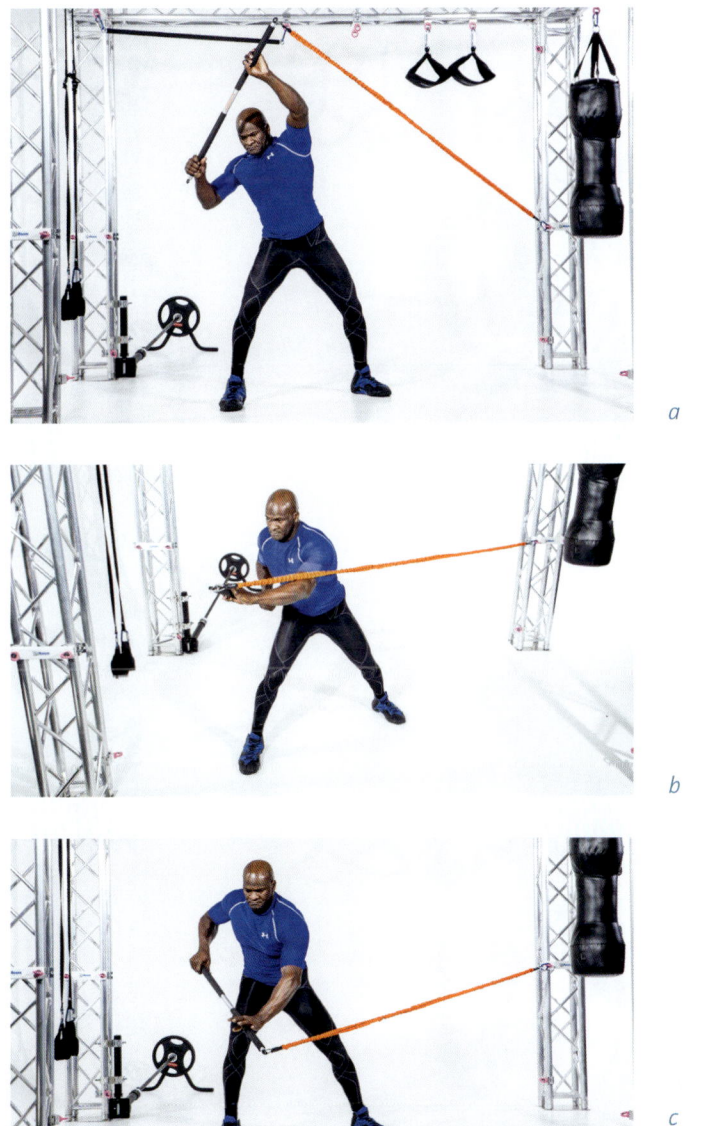

a

b

c

Fotos 97 a-c

III STROOP & STIK VON UNTEN

1. Rudern

Schrittstellung ▸ Bewegung in den Beinen/Wechsel der Schrittstellungsposition ▸ Stik seitlich am Körper vorbei oder nach vorne ziehen

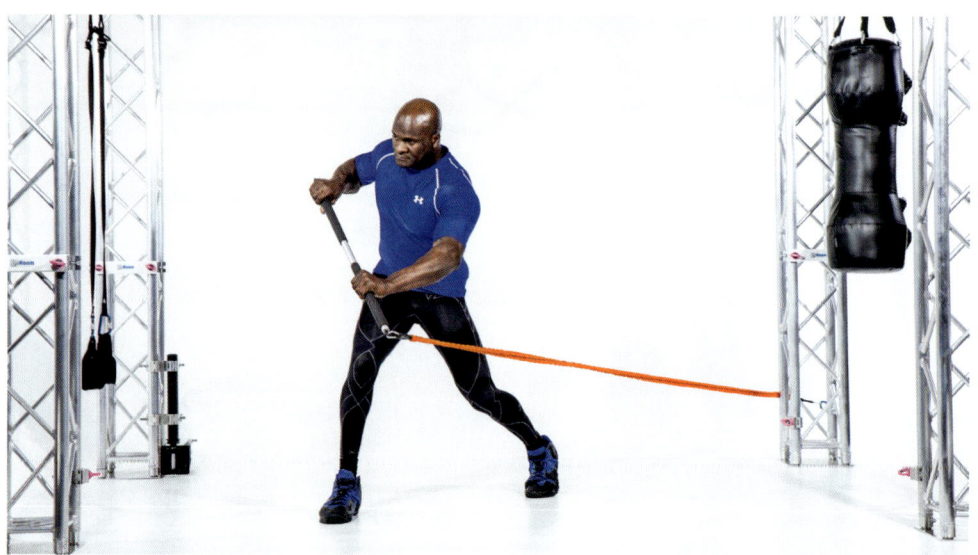

a

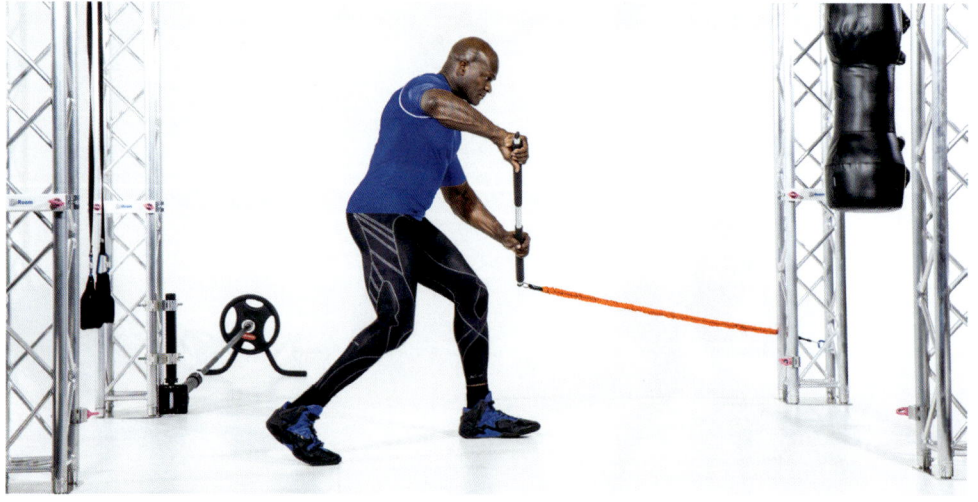

b

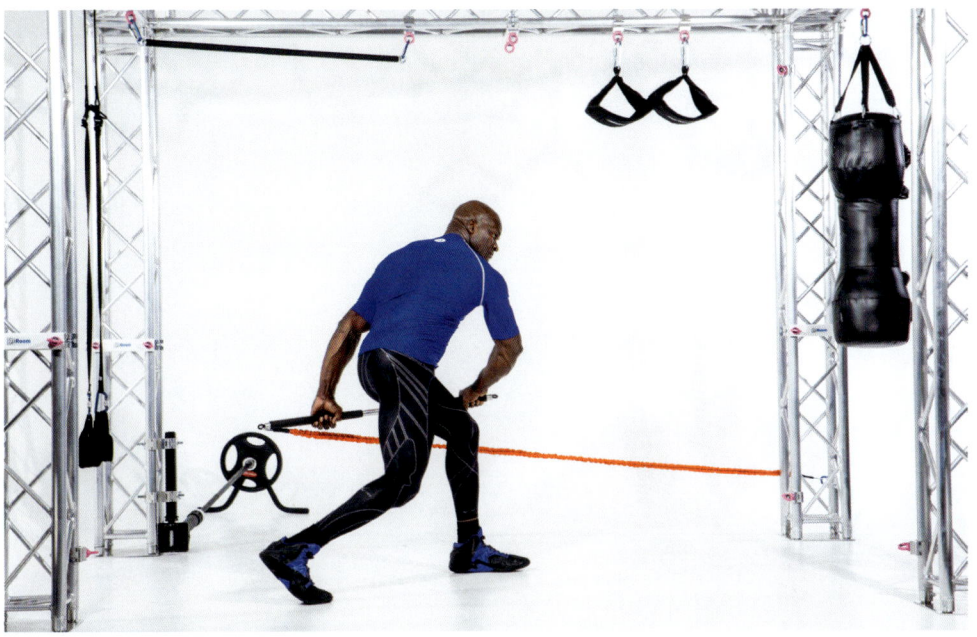

c

Fotos 98 a-c

2. Lunge-Variation

Schrittstellung ▸ Kniebeuge in Schrittstellung mit Stick in den Händen (horizontal, kontralateral gehalten) ▸ anti-rotatorische Bewegung

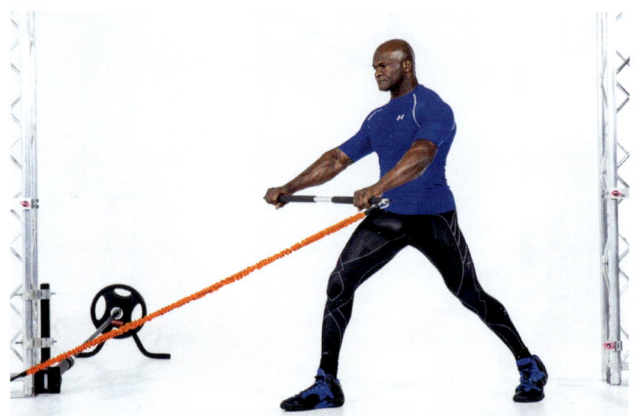

a

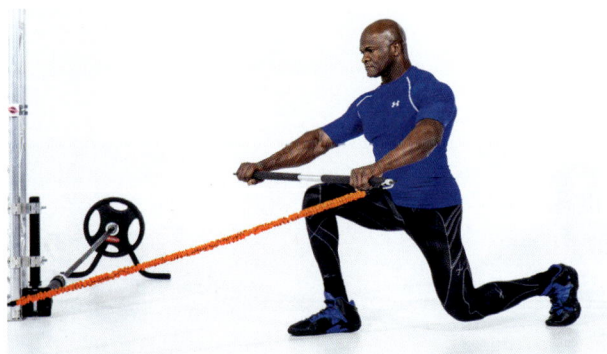

b

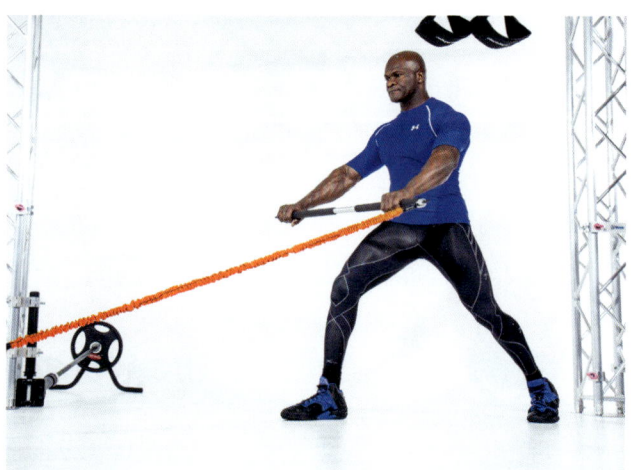

c

Fotos 99 a-c

5.2.4 SCHLINGENTRAINING

Die folgenden Übungen mit dem Schlingentrainer sind eine besondere Herausforderung für das Koordinationstraining. Durch das hier verwendete Umlenkrollensystem können durch zusätzliche Instabilität maximale Trainingsreize gesetzt werden.

I FORWARD

1. Arm-Push

Liegestütz ▸ Hände in den Schlaufen und Füße am Boden ▸ Ausfallschritt mit gleichzeitigen Arm-Push, kontralateral

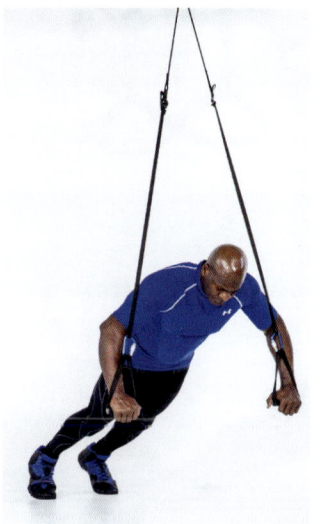 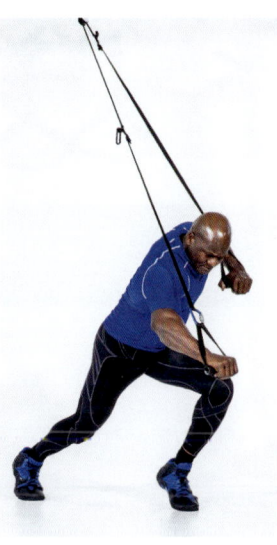 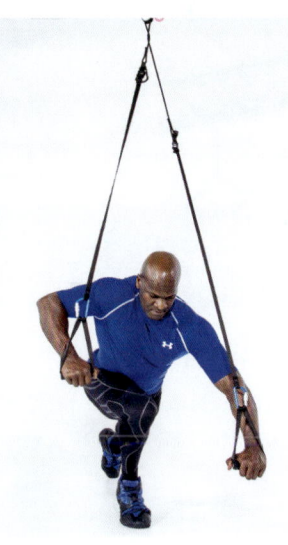

a   b   c

Fotos 100 a-c

2. Extension

Liegestütz ▸ Hände in den Schlaufen und Füße am Boden ▸ Öffnen des Arm-Rumpf-Winkels von 90° auf 180° durch Verschiebung der Arme nach vorne

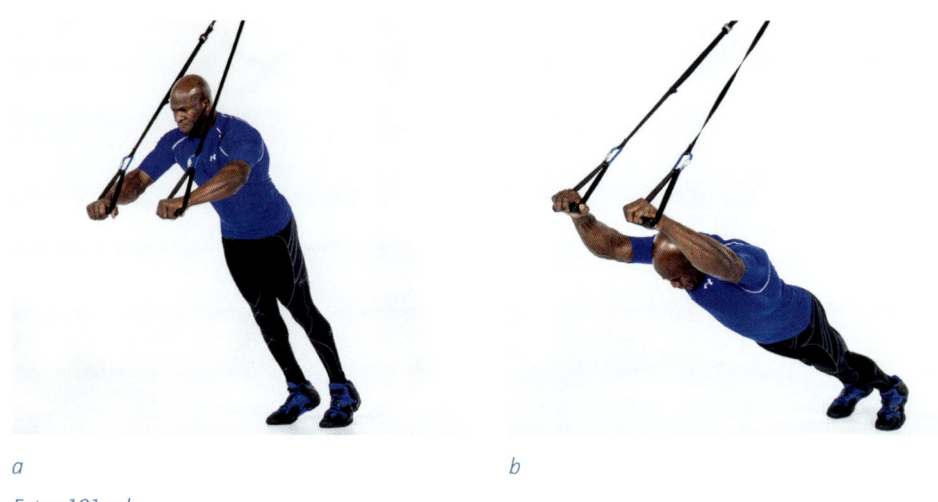

a   b

Fotos 101 a-b

II REVERSE

1. Klimmzug

Rückenlage, Füße aufgestellt ▸ Klimmzug „reverse" ▸ Beckenlift in die Kerzenposition

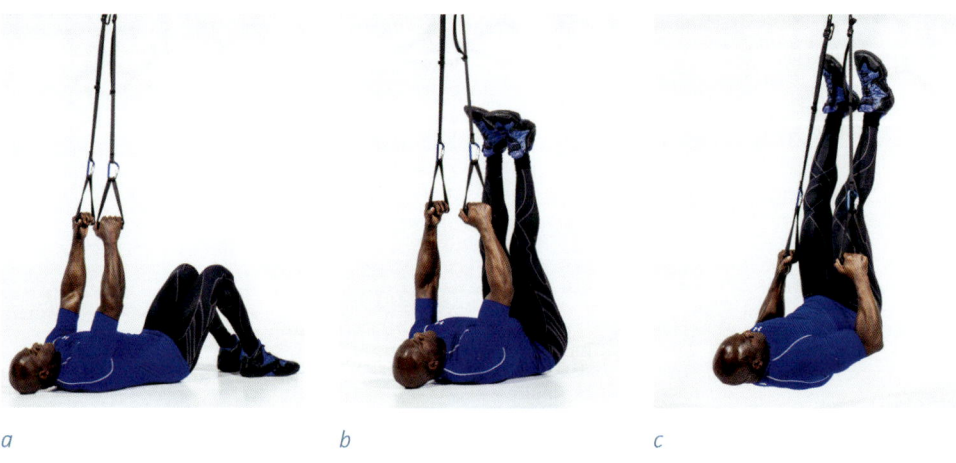

a   b   c

Fotos 102 a-c

2. Pistol Squat/Kniebeuge

Schräglage, Hände in den Schlaufen ▸ Gewichtsverlagerung auf ein Bein, Spielbein anheben ▸ einbeinige Kniebeuge

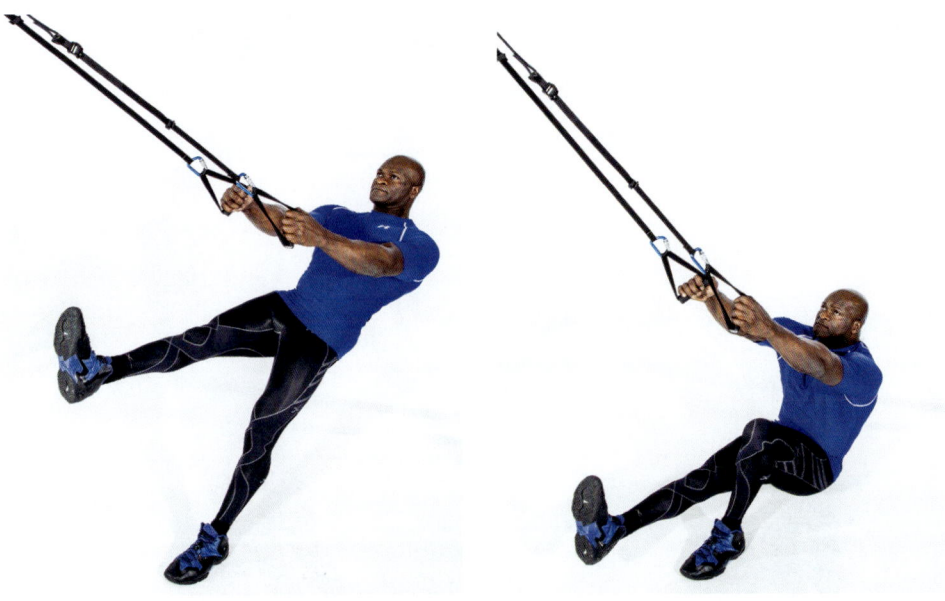

a   *b*

Fotos 103 a-b

III LATERAL

1. Rumpflift

Stand, Arme nach oben gestreckt ▸ lateraler Rumpflift

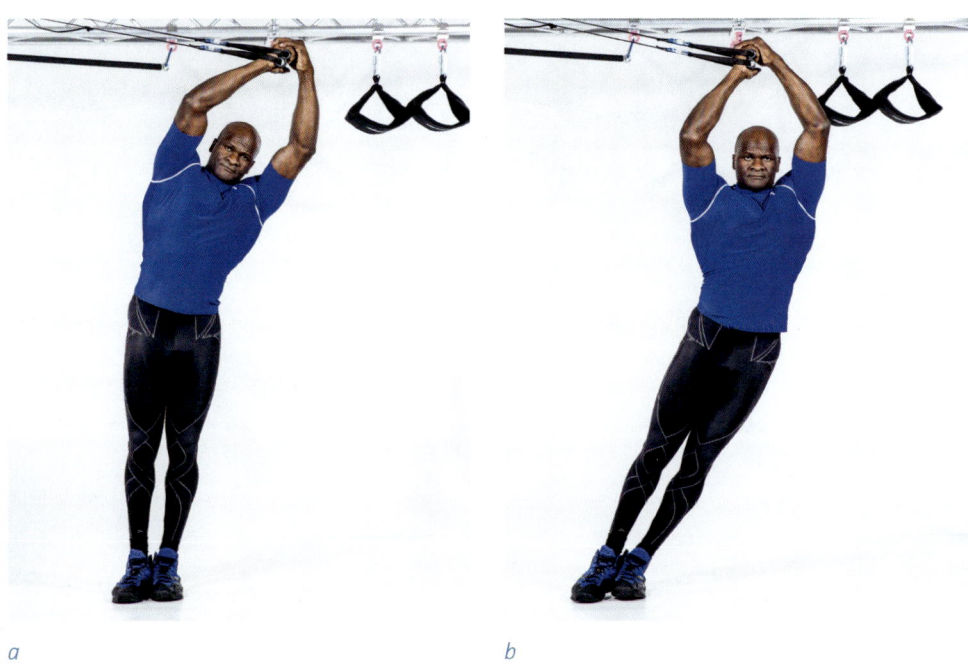

a   b

Fotos 104 a-b

5.2.5 CORE-TRAINER

Bei den folgenden Übungen mit dem Core-Trainer, der im Prinzip einem Olympic Bar (ca. 20 kg) entspricht, steht vor allem die Kraft im Vordergrund.

Die folgenden Übungen empfehle ich nur für fortgeschrittene Kunden mit einer soliden Rumpfkraft.

I ÜBUNGEN MIT V-GRIFF

1. Shoulder Press

Stand, Knie beugen ▸ Stange mit der rechten Hand greifen ▸ anheben und mit der linken Hand eine Seite des V-Griffs greifen ▸ Stange weiter anheben und mit der rechten Hand auf den V-Griff umgreifen ▸ Ellbogen strecken

Diese Technik immer anwenden, wenn die Übung aus der gehaltenen Position vor dem Körper (oben) startet.

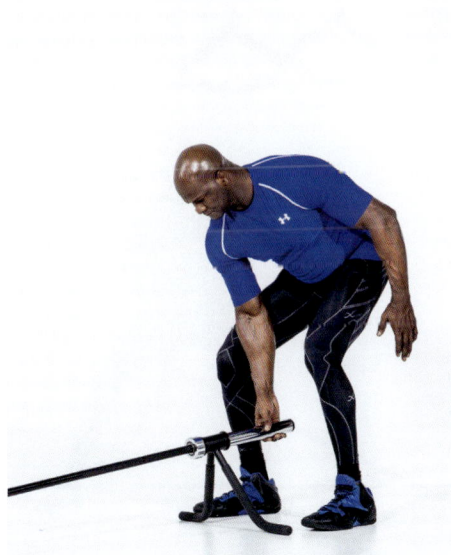
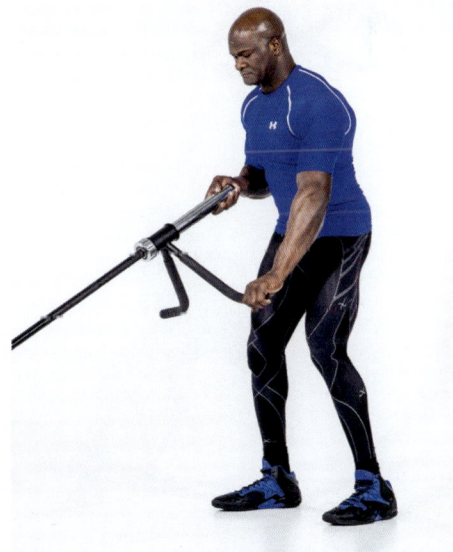

a   *b*

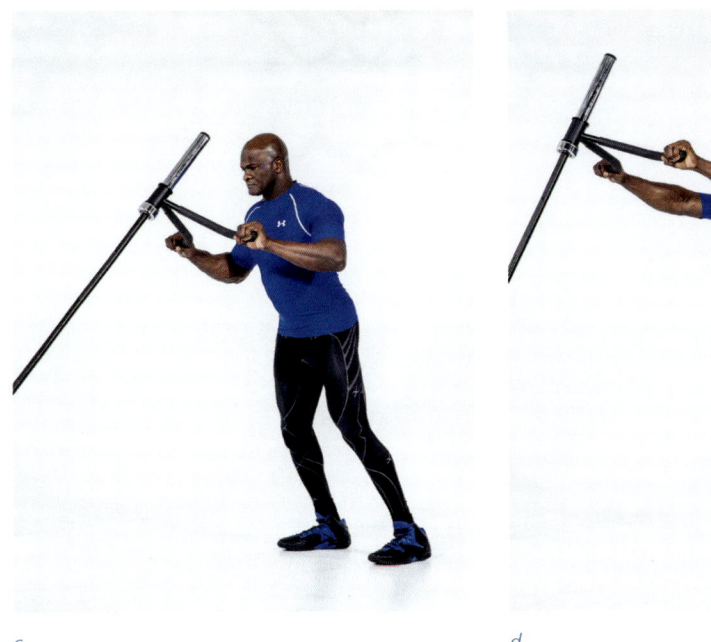

c
d

Fotos 105 a-d

2. Gedrehter Push, stehend

Weite Schrittstellung seitlich neben der Stange ▶ Rotation/Aufdrehen in den Ausfallschritt ▶ gleichzeitig Push der Stange nach oben ▶ Fuß dreht mit

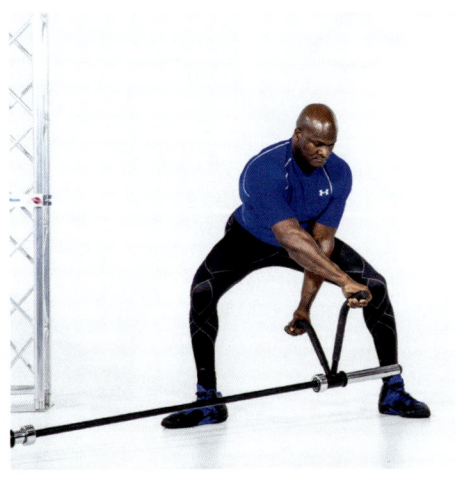

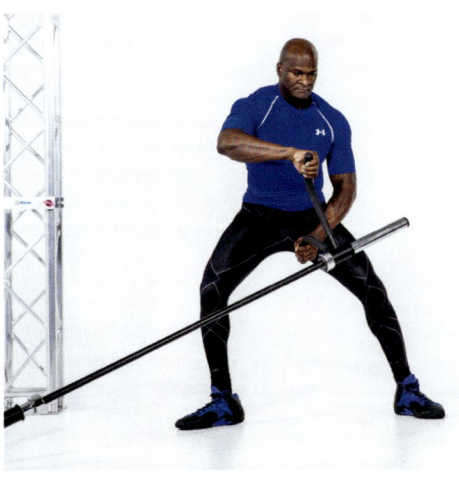

a
b

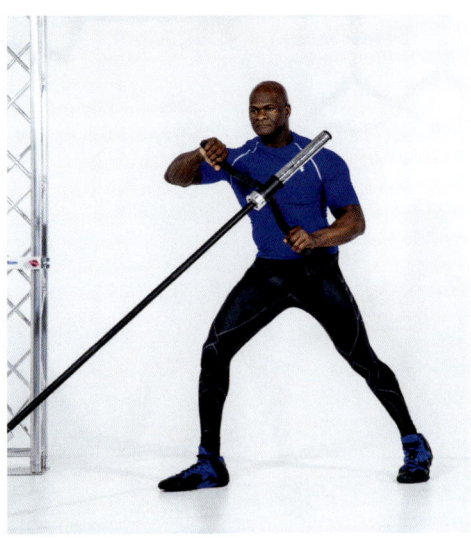

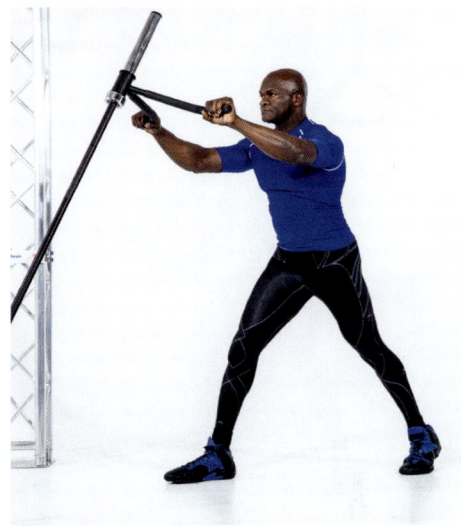

c

d

Fotos 106 a-d

3. Reverse Push, 180°, stehend

Schulterbreiter Stand neben der Stange mit dem Rücken zur Aufhängung ▸ 180°-Drehung (Ausfallschritt rückwärts, aufdrehen seitlich, aufdrehen in Ausfallschrittposition frontal) und Push nach oben

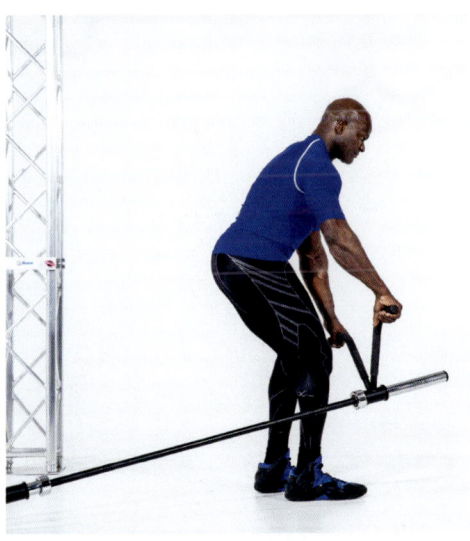

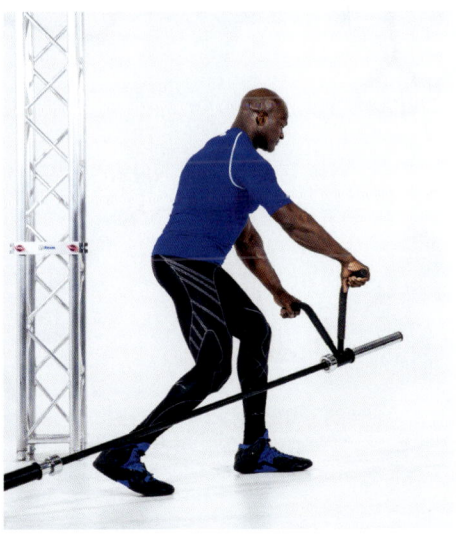

a

b

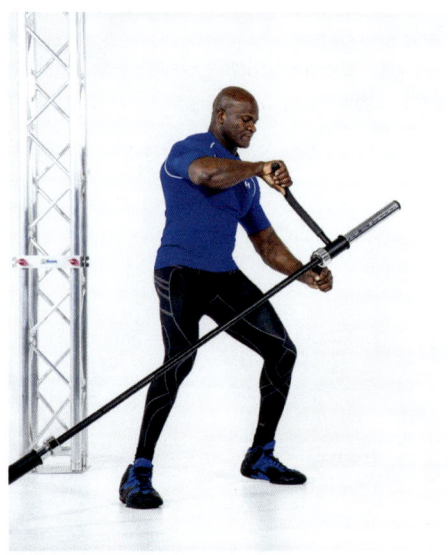

c

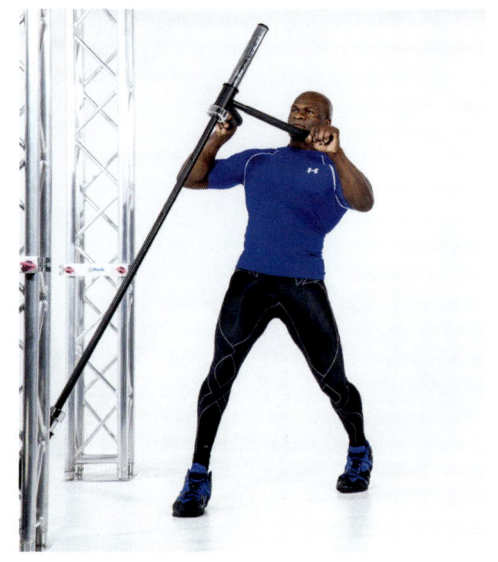

d

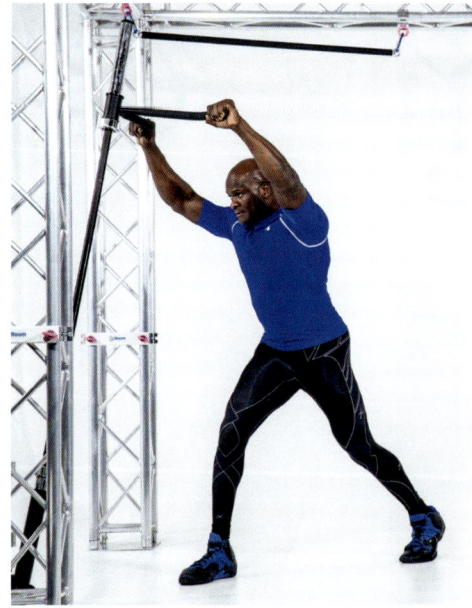

e

Fotos 107 a-e

4. Twisted Push mit Beinwechsel in Rückenlage

Rückenlage, Füße angehoben, Arme strecken ▸ Unterkörper-Rotation (Beine) nach rechts ▸ gleichzeitig Beugen der Ellbogen ▸ gleichzeitig oberes Bein (links) strecken ▸ beim Zurückdrehen in Rückenlage, Bein wieder anbeugen und Push der Stange nach oben ▸ Seite wechseln

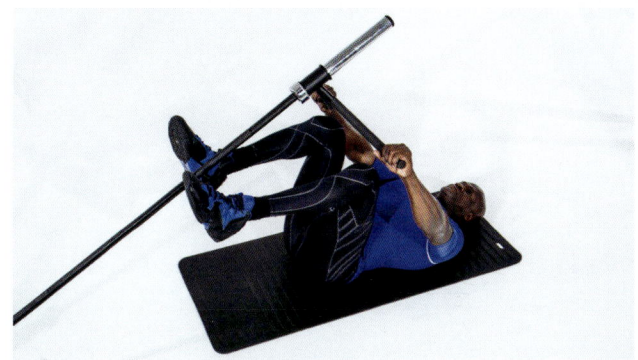

a

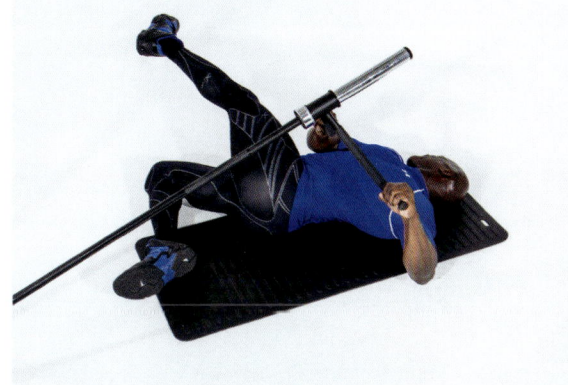

b

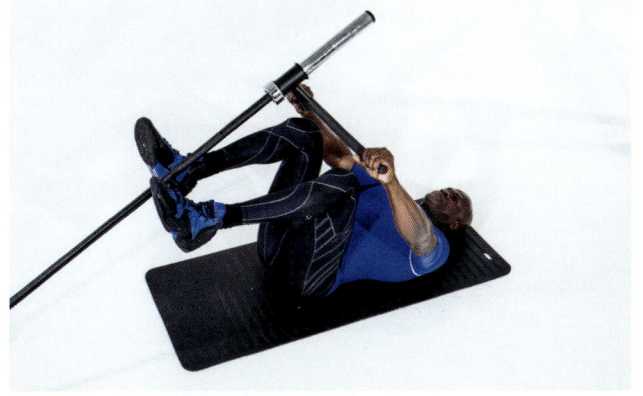

c

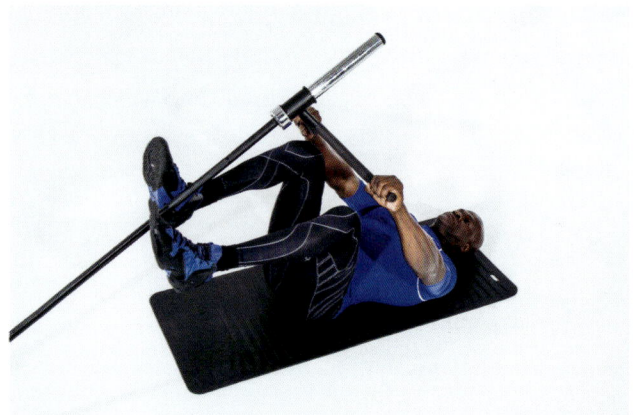

d

Fotos 108 a-d

5. Twist in Rückenlage

Rückenlage, Fersen am Boden, Arme strecken ▸ Unterkörper-Rotation (Beine) nach rechts ▸ gleichzeitig Hantel nach links führen/Ellbogen nähern sich dem Boden ▸ Knie bleiben geschlossen ▸ Seite wechseln

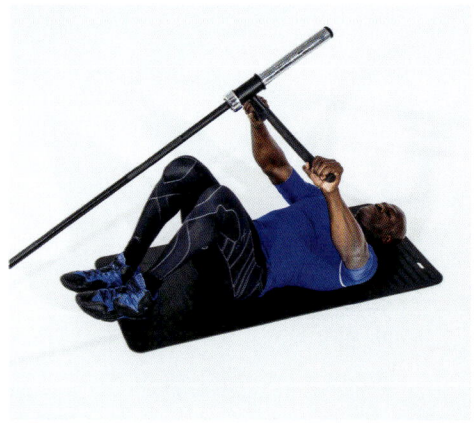
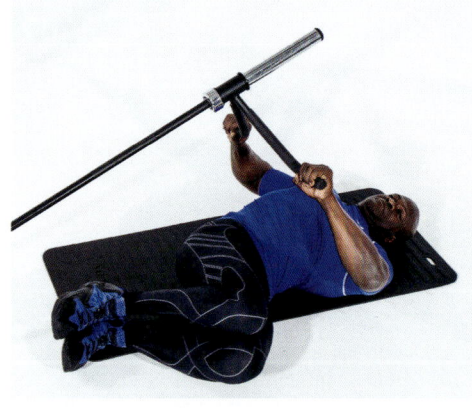

a

Fotos 109 a-b

b

II ÜBUNGEN MIT BOHRHAMMER-GRIFF

1. **Kniebeuge – Push – Rotation**

Schulterbreiter Stand, Stange auf Brusthöhe halten ▶ Kniebeuge ▶ Push der Stange nach oben mit gleichzeitiger Körperstreckung (Zehenspitzen) ▶ Rotation der Stange nach links unten mit gleichzeitiger Kniebeugung, Fuß dreht mit ▶ tief bleiben und Stange auf die rechte Seite bewegen ▶ über die Position auf Brusthöhe erneut nach oben pushen und jetzt Rotation nach rechts ...

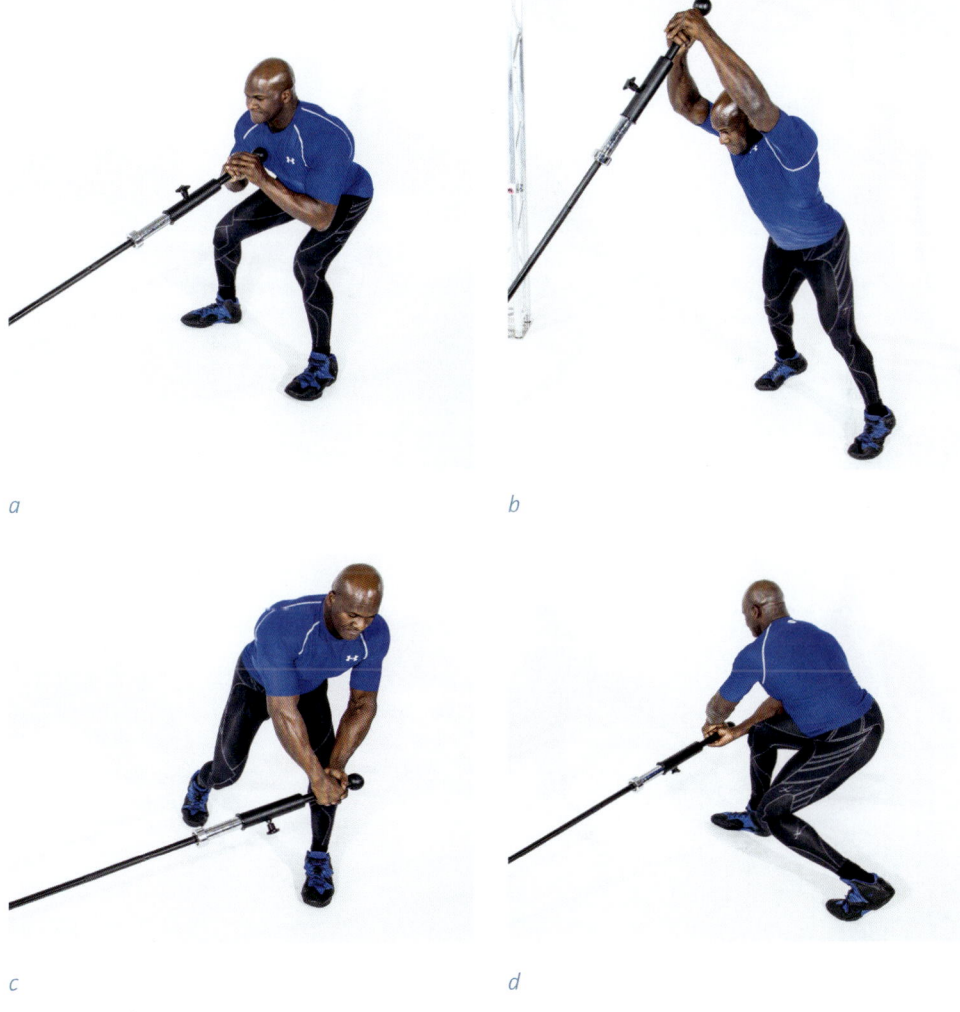

a

b

c

d

Fotos 110 a-d

2. Upper Cuts

Schulterbreiter Stand, Stange auf Kniehöhe halten ▸ Upper Cuts nach recht und links ausführen

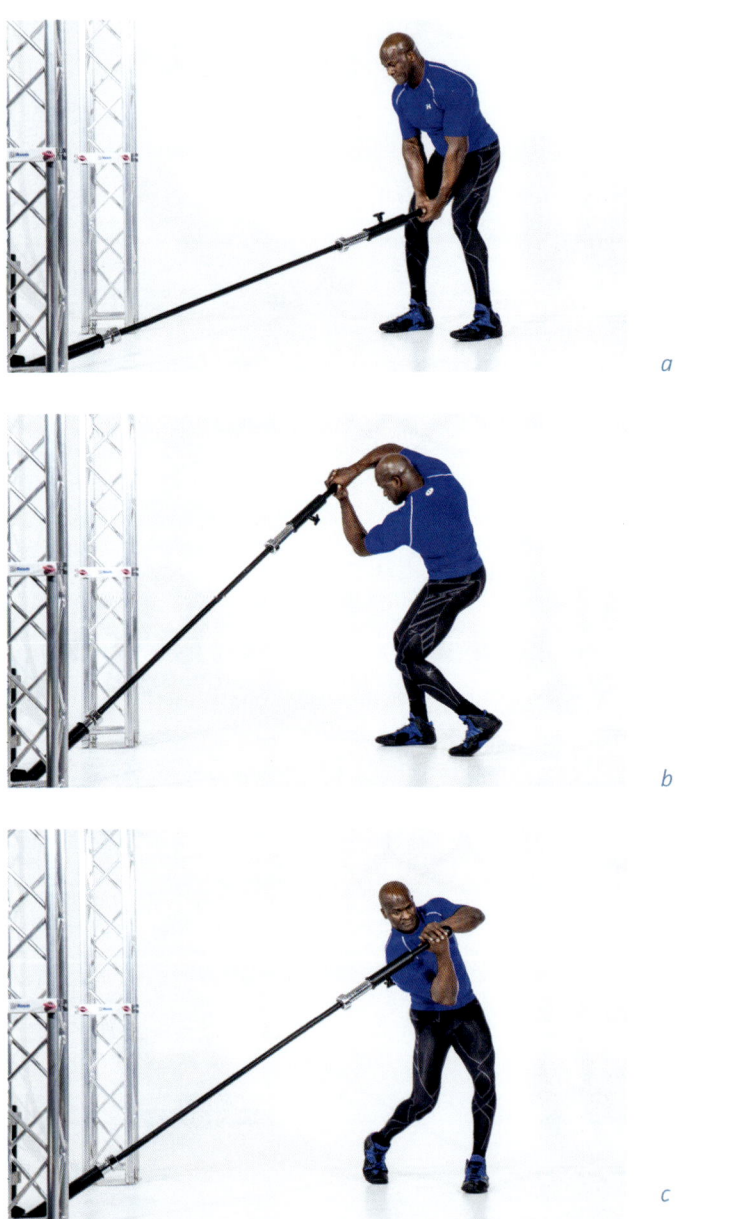

a

b

c

Fotos 111 a-c

3. Clean & Jerk, einarmig

Schulterbreiter Stand, Kniebeuge, Stange mit der rechten Hand auf Schulterhöhe halten, freie Hand in der Hüfte ▸ explosiver einarmiger Clean & Jerk ▸ kontralatereal ausgeführt ▸ Endposition Schrittstellung

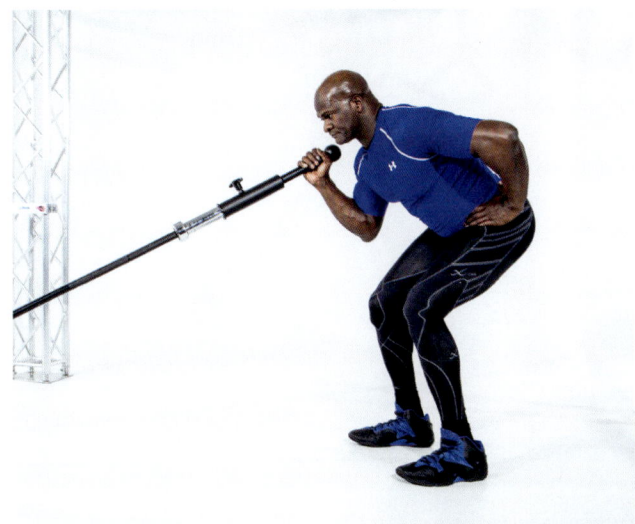

a

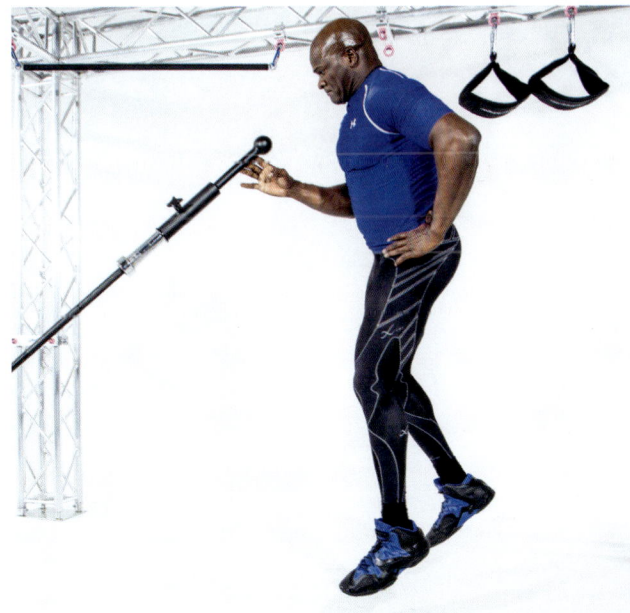

b

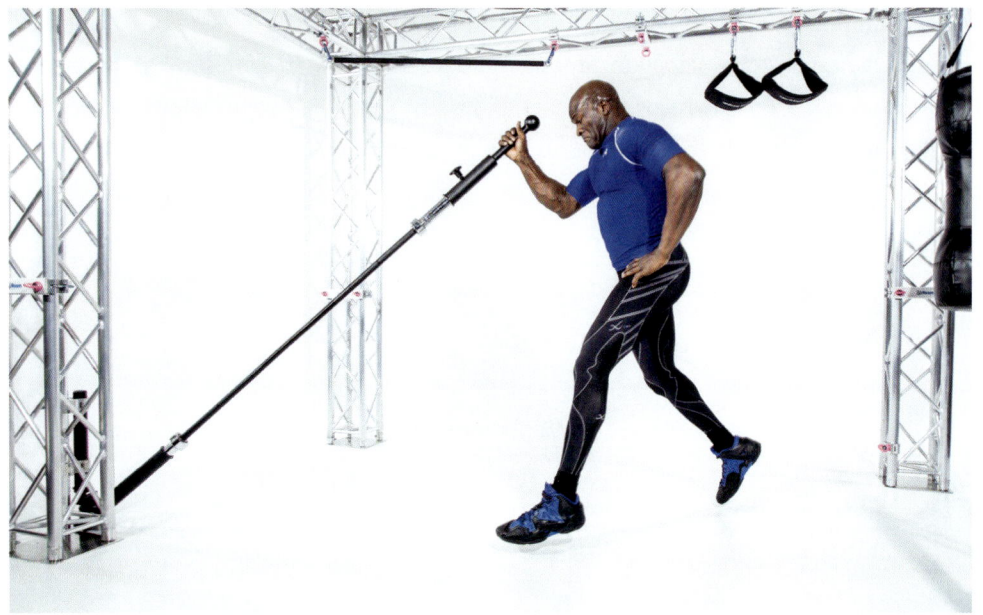

c

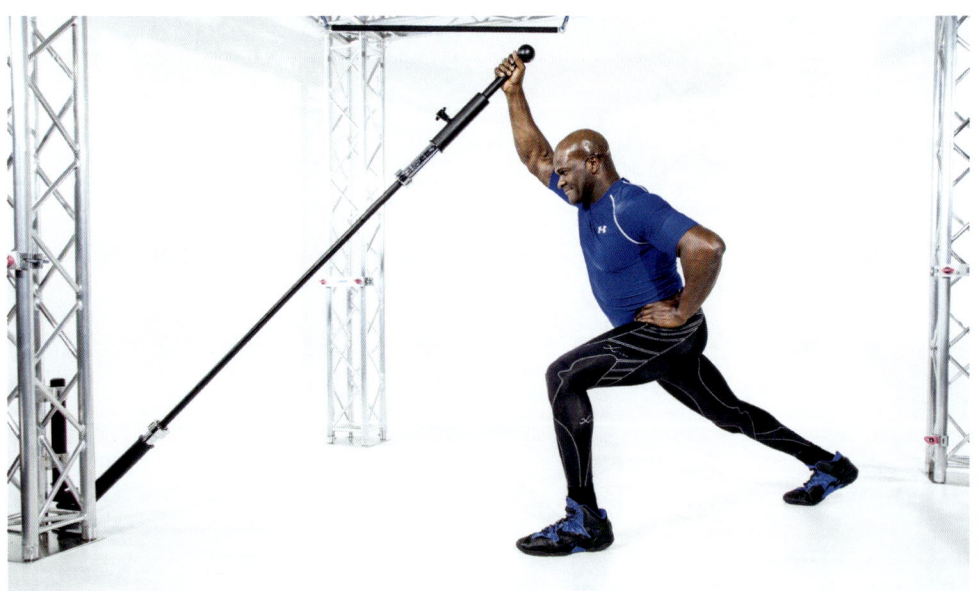

d

Fotos 112 a-d

4. Push aus tiefer Hocke

Schulterbreiter Stand, seitlich neben der Stange ▸ tiefe Hocke ▸ Push aus der Hocke nach schräg oben ▸ Stand bleibt seitlich, Bein dreht mit

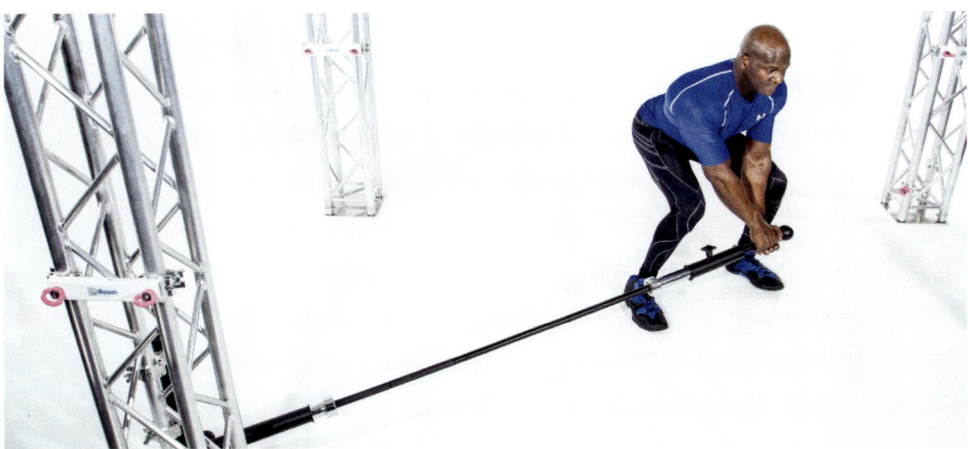

a

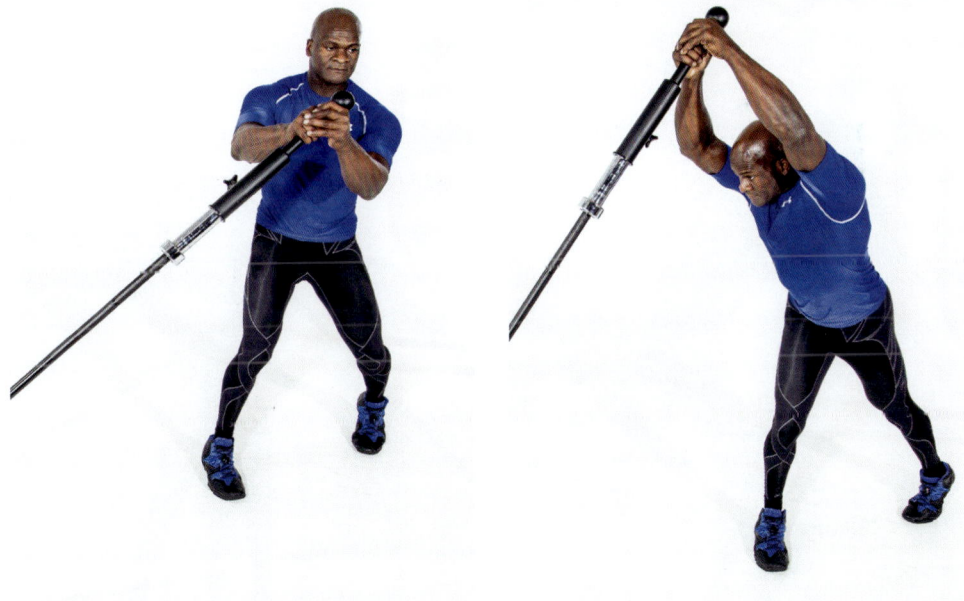

b   c

Fotos 113 a-c

5. "Y"-Move

Schulterbreiter Stand, Stange auf Brusthöhe halten ▸ Push nach rechts oben ▸ zurück zur Mitte (Brusthöhe) ▸ Push nach links oben ▸ keine Beinbewegungen

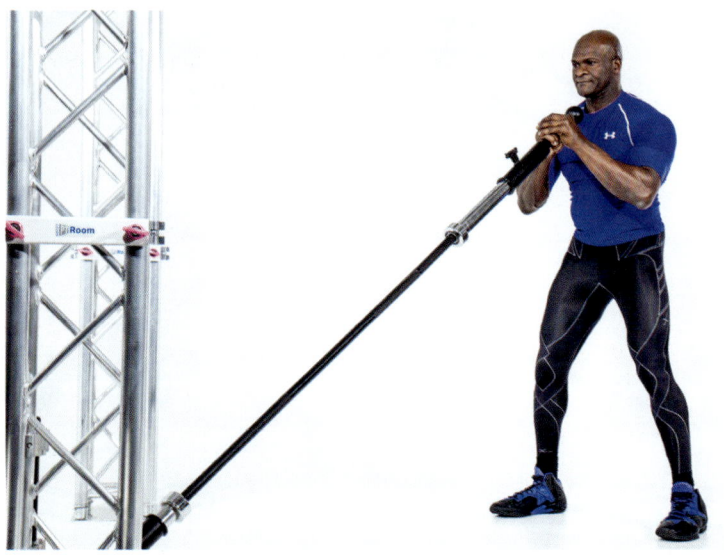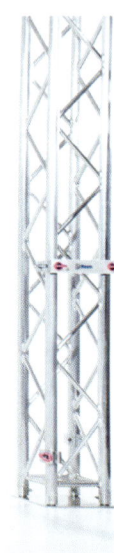

a

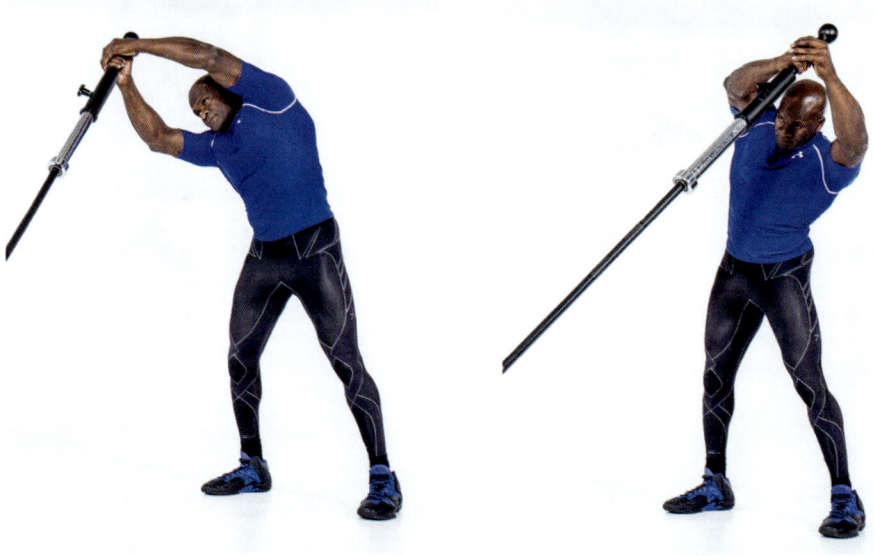

b   *c*

Fotos 114 a-c

II ÜBUNGEN MIT DOPPELGRIFF

1. Push

Schulterbreiter Stand, Stange auf Kniehöhe halten ► Push der Stange nach oben ► Bein zurück (Ausfallschrittposition)

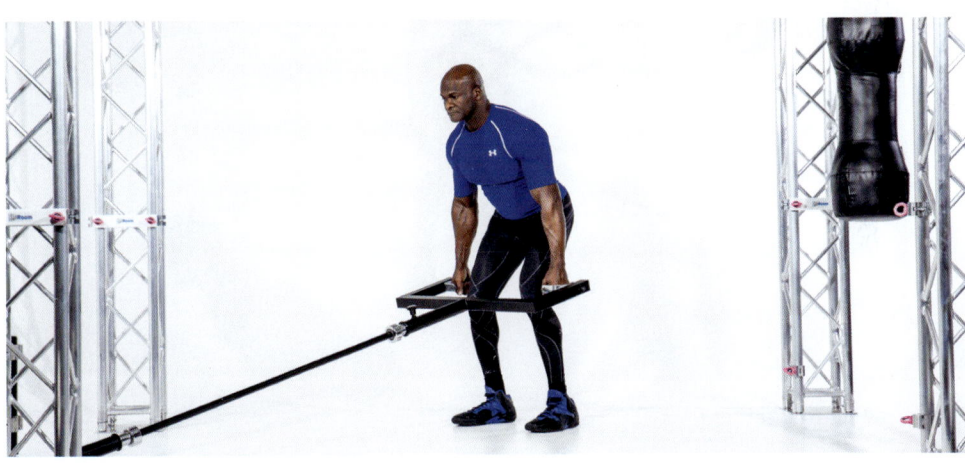

a

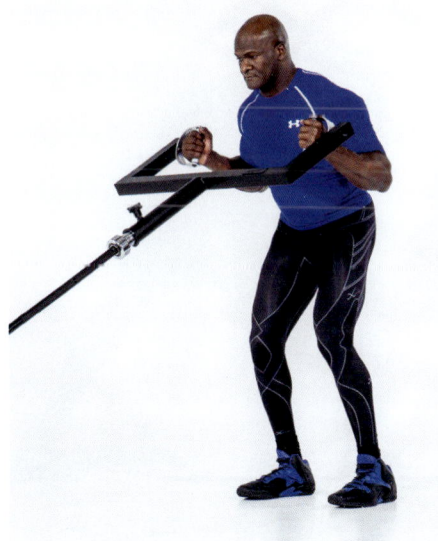

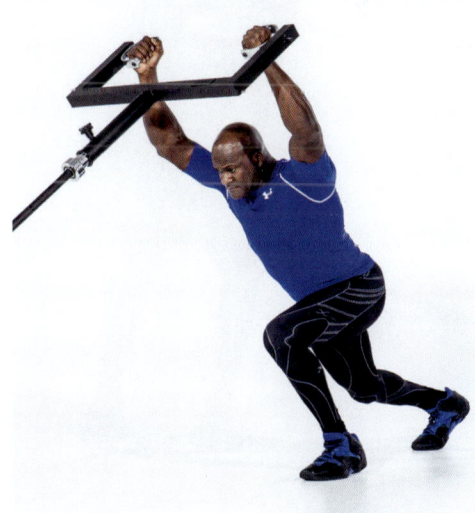

b

c

Fotos 115 a-c

2. Lateral Steps

Schulterbreiter Stand, Stange auf Kniehöhe halten ► lateraler Step links, Griffrotation (Ellbogenflexion und Armabduktion) ► Endposition in Kniebeuge ► Seite wechseln

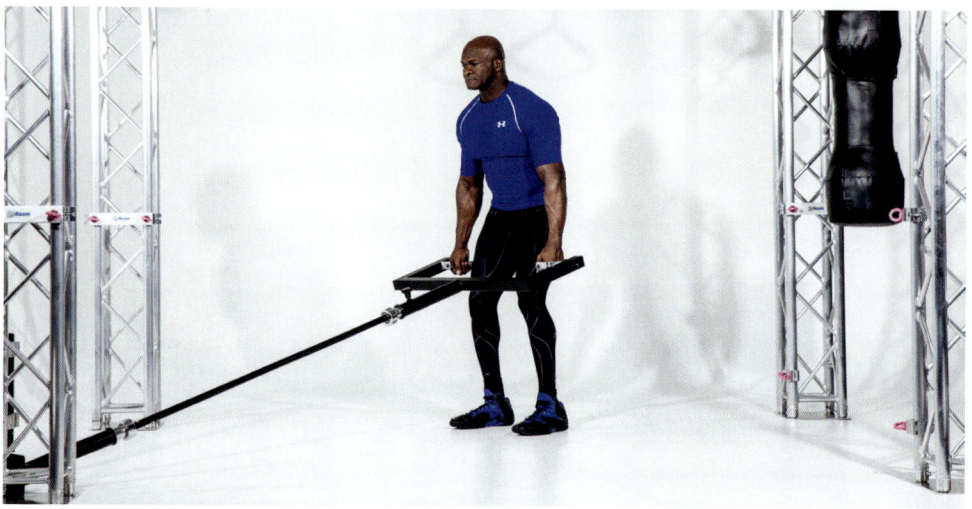

a

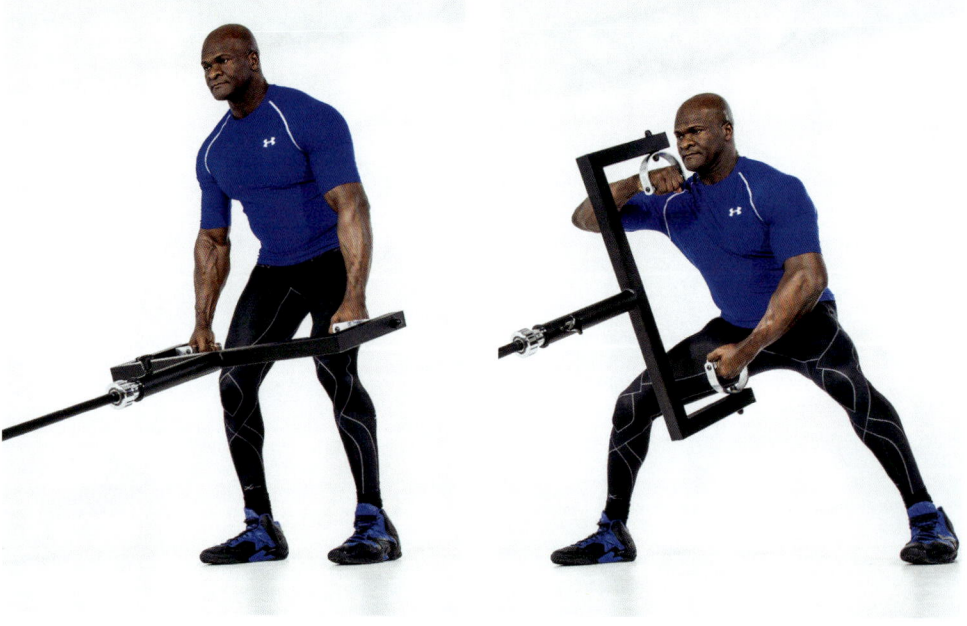

b

c

Fotos 116 a-c

3. Bizeps Curls

Ausfallschritt, Stange auf Kniehöhe halten ▸ Bizeps Curls

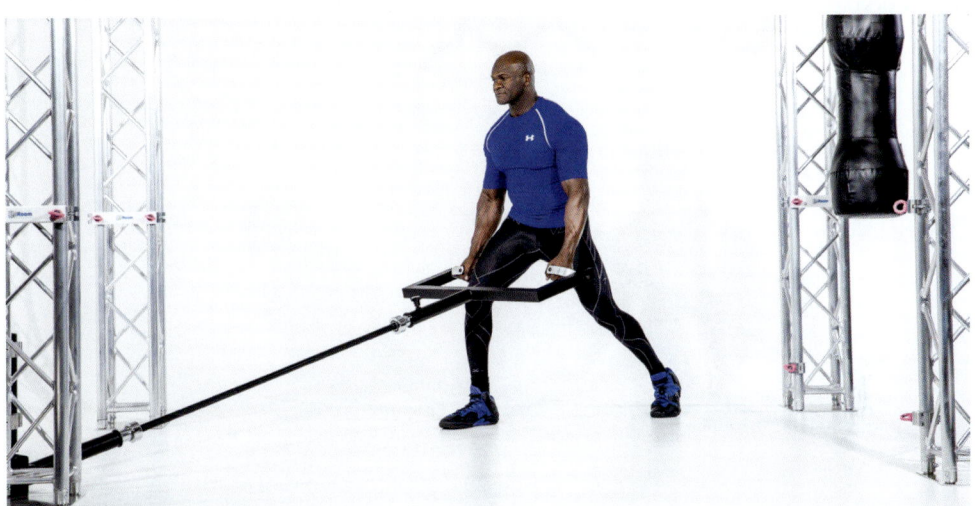

a

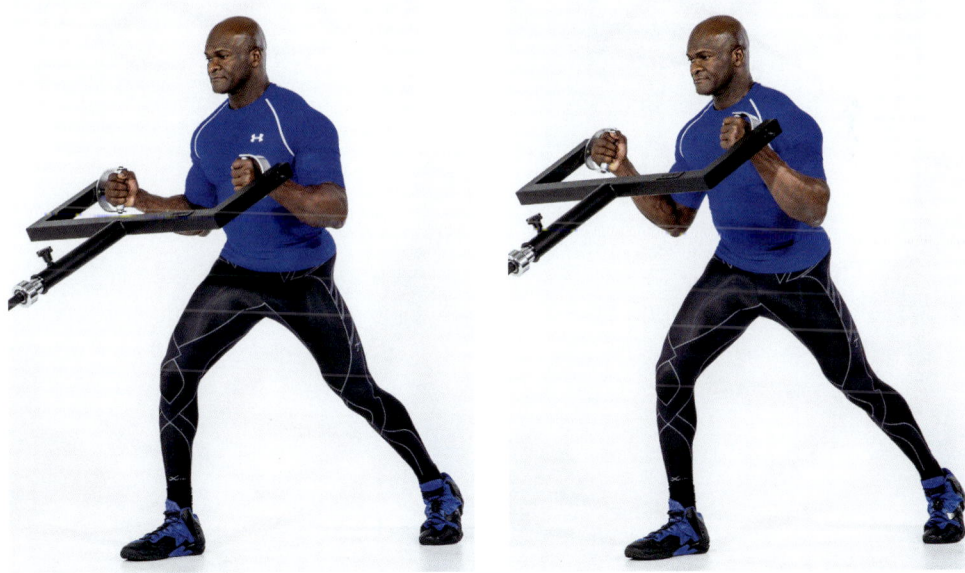

b   c

Fotos 117 a-c

III ÜBUNGEN MIT DOPPELGRIFF UND BALLAST BALL

1. Push Press

Rückenlage, Hantel auf Brusthöhe, Ellbogen gebeugt ▸ Push der Stange nach oben ▸ Schulterblätter bleiben auf dem Ball

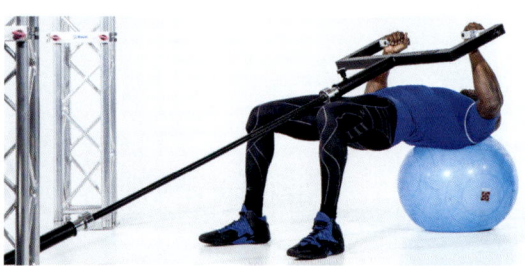

a

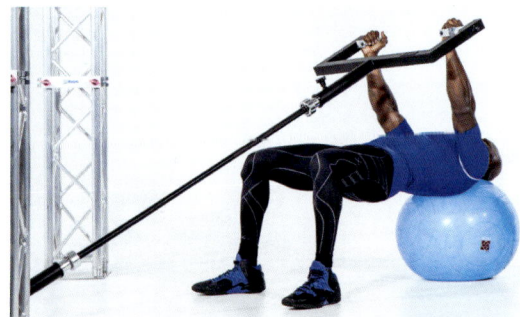

b

Fotos 118 a-b

2. Push Press schräg

Rückenstütz in tiefer Kniebeuge „gegen" den Ball, Ellbogen gebeugt, Hantel auf Brusthöhe ▸ Push der Stange nach oben-vorne

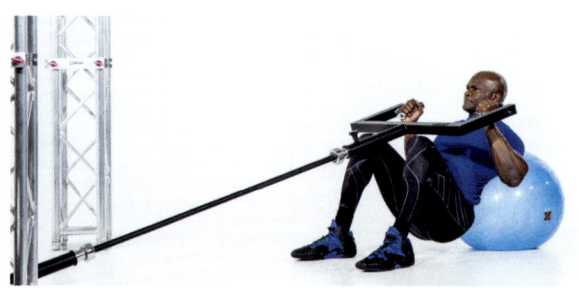

a

Fotos 119 a-b

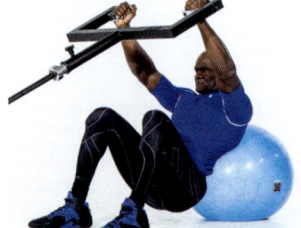

a

5.2.6 GROSSE SCHLAUFEN

Die folgenden Übungen sind vor allem für die Rumpf- und Armkraft eine Herausforderung und trainieren Rotation und Richtungswechsel.

1. Scheibenwischer

Hang in den Schlaufen ▸ Ellbogen im rechten Winkel ▸ Beinrotation gestreckt (rechts-links)

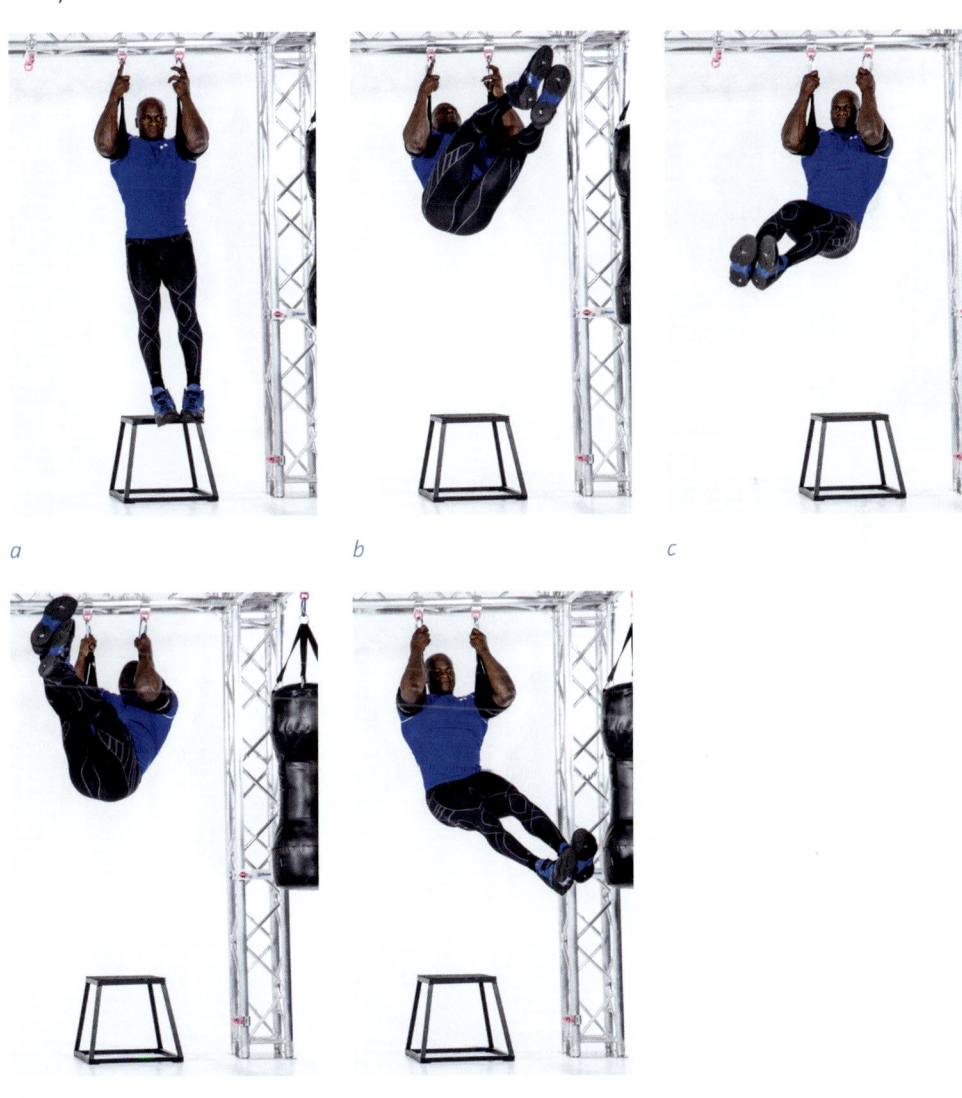

a   b   c

d   e

Fotos 120 a-e

2. Schere

Hang in den Schlaufen ▸ Ellbogen im rechten Winkel ▸ Scherbewegungen der Beine

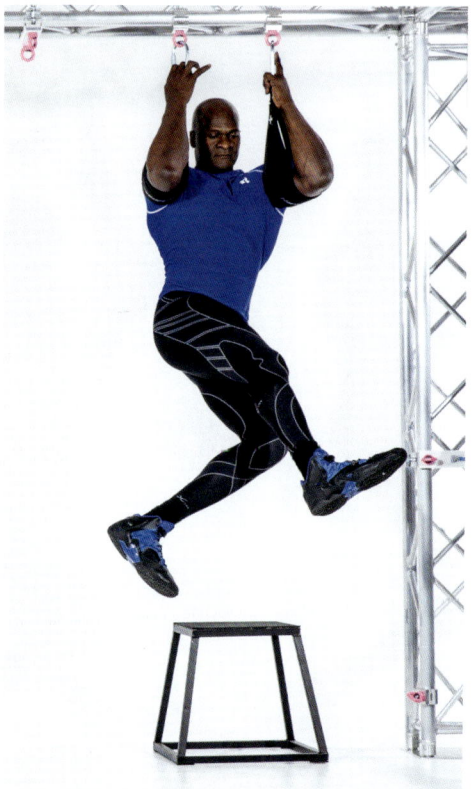 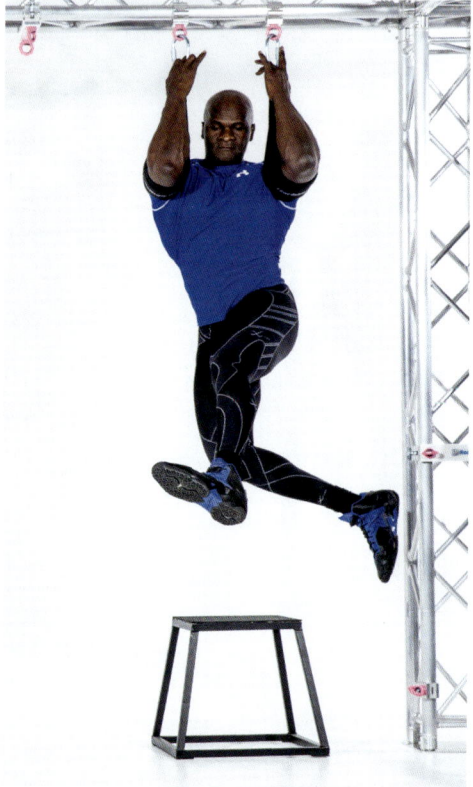

a

Fotos 121 a-b

b

5.2.7 FIGHTER SACK

Die folgenden Übungen mit dem Fighter Sack sind sehr fortgeschritten und haben einen hohen koordinativen Anspruch.

1. Power Ups

Schulterbreiter Stand, Knie gebeugt ▸ Sack auf Schienbeinhöhe greifen ▸ frontales Anheben ▸ Rotation ▸ Absetzen auf der Schulter ▸ über unten die Seite wechseln

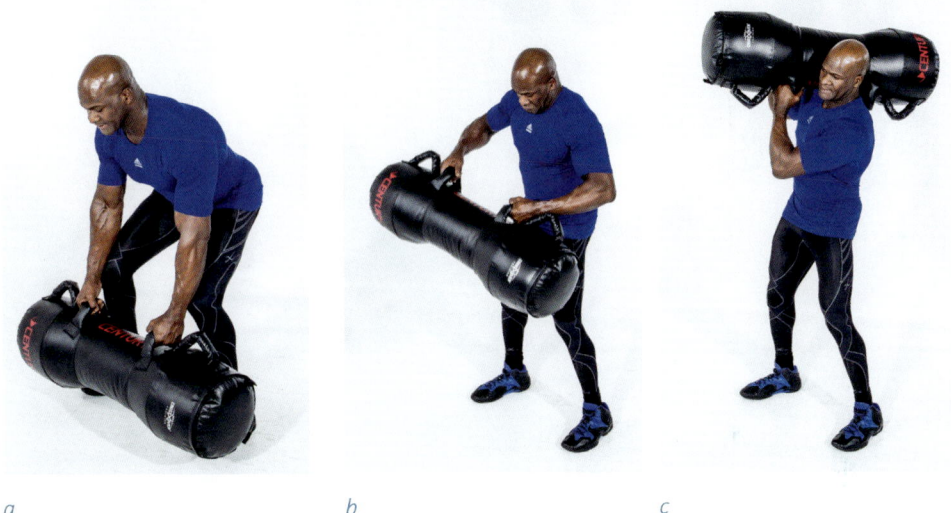

a   b   c

Fotos 122 u-c

2. Power Ups Clean Jerks

Ausfallschritt rückwärts ▸ Sack auf Schienbeinhöhe greifen ▸ Clean Jerk mit Schulter Press ▸ Bein wechseln

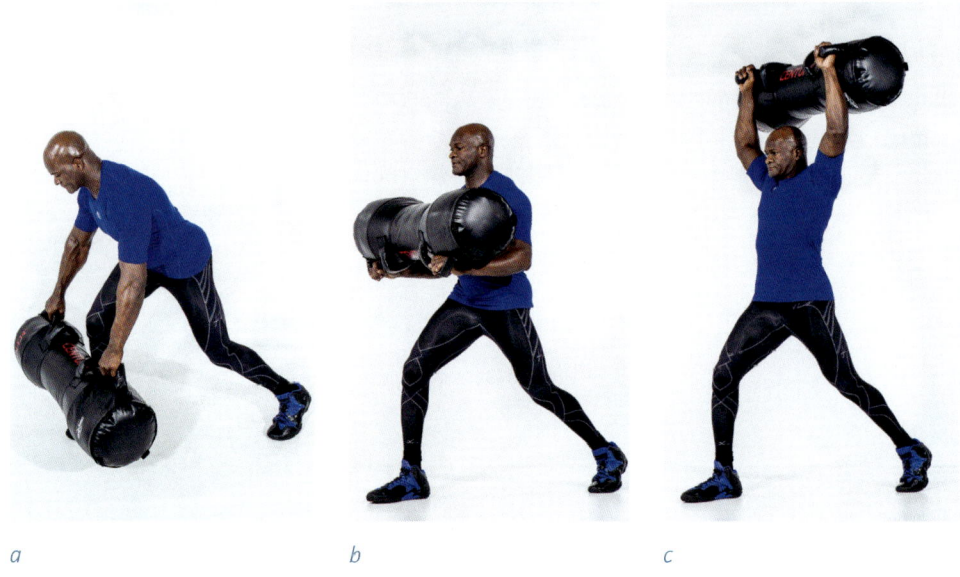

a   b   c

Fotos 123 a-c

3. Push Press

Rückenlage, Sack auf Brusthöhe, Ellbogen gebeugt ▸ Push des Sacks nach oben-hinten ▸
Schulterblätter bleiben auf dem Ball

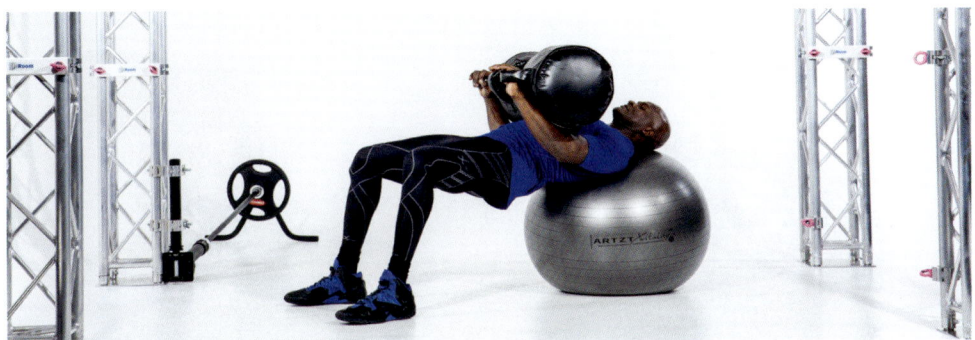

a

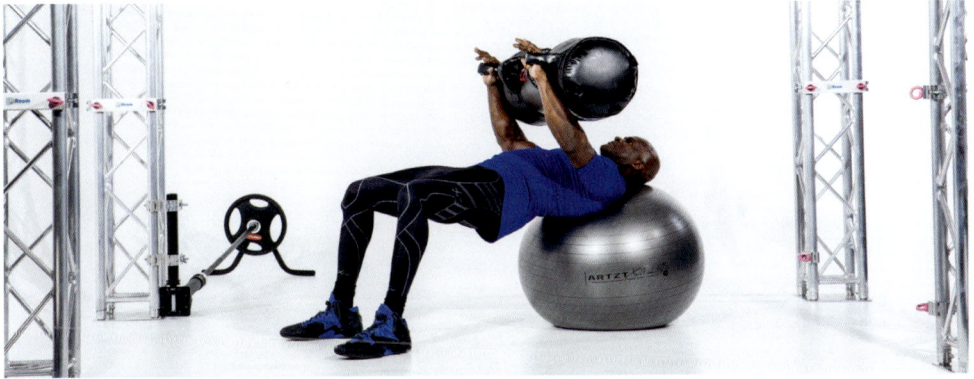

b

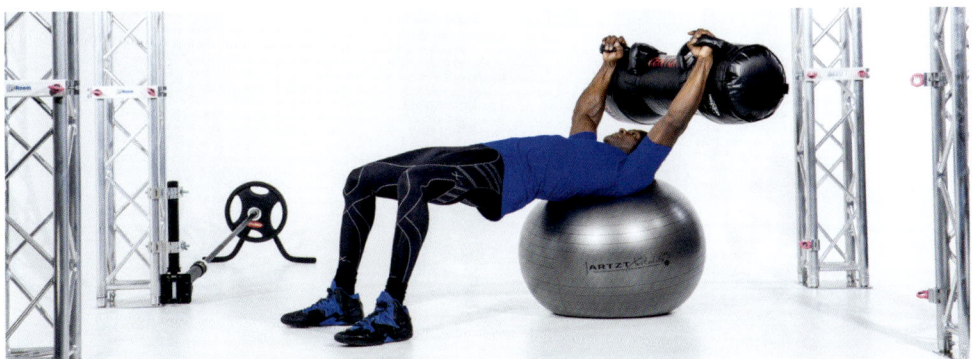

c

Fotos 124 a-c

4. Push Press schräg

Rückenstütz in tiefer Kniebeuge „gegen" den Ball, Ellbogen gebeugt ▸ Push des Sacks nach oben

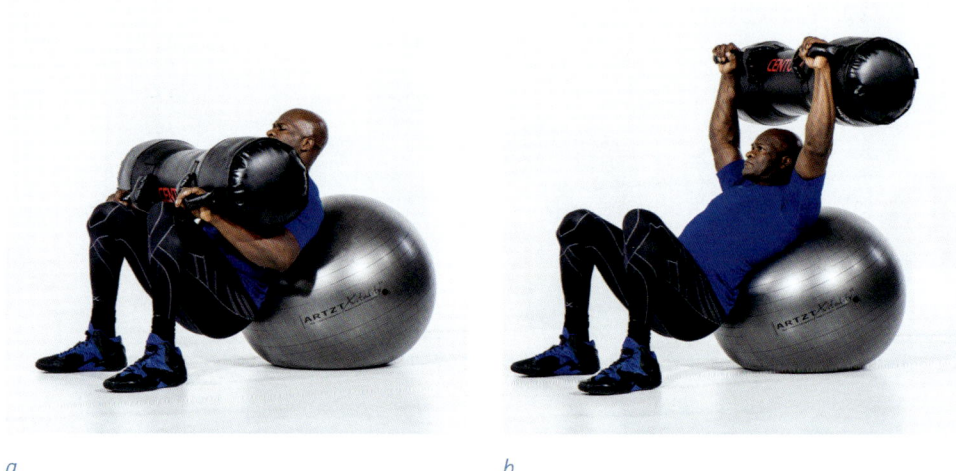

a   *b*

Fotos 125 a-b

5. "Y"-Moves

Schulterbreiter Stand ▸ von der Position vor der Brust den Sack abwechselnd nach rechts und links oben stoßen ▸ keine Beinbewegungen

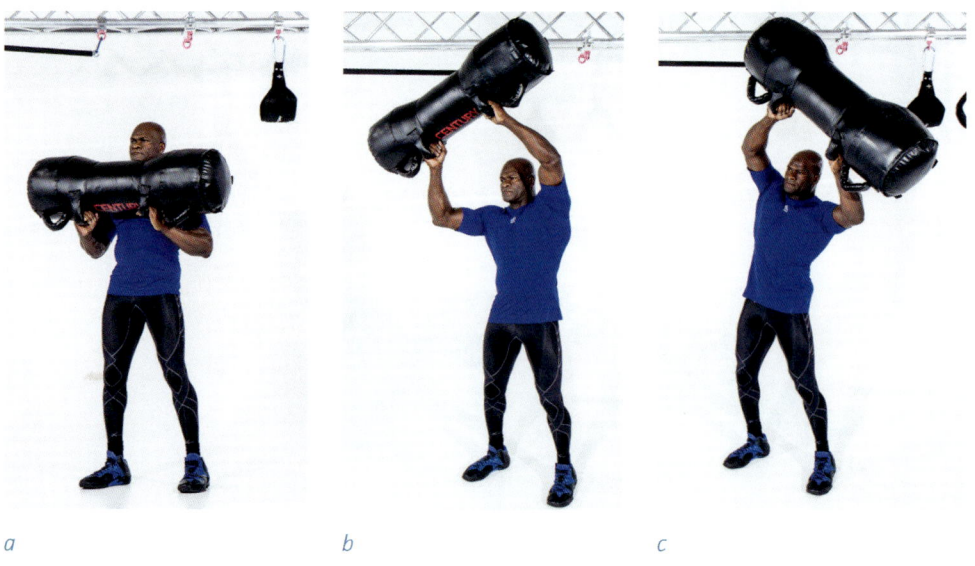

a   *b*   *c*

Fotos 126 a-c

250

5.2.8 CORE-BALL UND ELASTISCHES BAND

Auch diese Übungen haben einen hohen koordinativen Anspruch.

1. Pushvariationen

Ausfallschritt ▸ Push nach vorne (niedrig, mittel, hoch) ▸ beide Arme gleichzeitig ▸ Arme abwechselnd ▸ mit Oberkörperbewegung ▸ mit dynamischer Ausfallschrittbewegung (Beine)

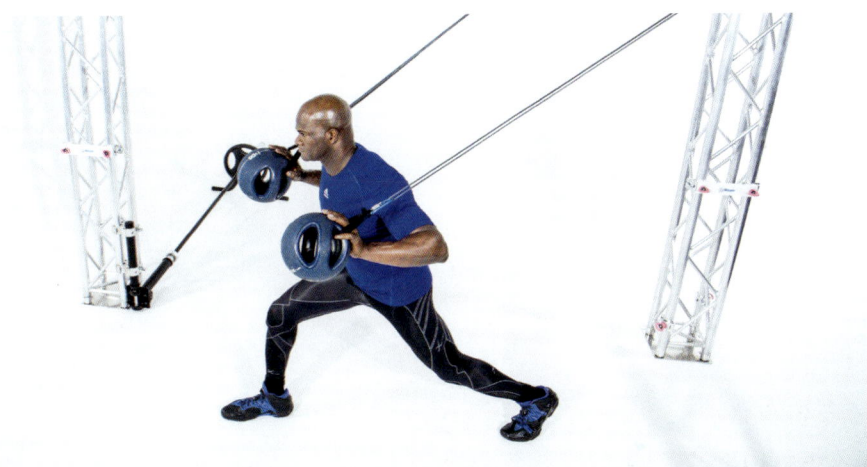

a

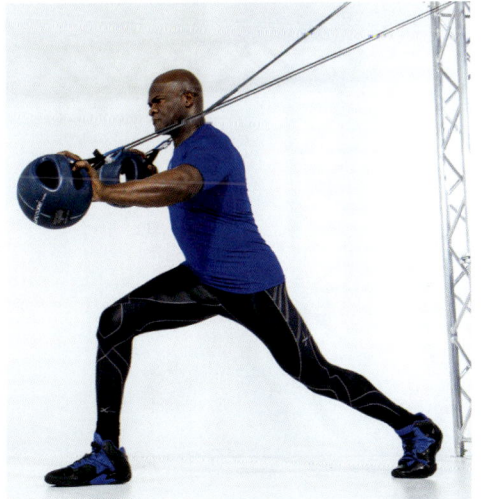

b

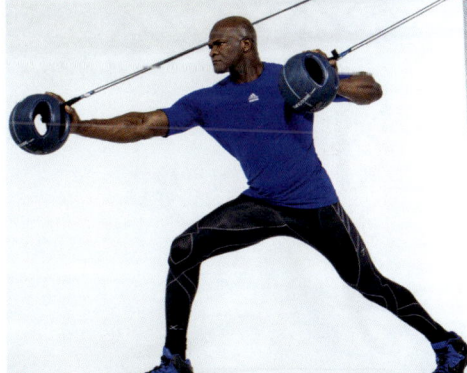

c

Fotos 127 a-c

2. Butterfly

Ausfallschritt ▸ Butterfly Armbewegung frontal ▸ mit dynamischer Ausfallschrittbewegung (Beine)

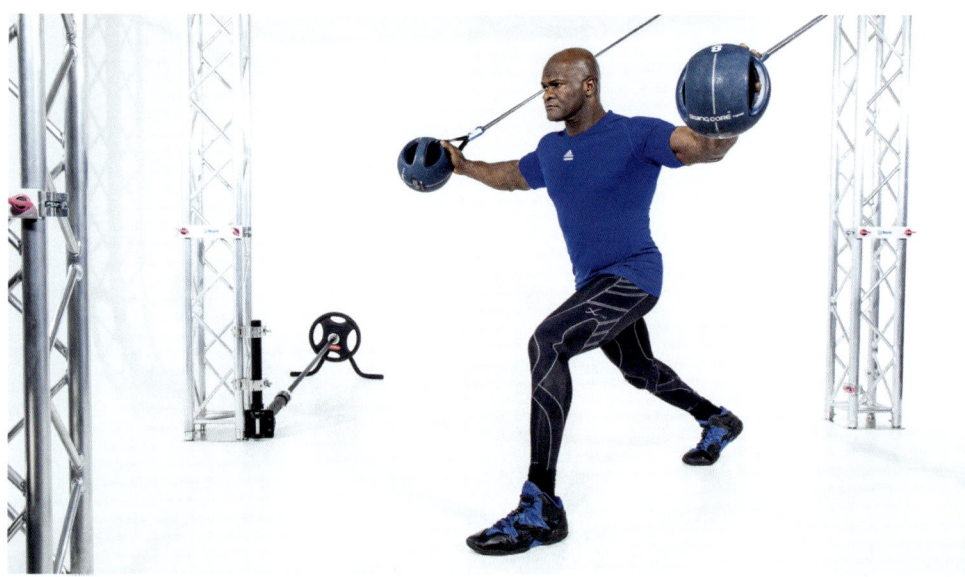

a

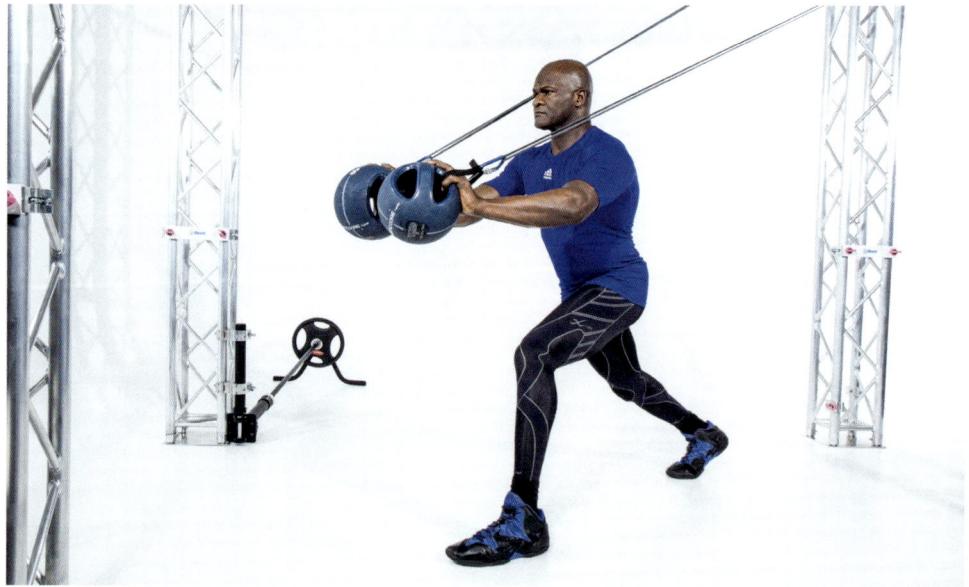

b

Fotos 128 a-c

3. Armzug von oben

Ausfallschritt, Arme gestreckt über Kopf ▸ Bewegung von oben nach unten mit Bandzug von hinten ▸ mit dynamischer Beinbewegung, aus dem aufrechten Stand in den Ausfall-schritt

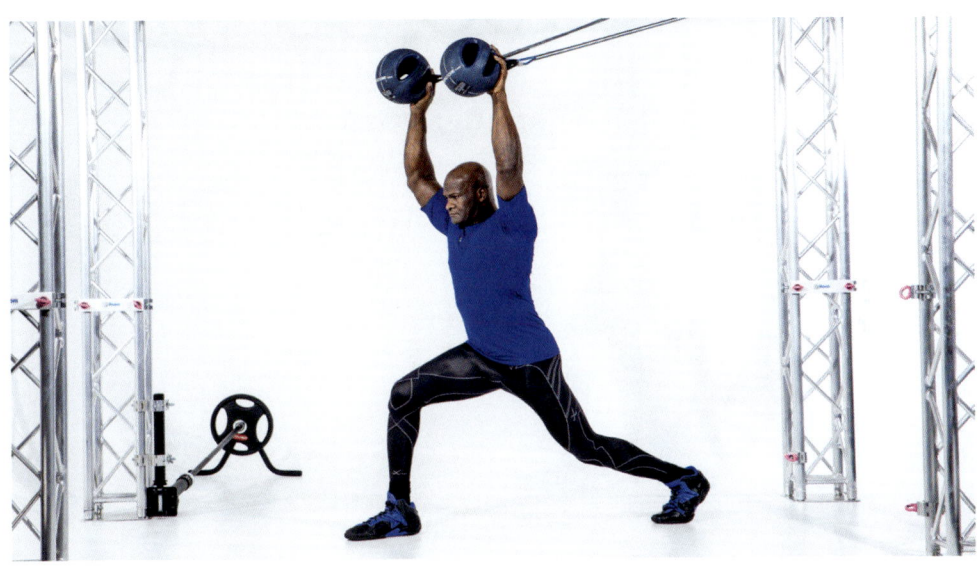

a

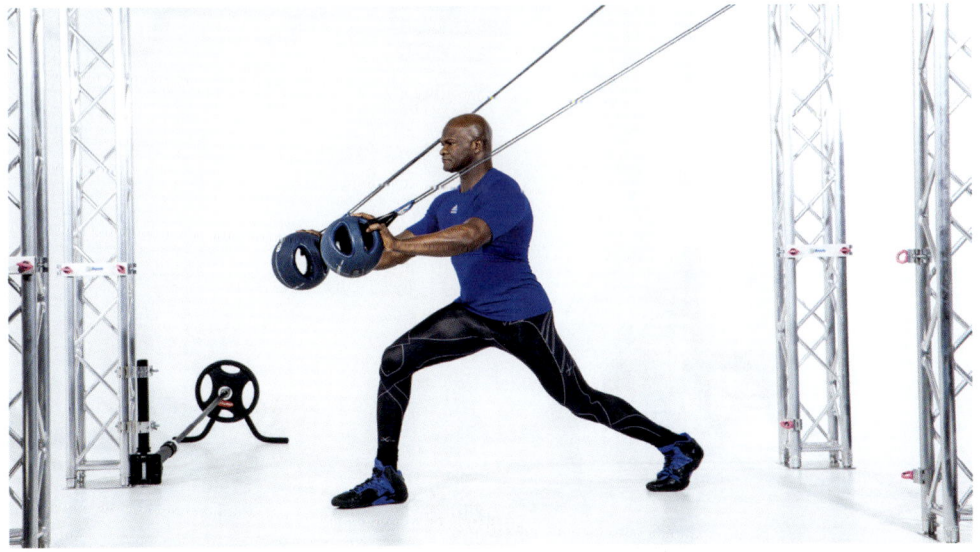

b

Fotos 129 a-c

4. Rückwärtiger Armzug

Schulterbreiter Stand, Knie leicht gebeugt, Arme gestreckt vor dem Körper ▸ Armzug von oben nach unten-hinten

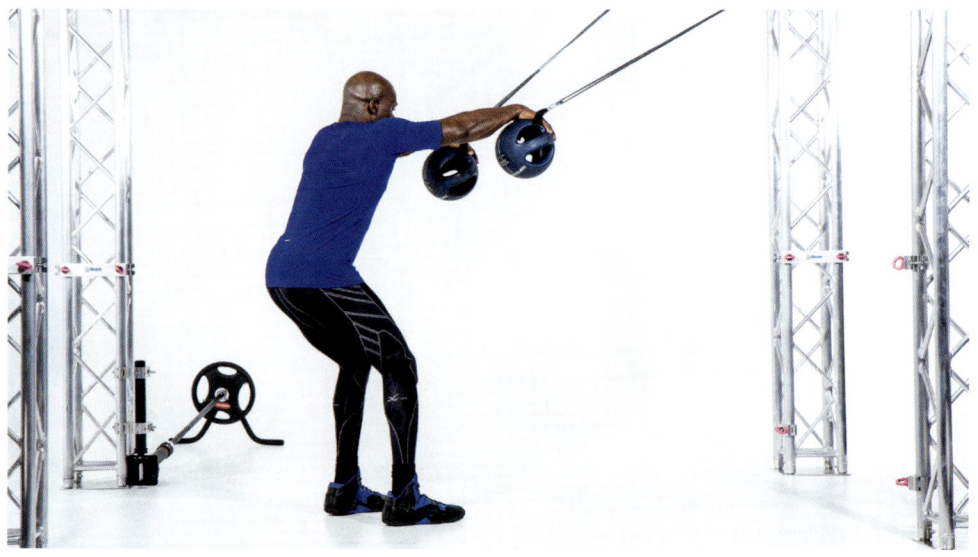

a

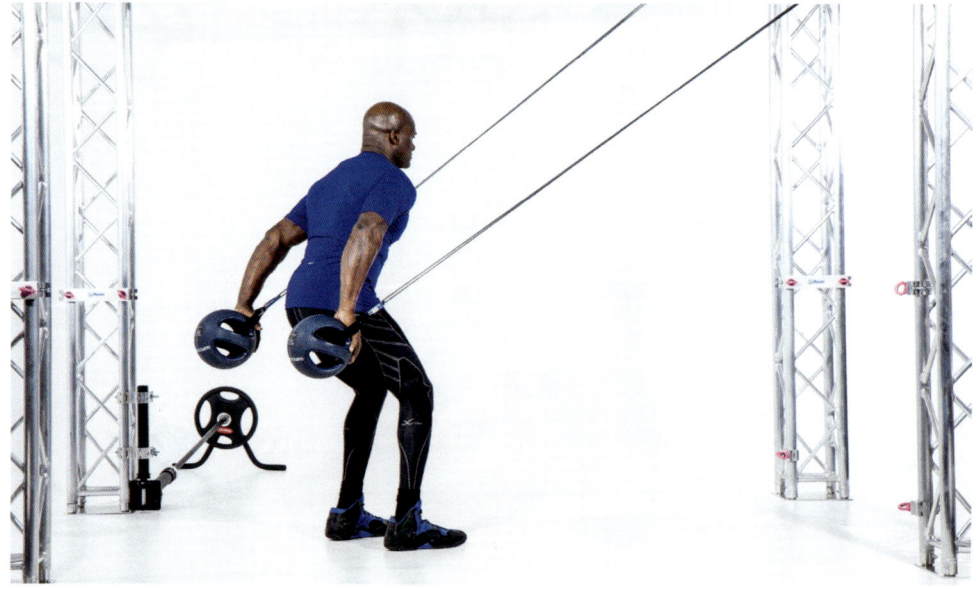

b

Fotos 130 a-c

5. Diagonale Züge

Stand seitlich zum Ball, ballnahe Hand hält den Ball, Arm gestreckt ► Zug von oben nach unten (frontal) ► kombiniert mit dynamischem Crossover-Schritt ► Seite wechseln

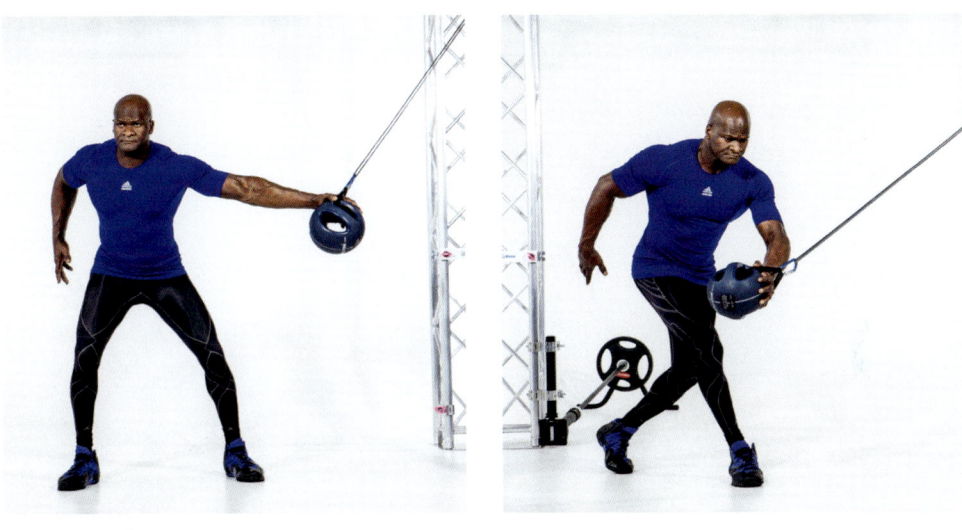

a

b

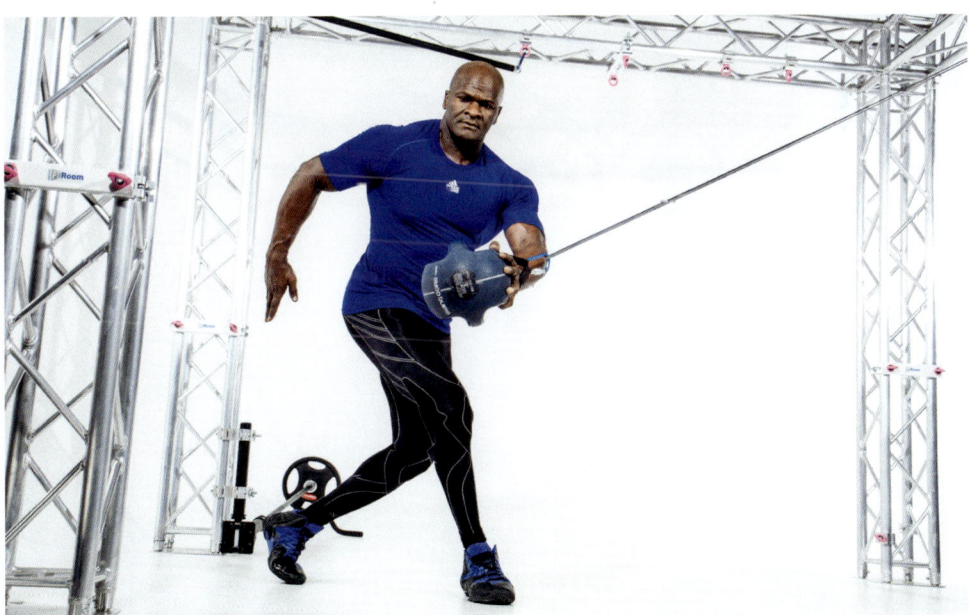

b

Fotos 131 a-c

5.2.9 CORE-BAR UND ELASTISCHES BAND

GLEICHGEWICHT, KOORDINATION UND SEITIGKEIT

1. Dynamik-Liegestütz mit statischem Bar

Liegestützposition auf dem Bar ▶ Liegestütz ausführen, ohne dass der Bar sich auf- und abbewegt (nur der Körper bewegt sich) ▶ Atmung beachten

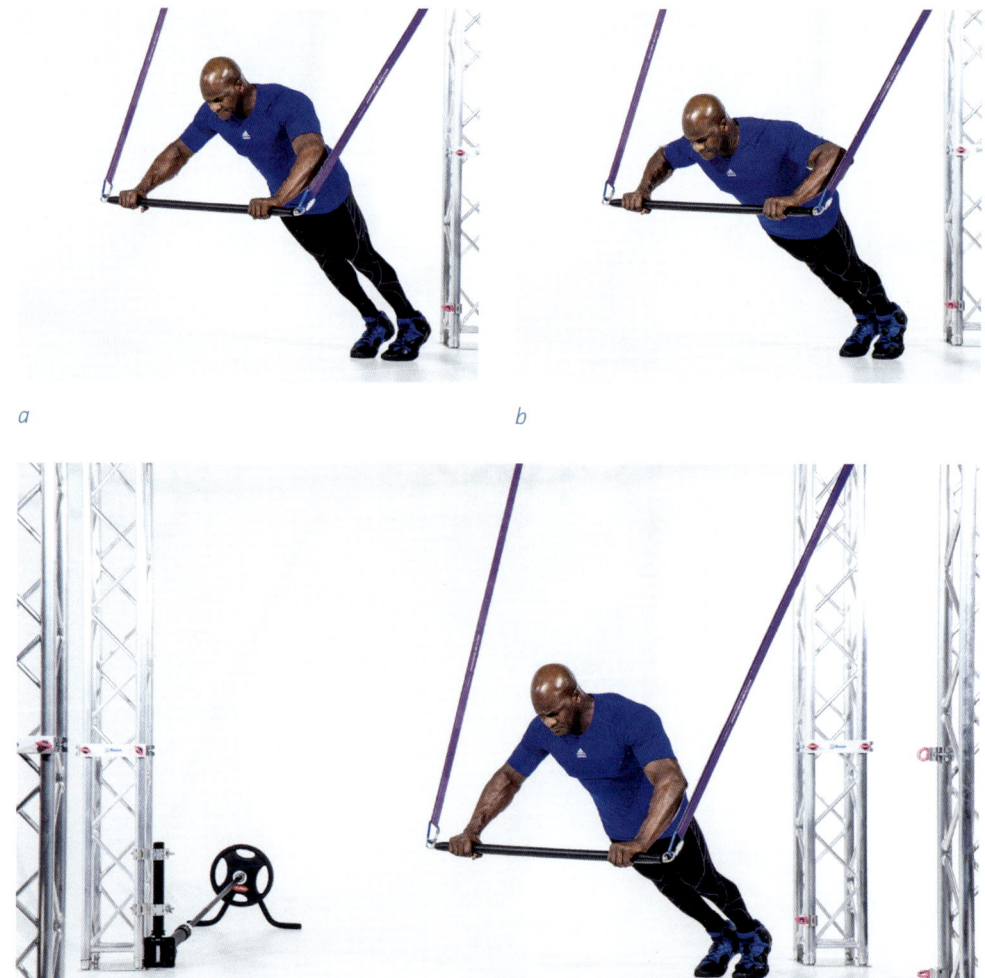

a

b

c

Fotos 132 a-c

2. Dynamik-Liegestütz

Liegestützposition auf dem Bar ▸ Liegestütz ausführen, ohne dass der Körper sich auf- und abbewegt (nur der Bar bewegt sich) ▸ Atmung beachten

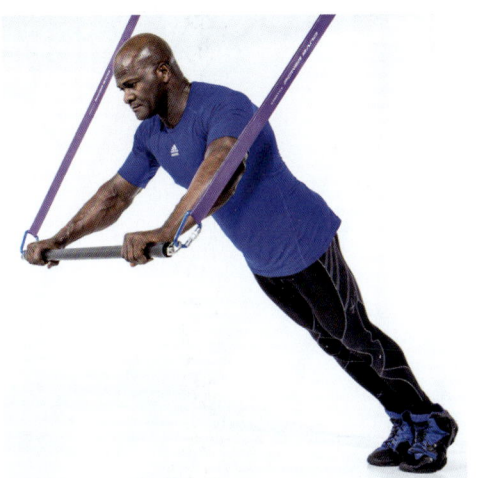 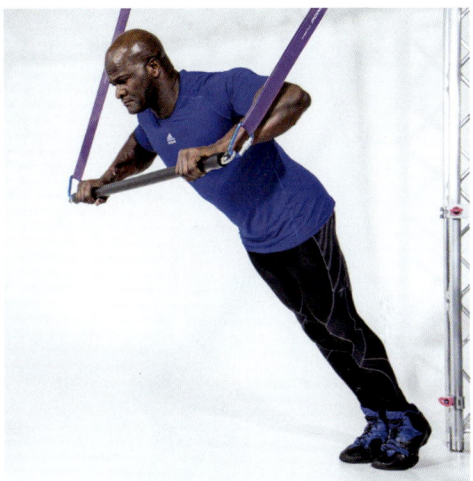

a   b

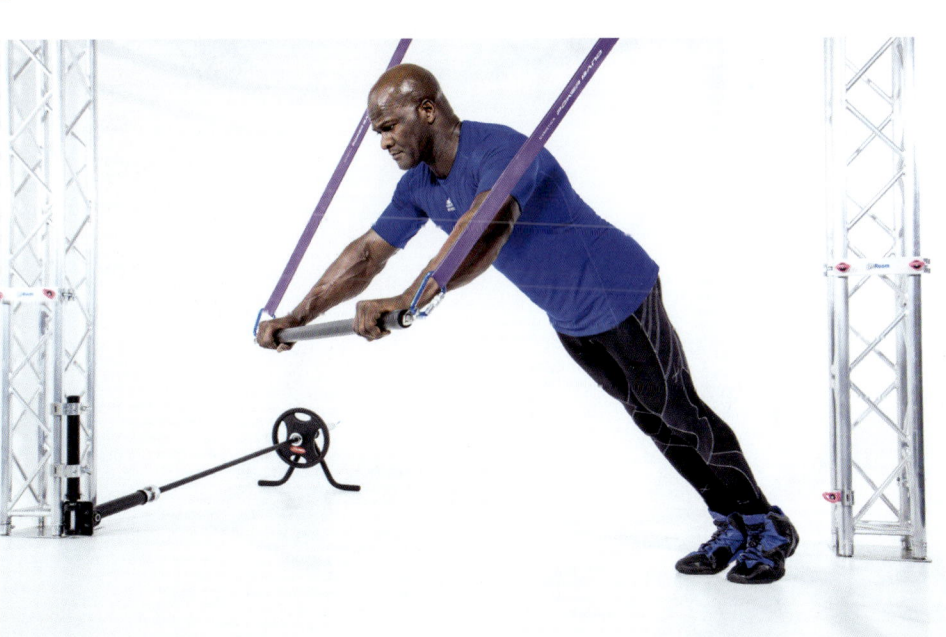

c

Fotos 133 a-c

3. Dynamik-Ausfallschritt

Enger Stand, Core-Bar vor dem Körper, breiter Griff ▸ Ausfallschritt vorwärts ▸ Push mit diagonaler ipsilateraler Drehung ▸ zurück in den Stand ▸ Ausfallschritt (gleiche Seite) ▸ Push mit diagonaler kontralateraler Drehung

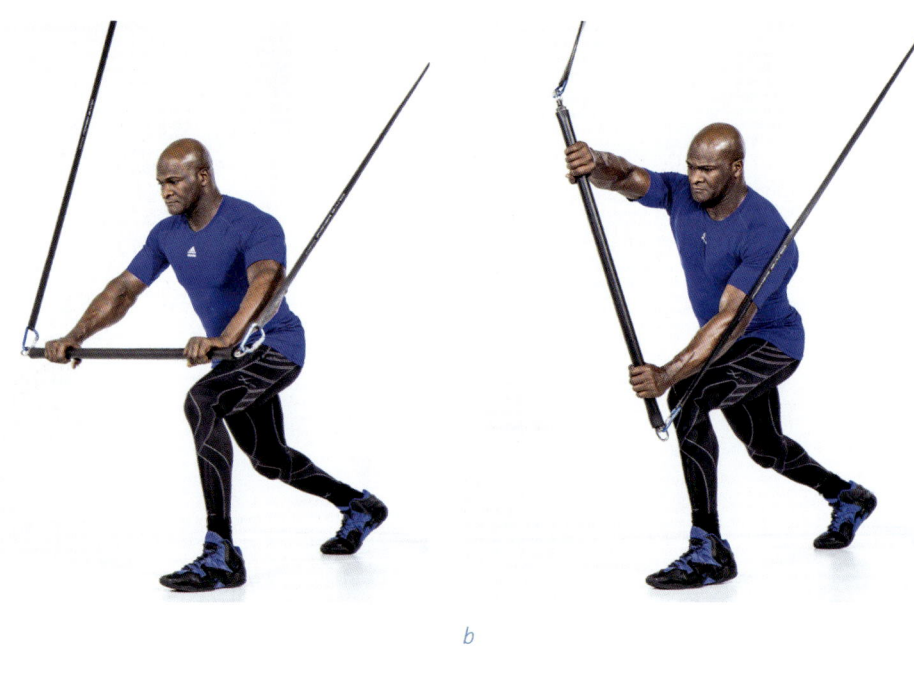

a   b

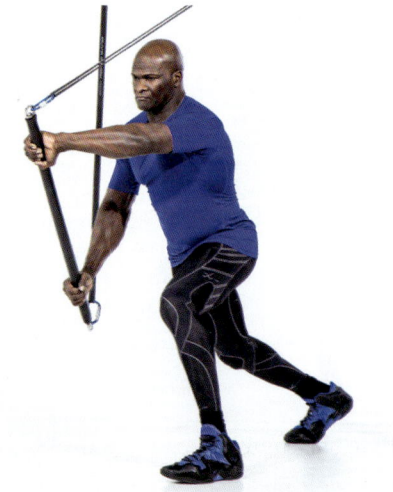

c

Fotos 134 a-c

4. Jerk Split

Stand mit Bandzug von hinten ▸ Bar auf Brusthöhe halten ▸ Bar von Brust auf Schulterhöhe drücken ▸ a)-c) Ausfallschritt und Bar gleichzeitig über Kopf drücken ▸ d)+e) sehr
dynamischer Ausfallschritt weit nach vorne und Bar gleichzeitig nach vorne oben drücken

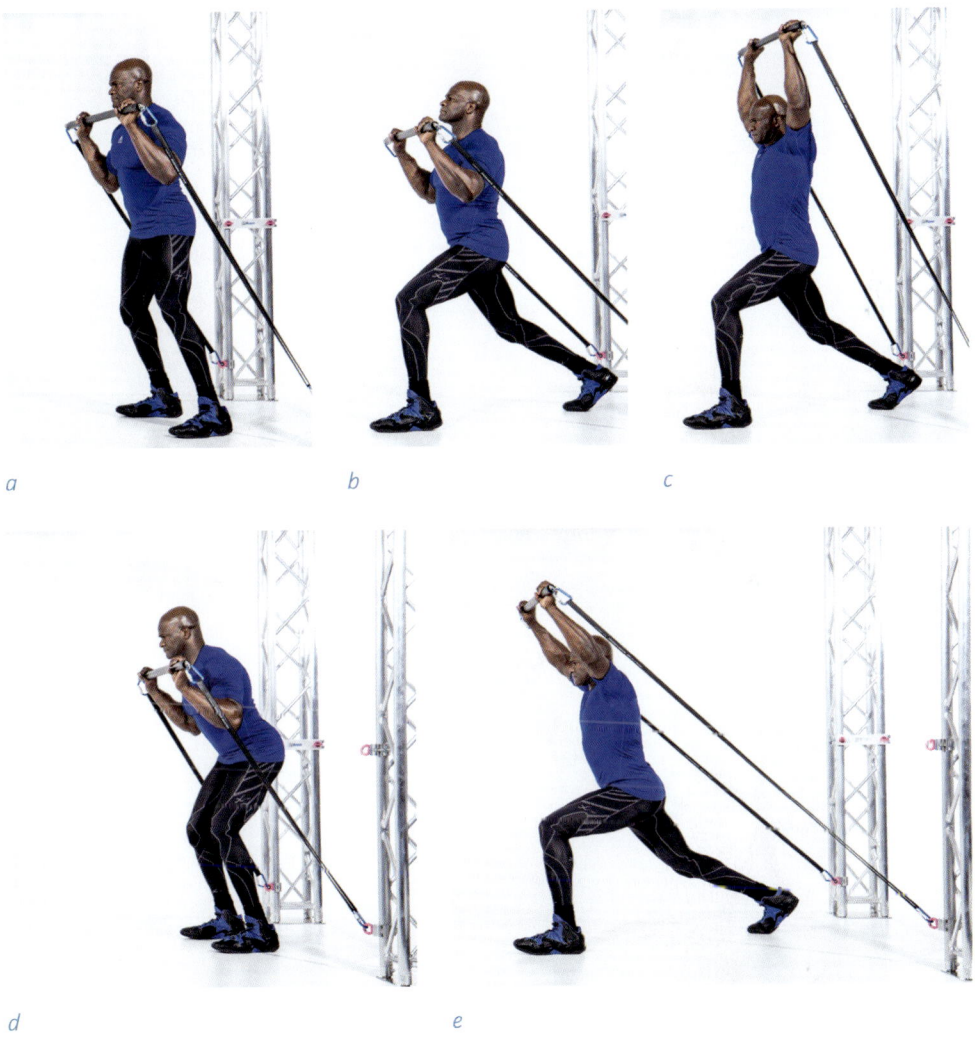

a   *b*   *c*

d   *e*

Fotos 135 a-e

Alternativ kann ein loses Band benutzt werden, welches unten oder mittig fixiert wird. Das
Band kommt von hinten und wird mit einer Hand gegriffen ▸ Hocke ▸ Ausfallschritt ▸ Arm
mit Band nach vorne-oben strecken.

5.2.10 ROPES

Neben dem aus dem Athletiktraining bekannten Ropetraining kannst du die Ropes auch sehr effektiv als flexible Klimmzug-„Stange" nutzen. Diese Übungen sind insbesondere für fortgeschrittene Kunden geeignet und trainieren vor allem Core und Power.

I. PARALLELES DOPPELSEIL/SENKRECHTE EBENE

1. Rolle

Langhang, neutraler Griff ▸ 360°-Rolle/Drehung rückwärts ▸ Beinposition gebeugt oder gestreckt

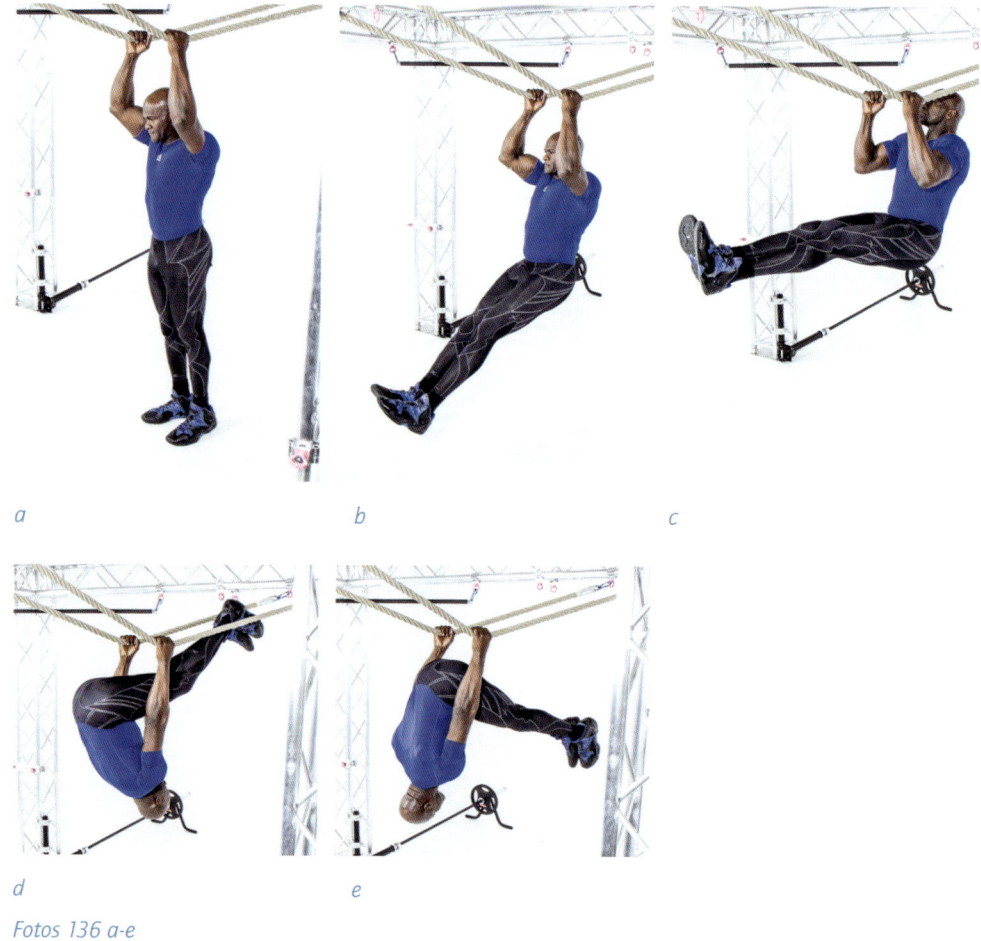

a　　　　　　　　　　b　　　　　　　　　　c

d　　　　　　　　　　e

Fotos 136 a-e

260

2. Klimmzug explosiv

Sprung in den Hang, neutraler Griff ▸ explosiver Klimmzug mit Blick nach oben und Lösen des Griffs in der obersten Position ▸ wieder greifen ▸ erneut hochsehen und wiederholen

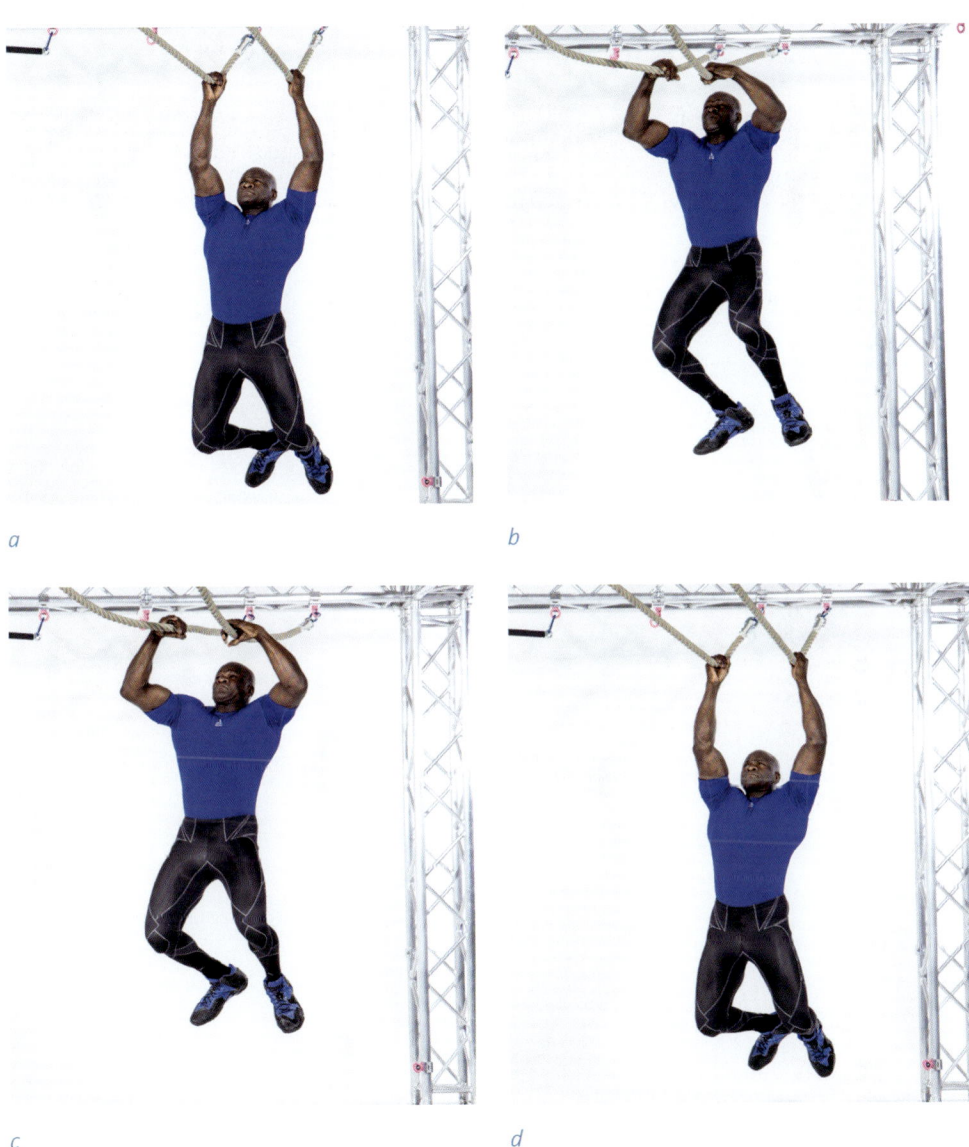

a

b

c

d

Fotos 137 a-d

II. PARALLELES DOPPELSEIL/FRONTALEBENE

Klimmzug

Hang, Pronationsgriff ▸ Klimmzug mit Blick nach oben ▸ Beine gebeugt oder lang ▸ wiederholen

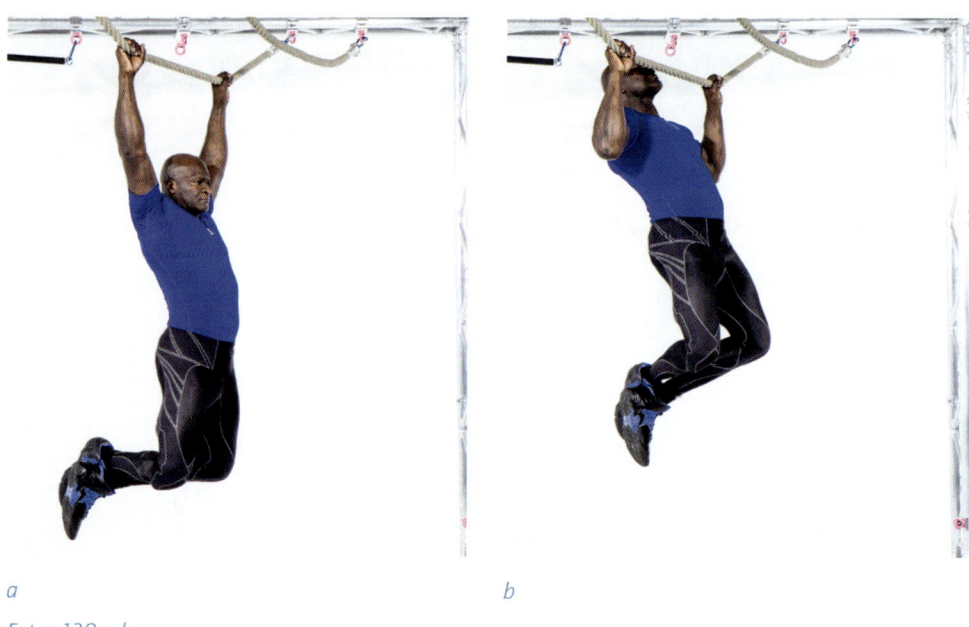

a   b

Fotos 138 a-b

III. VERTIKAL HÄNGENDES SEIL

Klimmzug mit versetzten Händen

Seil versetzt greifen, Unterkörper anheben ▸ Arme beugen (90°) und Position statisch halten ▸ Beine „fahren Fahrrad"

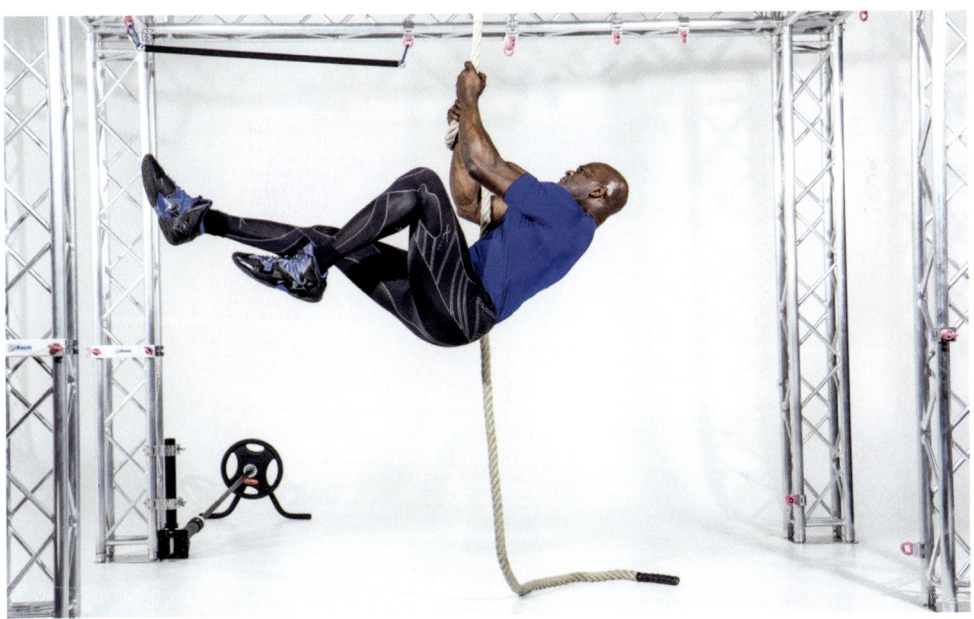

a

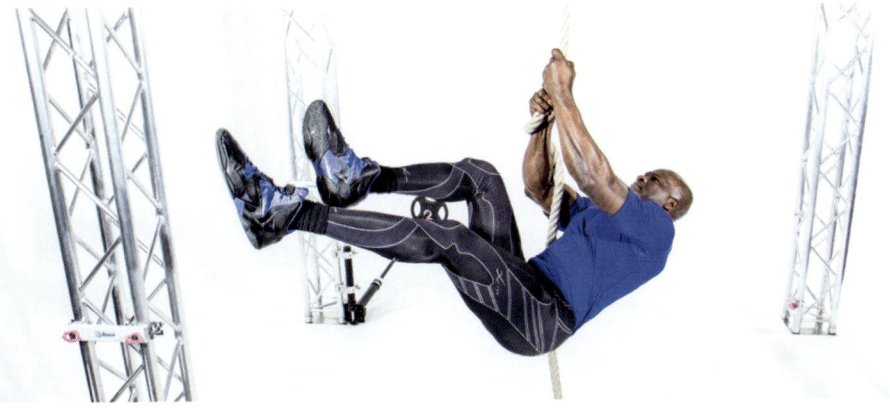

b

Fotos 139 a-b

263

5.2.11 GEWICHTSBALL UND HÜTCHEN

Bei dieser letzten Übungsfolge stehen weiterhin die Ebenen im Fokus, allerdings trainierst du damit den Ebenenwechsel des Körperschwerpunkts. Dabei meint Ebenenwechsel Bewegungen des Rumpfes und der unteren Extremität (oder eine Kombination aus beiden), die so den Körpermittelpunkt erhöhen oder senken. Diese komplexe Übung fordert Gelenkigkeit/Beweglichkeit, aerobische Fitness, Schnelligkeit/Explosivität, Gleichgewicht, Kraft (Drücken und Ziehen), Muskelausdauer, Reaktion und geistige Fitness.

180°-Push-und-Pull-Circle

Frontaler Stand, Gewichtsball in einer Hand (kontralateral) ▸ Ball der Reihe nach (von rechts nach links und umgekehrt) in Richtung Hütchen pushen ▸ Ball zurück „ziehen"(pull) und zum nächsten Hütchen pushen ▸ Richtungswechsel am Ende ▸ Variation der Reihenfolge auf Zuruf etc.

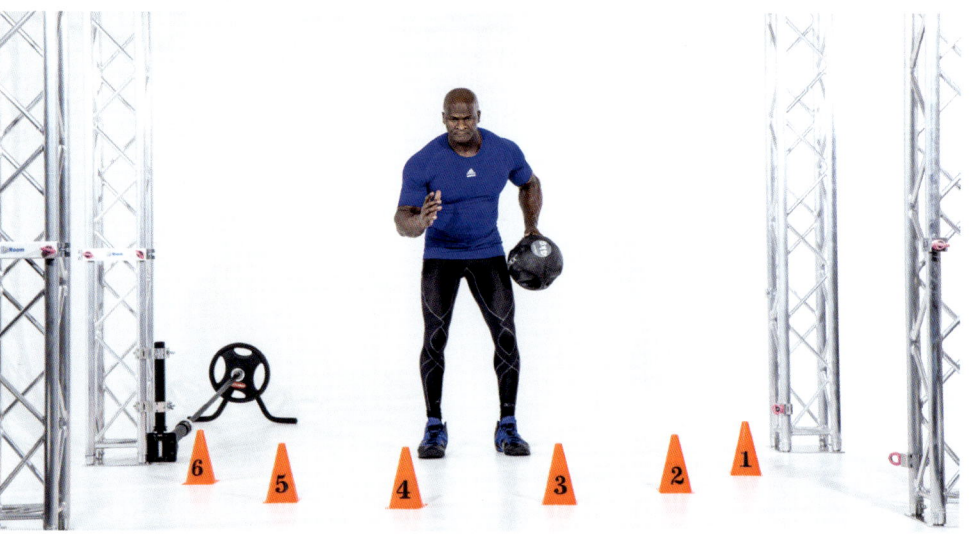

a

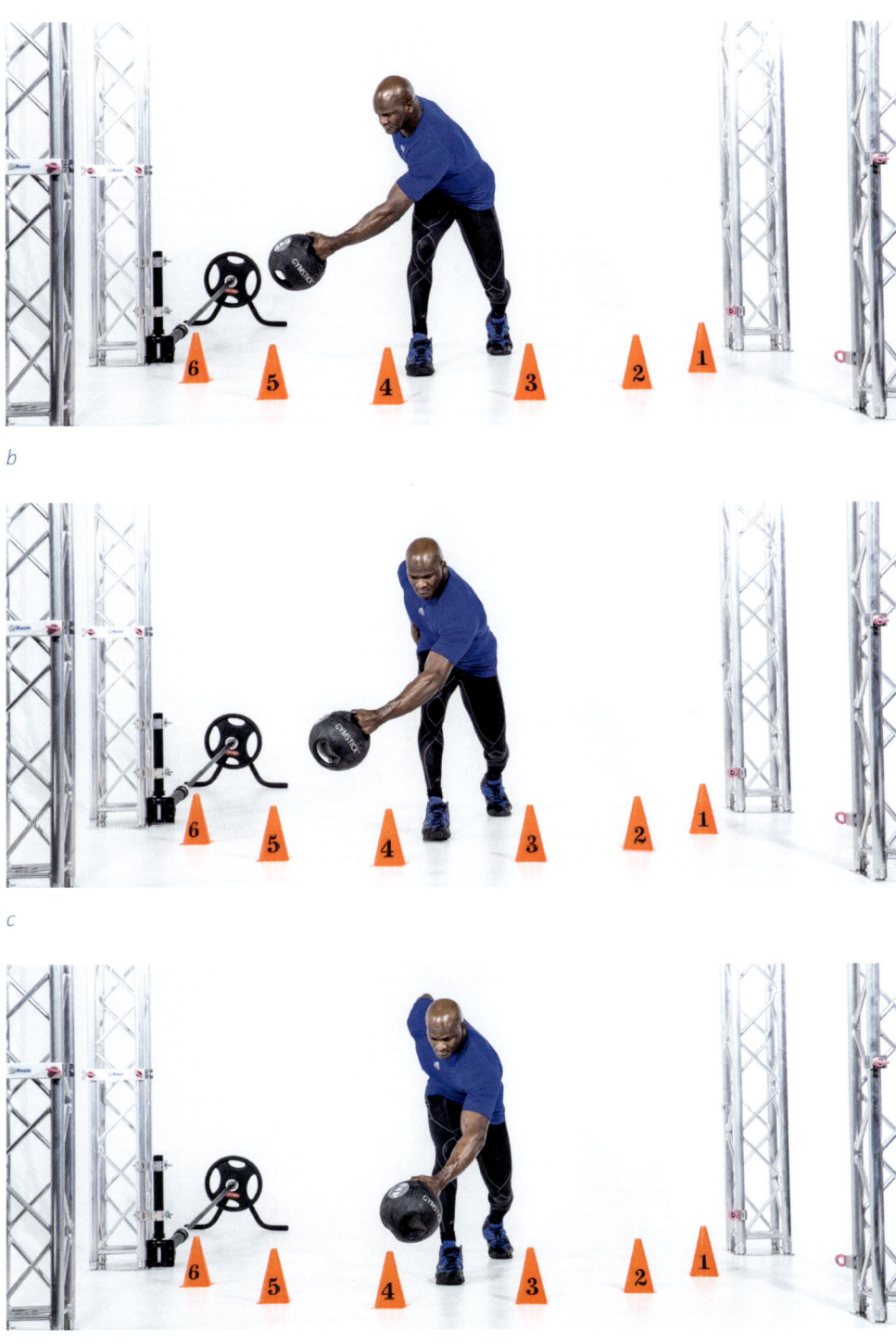

b

c

d

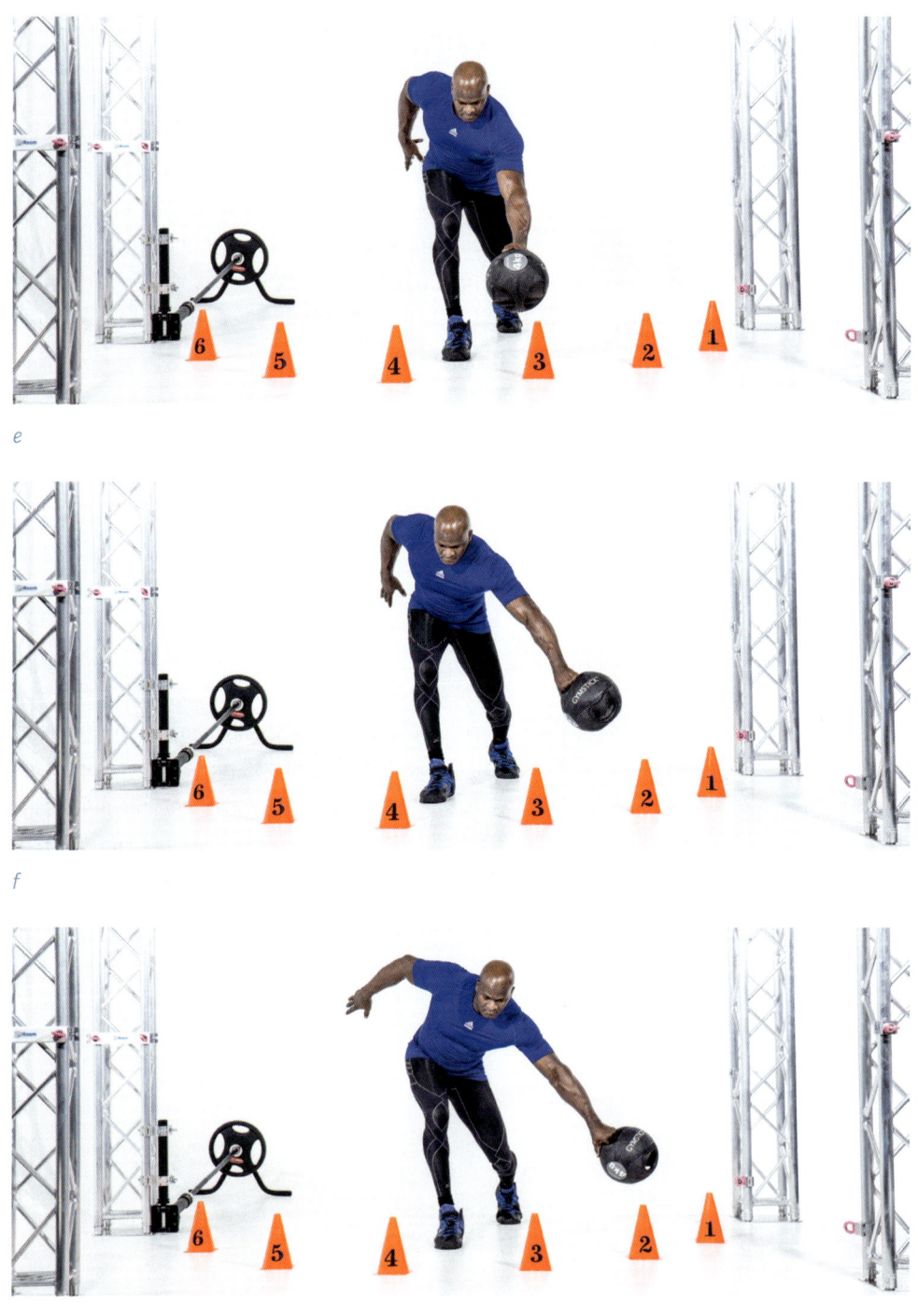

e

f

g

Fotos 140 a-g

5.3 TRAININGSZIRKEL/WORKOUTS

Die folgenden Programme sind Übungszusammenstellungen aus Kapitel 5. Bei der Kombination der Übungen war mir vor allem der funktionale und ganzheitliche Gedanke wichtig. Alle Programme sind so zusammengestellt, dass sie ein funktionales Ganzkörpertraining bieten, das sowohl Anfänger als auch Fortgeschrittene durchführen können (mit Ausnahme des Core-Trainer-Zirkels). Wie bereits zu Beginn von Kapitel fünf erwähnt, muss die Dosierung individuell auf deine Kunden, deren Ziele und Gewohnheiten abgestimmt werden. Nur so können die folgenden Trainingszirkel langfristig erfolgreich sein.

Die angegebenen Level 1, 2 und 3 mit den dazugehörigen Serien sind vergleichbar mit dem auf Seite 95/96 angegebenen Trainingsstatus.

Level 1 = Anfänger/Beginner (untrainiert)
Level 2 = Freizeitsportler/Intermediate (moderat trainiert)
Level 3 = Sportler/Advanced (gut trainiert)

Dabei solltest du aber beachten, dass die ausgewählten Programme auch Übungen aus dem Kapitel 5.2 „Komplexität mit System„ enthalten. Ein absoluter Trainingseinsteiger sollte daher zunächst auf die Basics (Kapitel 5.1) zurückgreifen und erst beim Vorhandensein einer „soliden" Grundlagenfitness mit dem Level 1 der Trainingszirkel starten. Hier bist du als Trainer gefragt, deinem Kunden einen optimalen Einstieg und effektiven Trainingsaufbau zu ermöglichen. Denke dabei immer daran, dass Kleingeräte oft zur Progression oder Steigerung des koordinativen Anspruches der Übung beitragen und somit für Anfänger nur bedingt geeignet sind.

LAMAR SYSTEM TRAINING #1

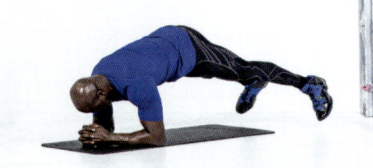

1. **Plank Jacks**
30 Wiederholungen
s. S. 160, Fotos 55 a-c

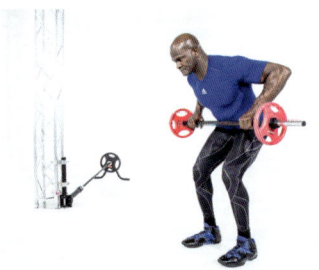

2. **Vorgebeugtes Rudern**
15 Wiederholungen
s. S. 118, Fotos 34 a-b

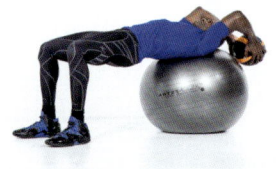

3. **Pullover (Überzug)**
25 Wiederholungen
s. S. 146, Fotos 48 a-d

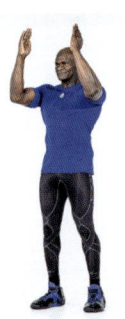
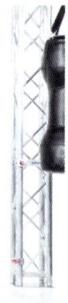

4. **Schulter 90°**
20 Wiederholungen
s. S. 132, Fotos 41 a-d

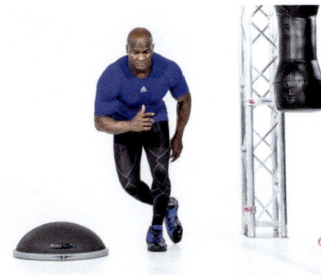

5. **Sprünge zur Seite**
20 Wiederholungen
s. S. 188, Fotos 69 a-d

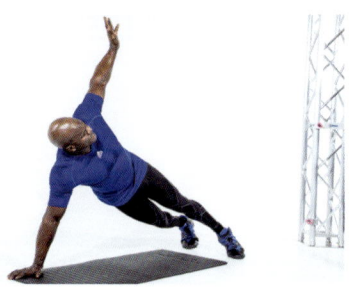

6. **T-Push up**
20 Wiederholungen
s. S. 154, Fotos 52 a-b

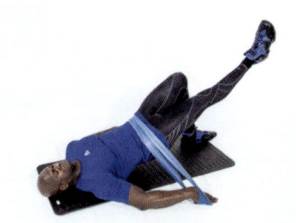

7. **Hüftstreckung mit Band**
30 Wiederholungen
s. S. 170, Fotos 60 a-c

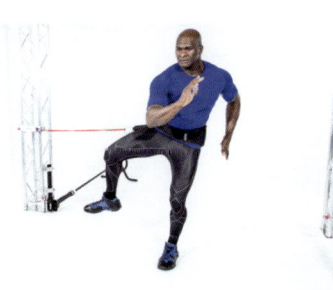

8. **Seitliche Hüftabduktion**
20 Wiederholungen
s. S. 174, Fotos 62 a-d

HINWEISE:

1. Gewichte, Bandstärke und Wiederholungen müssen immer individuell an den Kunden angepasst werden.

2. 1-15 kg = gering | 15-20 kg = medium | 20-25 kg = hoch

3. Level 1 = 3 Serien | Level 2 = 5 Serien | Level 3 = 7 Serien

LAMAR SYSTEM TRAINING #2

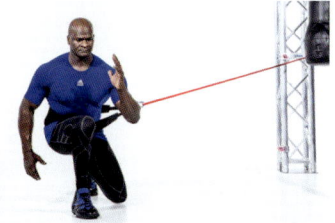

1. **Wheel Lunge**
20 Wiederholungen
s S. 186, Fotos 68 a-d

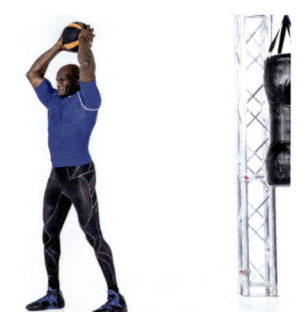

2. **Chop mit Medizinball**
30 Wiederholungen
s. S. 164, Fotos 57 a-d

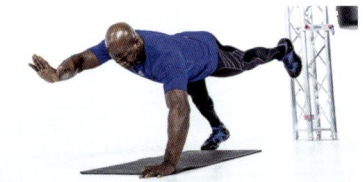

3. **Plank**
20 Wiederholungen
s. S. 156, Fotos 53 a-b

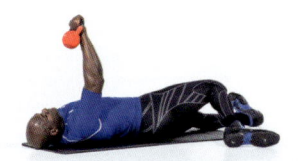

4. **Kettlebell Floor Press**
25 Wiederholungen
s. S. 144, Fotos 47 a-b

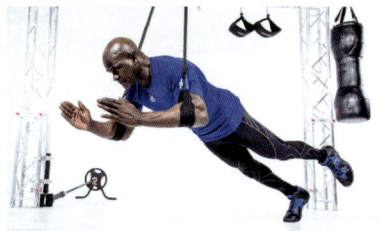

5. **Plank Bein-Lift**
20 Wiederholungen
s. S. 168, Fotos 59 a-b

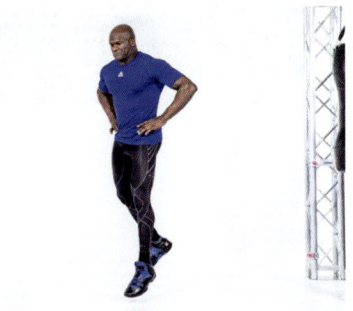

6. **Kniebeuge mit Sprung**
20 Wiederholungen
s. S. 194, Fotos 72 a-d

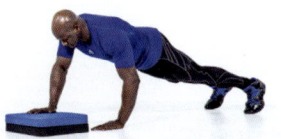

7. **Hand-Step-Ups**
25 Wiederholungen
s. S. 150, Fotos 50 a-e

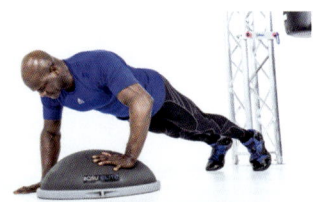

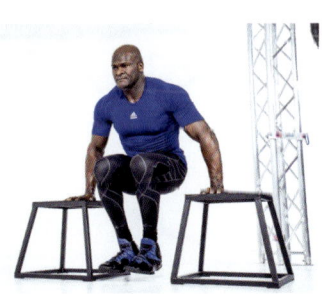

8. **Gehaltene Hocke**
1 Minute
s. S. 148, Fotos 49 a-b

HINWEISE:

1. Gewichte, Bandstärke und Wiederholungen müssen immer individuell an den Kunden angepasst werden.

2. 1-15 kg = gering | 15-20 kg = medium | 20-25 kg = hoch

3. Level 1 = 3 Serien | Level 2 = 5 Serien | Level 3 = 7 Serien

LAMAR SYSTEM TRAINING #3

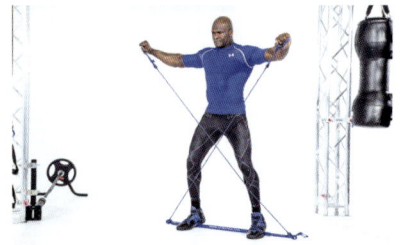

1. Seitheben

25 Wiederholungen

s. S. 142, Fotos 46 a-c

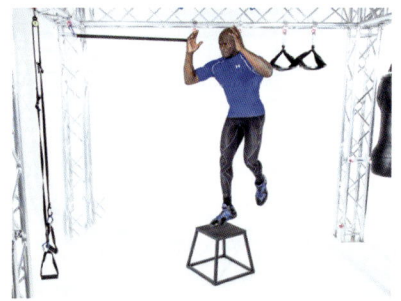

2. Sprung nach oben

20 Wiederholungen

s. S. 172, Fotos 61 a-c

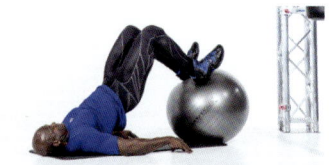

3. Bein-Curls

30 Wiederholungen

s. S. 184, 67 a-d

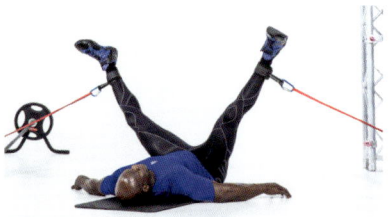

4. Hüftadduktion im Liegen

25 Wiederholungen

s. S. 190, Fotos 70 a-c

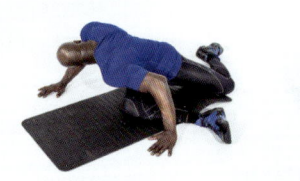

5. Side-Twist

20 Wiederholungen

s. S. 178, Fotos 64 a-d

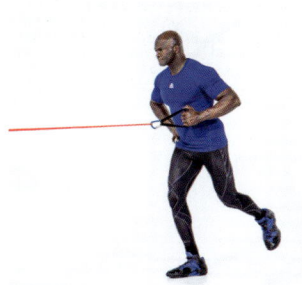

6. **Im Stehen ziehen (Einbeinstand)**
20 Wiederholungen
s. S. 205, Fotos 77 f-g

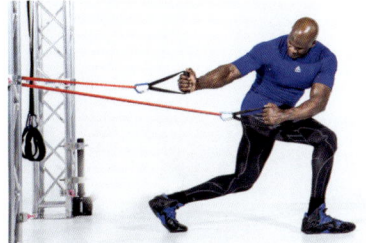

7. **Im Stehen ziehen (Ausfallschritt)**
20 Wiederholungen
s. S. 206, Fotos 78 e-g

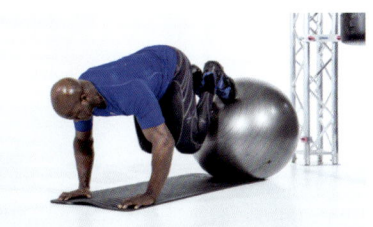

8. **Kniebeugen**
30 Wiederholungen
s. S. 217, Fotos 93 a-b

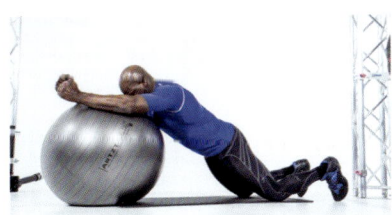

9. **Ausrollen**
15 Wiederholungen
s. S. 211, Fotos 84 a-b

HINWEISE:

1. Mit dem Stabilitätsball können verschiedene Muskelpartien des Rückens gezielt trainiert werden. Sowohl die kleinen Muskelpartien, die stabilisieren, als auch die großen, die primär für Bewegungen verantwortlich sind.

2. Level 1 = 3 Serien | Level 2 = 5 Serien | Level 3 = 7 Serien

LAMAR SYSTEM TRAINING #4

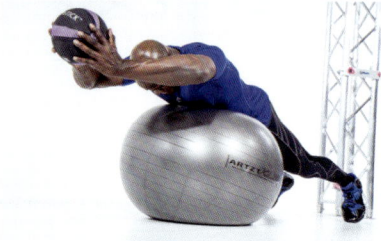

1. Hyperextension mit Medizinball
20 Wiederholungen
s. S. 106, Fotos 28 a-b

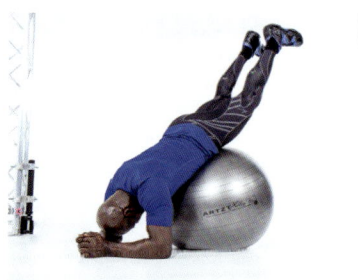

2. Hyperextension
25 Wiederholungen
s. S. 102, Fotos 26 a-c

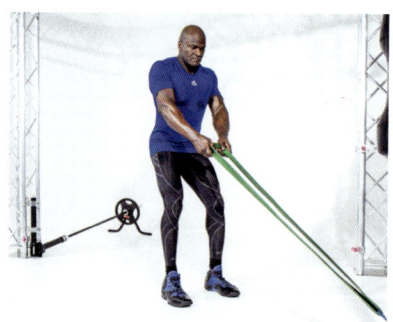

3. Shrug
30 Wiederholungen
s. S. 112, Fotos 31 a-e

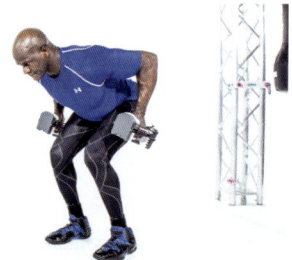

4. Rudern mit Hanteln
20 Wiederholungen
s. S. 122, Fotos 36 a-c

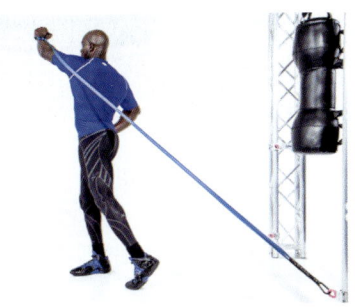

5. Twisted Press
20 Wiederholungen
s. S. 138, Fotos 44 a-b

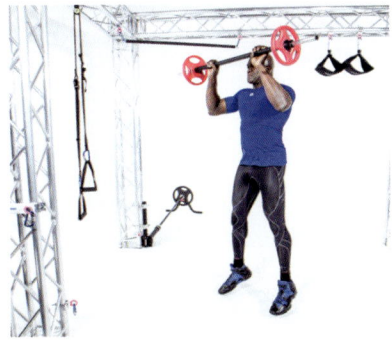

6. Jerk, Split
20 Wiederholungen
s. S. 140, 45 a-d

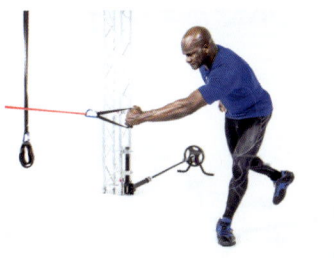

7. Im Stehen ziehen
20 Wiederholungen
s. S. 206, 78 c-d

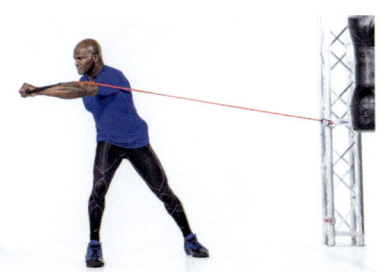

8. Im Stehen drücken
20 Wiederholungen
s. S. 209, Fotos 81 a-b

HINWEIS:
Level 1 = 3 Serien | Level 2 = 5 Serien | Level 3 =7 Serien

LAMAR SYSTEM TRAINING FITNESSBALL

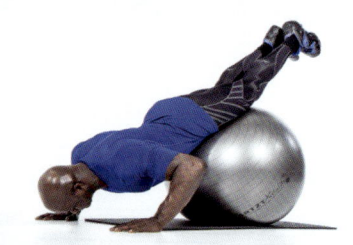

1. Liegestütz
25 Wiederholungen
s. S. 209, Fotos 82 a-b

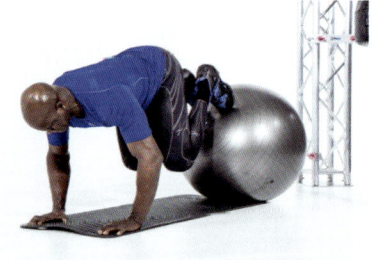

2. Kniebeugen
25 Wiederholungen
s. S. 217, Fotos 93 a-b

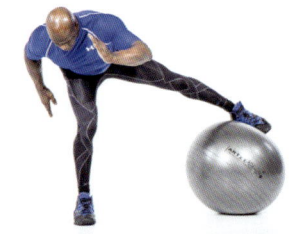

3. Hocke seitwärts
25 Wiederholungen
s. S. 214, Fotos 88 a-b

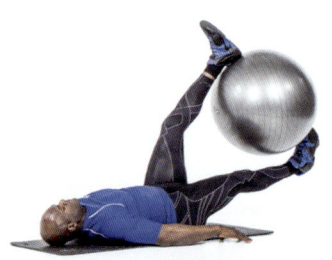

4. Beinschere
20 Wiederholungen
s. S. 216, Fotos 92 a-b

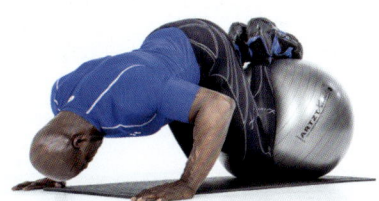

5. Stützvariationen

20 Wiederholungen

s. S. 210, Fotos 83 a-b

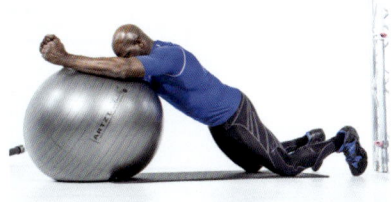

6. Ausrollen

20 Wiederholungen

s. S. 211, Fotos 84 a-b

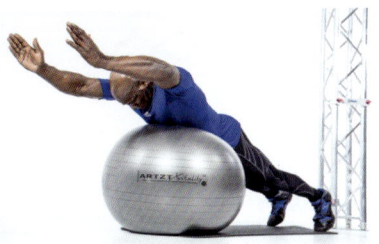

7. Oberkörperheben

20 Wiederholungen

s. S. 215, Fotos 89 a-b

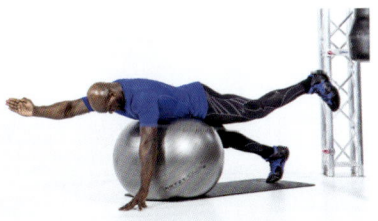

8. Superman

3 x 1 Minute pro Seite

s. S. 215, Fotos 90 a-b

HINWEISE:

Level 1 = 3 Serien | Level 2 = 5 Serien | Level 3 =7 Serien

LAMAR SYSTEM TRAINING STROOPS, STIK & SCHLINGENTRAINER

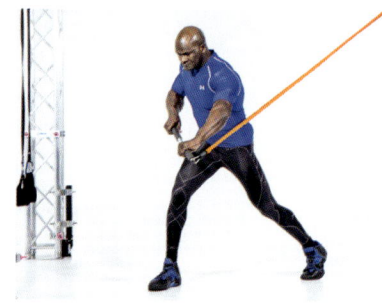

1. **Lift/Chop**

25 Wiederholungen

s. S. 219/220, Fotos 69 a-c

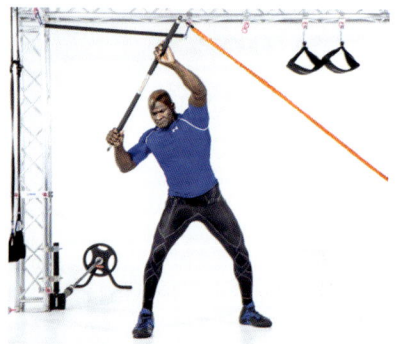

2. **Circles**

20 Wiederholungen

s. S. 221, Fotos 97 a-c

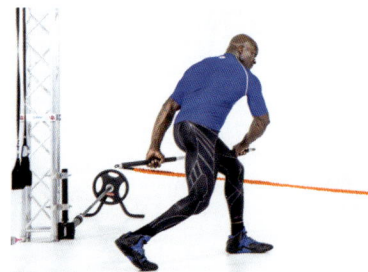

3. **Rudern**

20 Wiederholungen

s. S. 222/223, Fotos 98 a-c

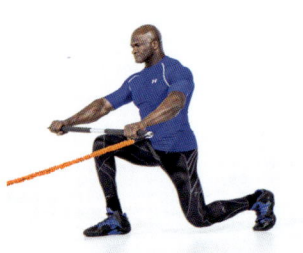

4. **Lunge Variation**

20 Wiederholungen

s. S. 224, Fotos 99 a-c

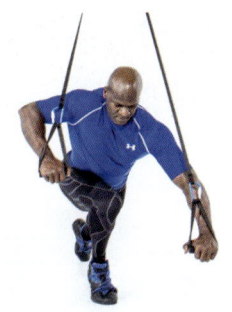

5. **Arm-Push**
15 Wiederholungen
s. S. 225, Fotos 100 a-c

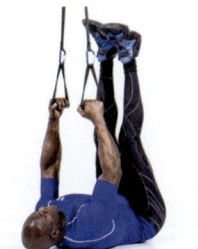

6. **Reverse Klimmzug**
15 Wiederholungen
s. S. 226, Fotos 102 a-c

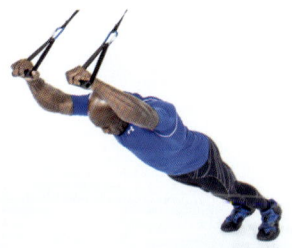

7. **Extension**
20 Wiederholungen
s. S. 226, Fotos 101 a-b

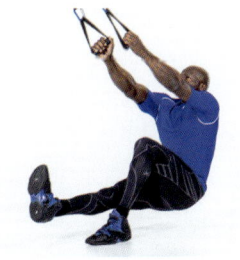

8. **Pistol Squat**
20 Wiederholungen
s. S. 227, 103 a-b

HINWEISE:

1. Bandstärke und Wiederholungen müssen immer individuell an den Kunden angepasst
werden.

2. Level 1 = 3 Serien | Level 2 = 5 Serien | Level 3 = 7 Serien

LAMAR SYSTEM TRAINING CORE TRAINER

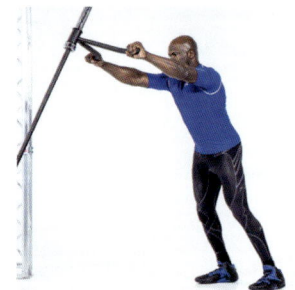

1. **Shoulder Press**
20 Wiederholungen
s. S. 229/230, Fotos 105 a-d

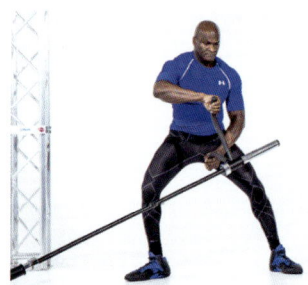

2. **Gedrehter Push**
15 Wiederholungen
s. S. 230/231, Fotos 106 a-d

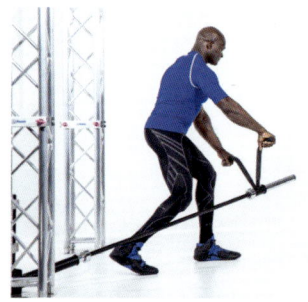

3. **Reverse Push**
15 Wiederholungen
s. S. 231/232, Fotos 107 a-e

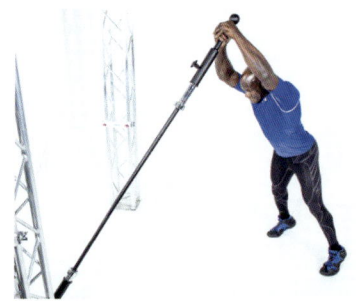

4. **Kniebeuge-Push-Rotation**
20 Wiederholungen
s. S. 235, Fotos 110 a-d

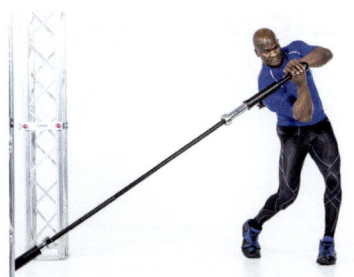

5. Upper Cuts
20 Wiederholungen
s. S. 236, Fotos 111 a-c

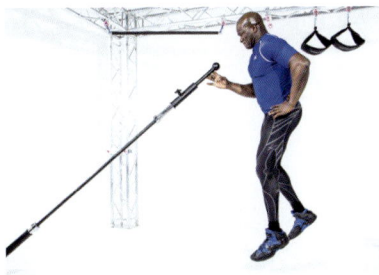

6. Clean & Jerk
20 Wiederholungen
s. S. 237, Fotos 112 a-d

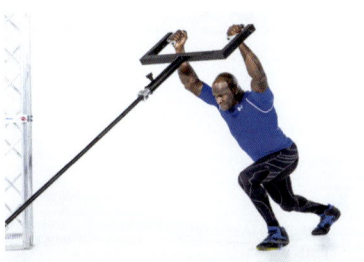

7. Push
20 Wiederholungen
s. S. 241, Fotos 115 a-c

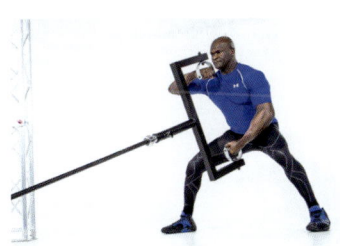

8. Lateral Steps
20 Wiederholungen
s. S. 242, Fotos 116 a-c

HINWEISE:

1. Zur Steigerung sollten die Übungen mit zusätzlichen Gewichtsscheiben auf der Stange ausgeführt werden.
2. Gewichte ab 1,5 kg. Steigerung in Abhängigkeit vom Kunden.
3. Level 1 = 3 Serien | Level 2 = 5 Serien | Level 3 = 7 Serien

LITERATURNACHWEIS

American College of Sports Medicine: *ACSM's Advanced Exercise Physiology* (2006). Philadelphia: Lippincott Williams&Wilki.

Baechle, T. R. & Earle, W. R. (2003): *Essentials of Personal Training.* Champaign: Human Kinetics.

Baechle, T. R. & Earle, W. R. (2000): *Essentials of Strength Training and Conditioning* (2nd Edition). Champaign: Human Kinetics.

Bear, M., Connors, B. & Paradiso, M. (2006): *Neurosience. Explore the Brain.* (3rd Edition). Lippincott Williams and Wilkins: Baltimore.

Brown, L. E. & Ferrigno, V. (Hrsg.) (2005): *Training for Speed, Agility and Quickness: Training Drills for Peak Performance.* Champaign: Human Kinetics.

Bruhn, S. & Gollhofer, A. (2001). Neurophysiologische Grundlagen der Propriozeption und Sensomotorik. *Med.Orth.Techn.*, 121, 66-71.

Crossley, J. (2013): *Personal Training: Theory and Practice* (2nd Edition). Abingdon: Routledge.

Goleman, D. (1995): *Emotional Intelligence. Why it can matter more than IQ.* New York: Bantam Books.

Jemmett , R. (2003): *Spinal stabilization – The new science of back pain* (2nd Edition). Minneapolis: Orthopedic Physical Therapy Products.

Kent, G. & Carr, R.: Comparative Anatomy of the Vertebrates. 9th Edition. New York: McGraw-Hill Science/Engineering/Math.

Marras, W. & Karwowski, W. (2006): Fundamentals and Assessment Tools for Occupational Ergonomics. Boca Raton: CRC Press.

Penedo, F. J. & Dahn, J. R. (2005): Exercise and well-being: a review of mental and physical health benefits associated with physical activity. *Curr Opin Psychiatry.* 18(2): 189-93.

Poirier P., Despres J. P. (2001): Exercise in weight management of obesity. *Cardiol Clin.* 19(3): 459-70.

Riemann, B. L. & Lephart, S. M. (2002): The Sensorimotor System, Part I: The Physiologic Basis of Functional Joint Stability. *J Athl Train* 37(1). 71-79.

Voight, M. L. (2007): *Musculoskeletal Interventions: Techniques for Therapeutic Exercise.* Mcgraw-Hill Professional.

Warburton D.E., Nicol, C. W. & Bredin S. S. (2006): Health benefits of physical activity: the evidence. *CMAJ.* 14. 174(6): 801-9.

Winter, D. A.: Human balance and posture control during standing and walking (1995). *Gait & Posture* (3). 193-214.

WEITERFÜHRENDE LITERATUR

http://physics.info/

http://www.emedicinehealth.com/anatomy_of_the_central_nervous_system/article_em.htm

http://accessphysiotherapy.mhmedical.com/content.aspx?bookid=960&sectionid=53549687

https://de.wikipedia.org/wiki/David_H._Hubel

http://www.bodyworlds.com/Downloads/did_you_know.pdf

http://www.britannica.com/science/human-skeletal-system

http://www.mnsu.edu/emuseum/biology/humananatomy/skeletal/skeletalsystem.html

http://csep10.phys.utk.edu/astr161/lect/history/newton3laws.html

http://hyperphysics.phy-astr.gsu.edu/hbase/newt.html

https://de.wikipedia.org/wiki/Allgemeines_Anpassungssyndrom

DANKSAGUNG

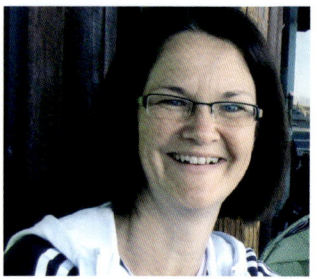

Besten Dank an Astrid Buscher für eine tolle Leistung und hervorragende Unterstützung bei der Zusammenarbeit an Lamar Lowerys FUNCTIONAL FITNESS – THAT`S IT!-Projekt .

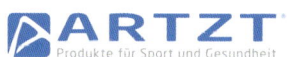

Vielen Dank an die Ludwig Artzt GmbH für eine tolle Zusammenarbeit und die Bereitstellung der funktionalen Kleingeräte bei dem Lamar Lowery FUNCTIONAL FITNESS – THAT`S IT!-Projekt. Ich freue mich auf weitere Entwicklungen und Kooperationen.

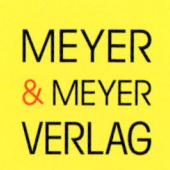

Ich möchte mich sehr für die tolle Zusammenarbeit mit dem gesamten Meyer & Meyer Verlag bedanken. Ein starkes Team!

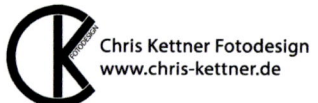

Die Zusammenarbeit mit Chris Kettner Fotodesign ist immer professionell, zuverlässig, kompetent und ehrlich. Auch hat er ein spitzen Auge für das perfekte Bild.

Dankeschön, Chris!

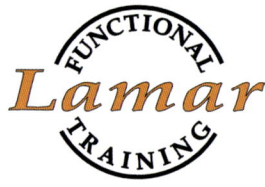

Ich habe jetzt das erste Buchprojekt geschafft und wünsche mir, dass jeder etwas für sich zum Thema Gesundheitsvorsorge mitnehmen kann. Viel Spaß mit FUNCTIONAL FITNESS – THAT`S IT! LAMARS BESTE WORKOUTS UND TRAININGSPLÄNE!

BILDNACHWEIS

Übersetzung
Kapitel 2.2.1, 2.2.2, 2.2.3, 2.2.4,
3.5, 3.6, 3.7, 4, 5.1, 5.2
Kristina Mundt

Alle weiteren Übersetzungen
Astrid Buscher

Lektorat
Dr. Irmgard Jaeger

Fotos
Chris Kettner Fotodesign
Philipp Artzt

S. 70
h/p/cosmos

S. 8, 14, 21, 44, 55, 82, 92
Thinkstock

Grafiken
S. 50, 52, 58
Sarah Ewald

S. 99, 100, 101
Cánovas, R. (2015): *Anatomie und Kraftrai-ning. Muskeln in Aktion.* Aachen: Meyer & Meyer, Illustrationen: © Paidotribo.

Layout, Cover- und Umschlaggestaltung
Eva Feldmann

Satz
Eva Feldmann, Andreas Reuel

Weitere Informationen sowie Videos zum Download findest du unter:
www.functional-fitness-buch.de

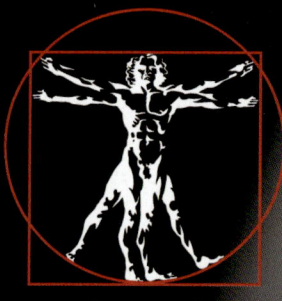
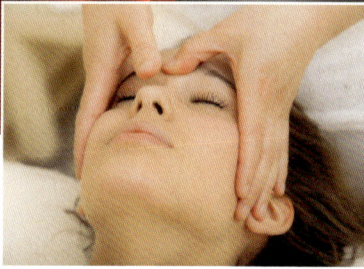
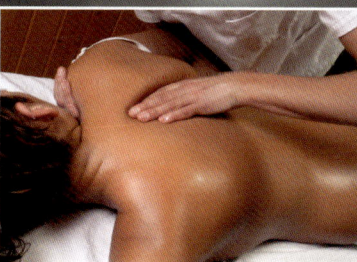
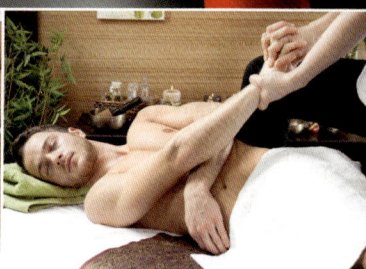
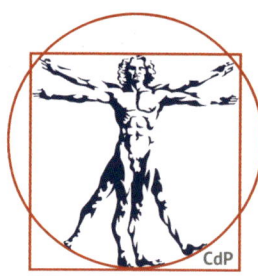

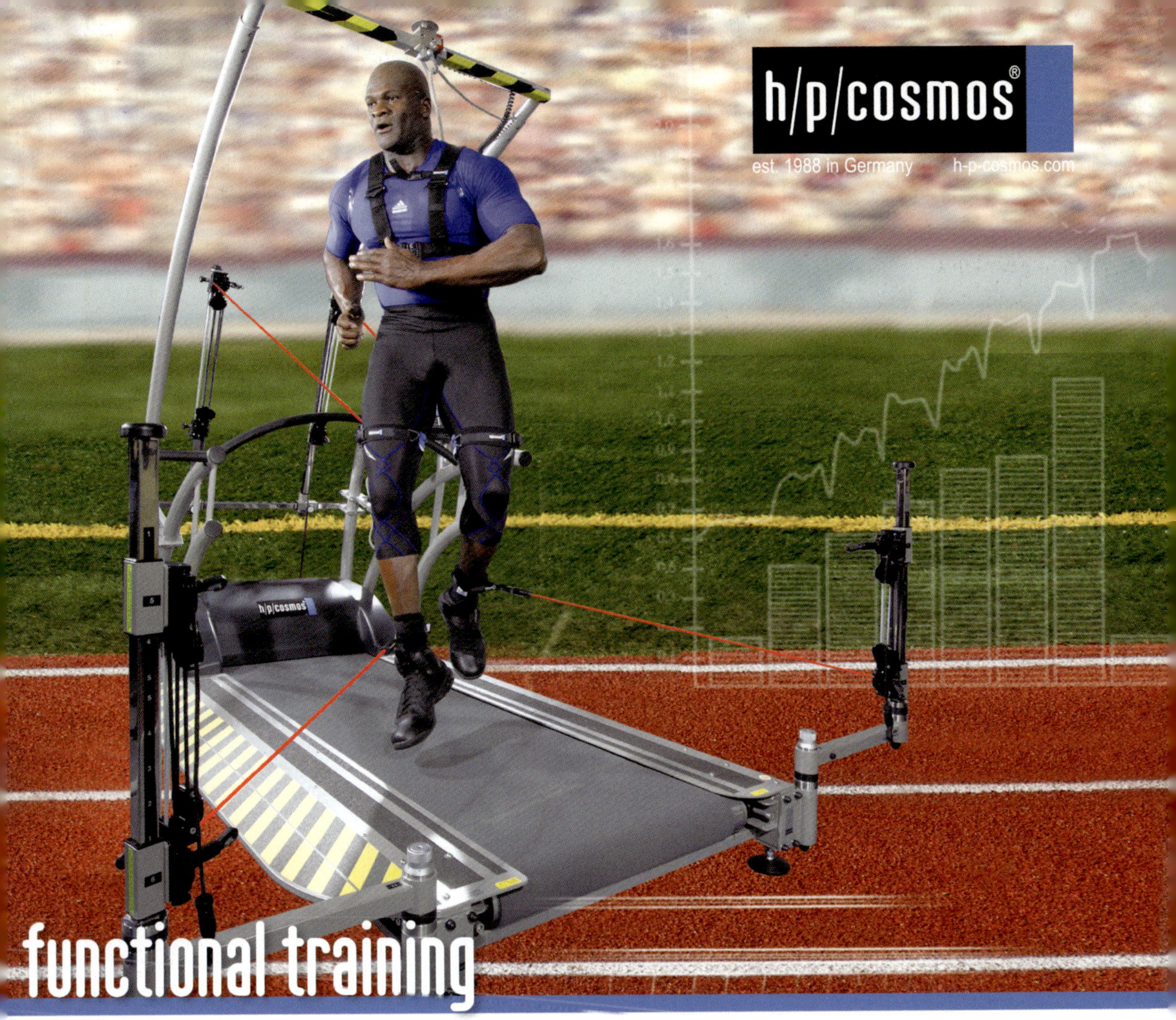

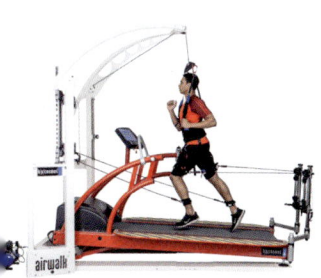

  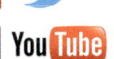

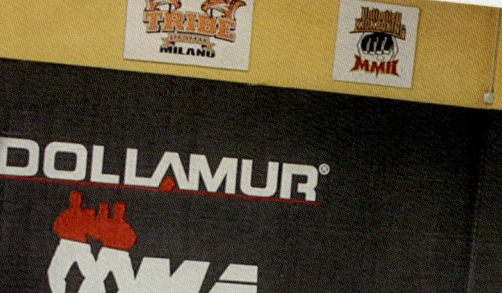
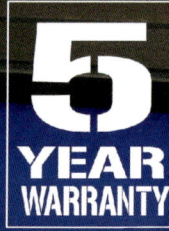
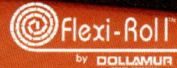
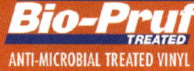

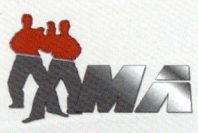